Franz Renggli

Der Ursprung der Angst

Antike Mythen und das Trauma der Geburt

Mit einem Vorwort
von Ludwig Janus

Walter Verlag

Die Deutsche Bibliothek – CIP-Einheitsaufnahme

Renggli, Franz:
Der Ursprung der Angst:
antike Mythen und das Trauma der Geburt / Franz Renggli. –
Düsseldorf; Zürich: Walter, 2001
ISBN 3-530-42161-8

Umschlaggestaltung: Groothuis & Consorten, Hamburg
Satz: Josefine Urban – KompetenzCenter, Düsseldorf
Druck und Bindung: Pustet, Regensburg
ISBN 3-530-42161-8

Meinen Eltern Irma und Theodor, durch deren eigenes sehr hartes Leben ich reich beschenkt worden bin, und meinen beiden Kindern Sarah und Daniel, die mir durch ihr Dasein geholfen haben, die Welt in einem neuen Licht wahrzunehmen.

Inhalt

Vorwort

Das Buch von Franz Renggli, das die sumerischen und babylonischen Mythen als symbolische Berichte über vorgeburtliche und geburtliche Erfahrungen und Gefühle interpretiert, überwindet die Kluft zwischen Geistes- und Naturwissenschaften, indem es die Mythen mit dem Anfang unserer vorgeburtlichen und geburtlichen Erfahrung verbindet. Das Buch überschreitet damit gleichzeitig eine Schwelle zu einer ganzheitlicheren Erfassung unserer menschlichen Wirklichkeit. Denn es hat sich gezeigt, daß die Wissenschaften vom Menschen, die sich immer mehr spezialisiert und in Disziplinen aufgeteilt haben, bei der Erschließung der Anfänge unseres seelischen Erlebens versagen.

Die menschliche Sprache hat die Besonderheit, daß sie als Mittel der bewußten Kommunikation erst ab dem zweiten Lebensjahr verfügbar wird. Wir wissen heute aber, daß vor dieser Zeit keine »tabula rasa« liegt, sondern eine ganze Welt vorgeburtlicher, geburtlicher und nachgeburtlicher elementarer Erfahrungen mit sich und den wichtigen Beziehungspersonen, insbesondere der Mutter, die den Hintergrund des späteren Erlebens bilden. Diese entwicklungspsychologische Sicht, daß wir immer aus unserer gesamten Lebenserfahrung und eben auch insbesondere aus unserer vorsprachlichen Erfahrung heraus leben, wird heute zunehmend in Psychologie und Psychotherapie anerkannt.

Weniger vertraut ist diese Sichtweise in der Kulturpsychologie, wenn sie auch von Freud, Rank u. a. immer wieder angedacht wurde. Dennoch ist Franz Renggli der erste, der in einer systematischen Weise eine ganze mythologische Welt aus pränatalpsychologischer Sicht erschließt. Sein Erfahrungshintergrund ist seine psychotherapeutische Arbeit mit Patienten an den Aktualisierungen ihrer vorgeburtlichen und geburtlichen Erfahrungen in Körperempfindungen, Gefühlszuständen, inneren Bildern oder szenischen Gestaltungen. Es gibt hier einen breiten Erfahrungsschatz aus der Arbeit mit Babys, Kindern und

Erwachsenen, wo an vielen Fällen gezeigt und auch verfolgt werden kann, wie sich frühe Erfahrungen erlebnismäßig umsetzen. Dies belegt meines Erachtens überzeugend, daß die zentralen Inhalte des Unbewußten nicht nur im postnatalen Erleben wurzeln, sondern in gleicher und vielleicht noch umfassenderer Weise in der vorgeburtlichen und geburtlichen Erfahrung. Diese Urerfahrungen blenden sich wie ein Hintergrundfilm in unsere aktuelle Welterfahrung und unser aktuelles Erleben hinein.

Nun geht Franz Renggli in diesem Buch über eine bloße tiefenpsychologische Interpretation der Mythen methodisch hinaus. Er setzt die Mythen als Widerspiegelung und Verarbeitung mit der Trennung von Mutter und Baby und dem damit verbundenen Leid in den frühen Hochkulturen in Verbindung. Wir wissen heute, daß diese Trennungen für das Baby äußerst schmerzlich und leidvoll sind. Bei einem kontinuierlichen Kontakt nach der Geburt können eventuelle schwierige vorgeburtliche und geburtliche Erfahrungen durch die Kontinuität der Beziehung auf der neuen Beziehungsebene verarbeitet werden. Wird jedoch dem Kind die ununterbrochene Beziehung zur Mutter genommen, dann können archaische Affekte aus der vorgeburtlichen und geburtlichen Zeit freigesetzt und unintegriert bleiben. Sie können dann als mythische Imagination Quelle der kollektiven Bilder und Geschichten einer kulturellen Gruppe werden. Für eine solche Untersuchung bieten sich die Mythen der Sumerer und Babylonier in besonderer Weise an, weil sie unverstellt die archaischen Phantasien mitteilen.

Renggli untersucht die Mythen in bezug auf die Widerspiegelungen von drei Ebenen – der nachgeburtlichen, der geburtlichen und der vorgeburtlichen. Da diese Inhalte bei uns nur in metaphorischer und abstrakter Verarbeitung präsent sind, also getrennt von der Ursprungserfahrung, sind die Mythen in sich und ebenso die Interpretation auf frühe Erfahrung hin eine Herausforderung für den Leser. Man kann das Buch, wie Renggli betont, nicht einfach so durchlesen, sondern muß sich gleichzeitig Zeit für die Verarbeitung der Inhalte lassen. Belohnt wird diese Mühe mit einer Vertiefung des Verständnisses für die tiefen Sinnstrukturen unseres Erlebens, die sich dann auch in späteren Mythen und anderen kulturellen Gestaltungen wie in Märchen, Riten und auch in Filmen erkennen und verstehen lassen. Sicher wird man über die Schlüssigkeit der einen oder anderen Deutung Rengglis verschiedener Meinung sein können. Das wesentliche ist jedoch die Erschließung dieser tiefen Schicht in unseren Mythen am Beispiel der ältesten Mythen der Menschheit.

Das Buch ist auf mehreren Ebenen innovativ: Es zeigt die Verwurzelung unserer Mythen und der Sinnstrukturen einer Gruppe in der frühen Lebenserfahrung, es verbindet den Mikrokosmos der frühen Mutterbeziehung mit dem Makrokosmos der Gesellschaft, und es zeigt die tiefe Verantwortung, die eine Gesellschaft mit der Gestaltung der frühen Mutter- und Elternbeziehung übernimmt. In diesem Sinne stellt es eine bedeutsame Bereicherung für die Kulturwissenschaft dar und ermöglicht eine Diskussion zwischen Psychotherapie und Kulturpsychologie auf einem neuen Niveau. In diesem Sinne wünsche ich dem Buch eine weite Verbreitung.

Ludwig Janus, Heidelberg

Einleitung

Die Anthropologie hat nachgewiesen, daß bei einheimischen Kulturen ein Neugeborenes in ununterbrochenem Körperkontakt mit der Mutter oder mit einer anderen Betreuerperson bleibt. Es fühlt sich bei ihr wohl und verhält sich meist ruhig – vergleichbar einem Affenkind, das sich aktiv im Fell der Mutter festklammert. Hochkulturen dagegen zeichnen sich durch eine frühe Trennung zwischen Mutter und ihrem Kleinkind aus, und je höher sich eine Kultur entwickelt hat, desto früher und konsequenter wird dieser Bruch vollzogen.[1] Die ersten emotionalen Lernerfahrungen sind, so zeigt die Verhaltensforschung, bei Menschen und bei vielen Tieren von wegweisender Bedeutung für das ganze Leben. Diese Lernerfahrungen prägen das Individuum in einer nachhaltigen Weise, die später praktisch kaum noch zu ändern ist.[2] Die Tiefenpsychologie versucht dieses Phänomen mit dem Begriff des Unbewußten zu benennen.

Aus diesen beiden Feststellungen folgt, daß im Innern der Menschen aller Hochkulturen ein Angst- oder sogar ein Panikkern verborgen liegen muß: *In der Tiefe unserer Seelen liegt ein weinendes Baby.* Und je größer die ursprüngliche Verletzung durch die Trennung ist, desto stärker muß dieses »weinende Baby« verborgen bleiben.

Warum wird diese Trennung in einer so frühen, so verletzlichen Zeit vollzogen? Alle Völker dieser Welt behandeln ihre Kleinkinder während der Zeit der Prägung so, daß sie sich später als Erwachsene ganz als Mitglieder ihrer Gemeinschaft fühlen und empfinden können. Wie mit Kleinkindern umgegangen wird, so werden sie sich emotional in die Gesellschaft einpassen. In *Angst und Geborgenheit*[3] 1974 habe ich gezeigt, daß die frühe Trennung von Mutter und Baby in allen Hochkulturen der emotionalen Einpassung der Menschen an die entfremdete Lebensweise in den Städten dient.

In *Selbstzerstörung aus Verlassenheit* 1992 habe ich mich mit der Geschichte der frühen Eltern-Kind-Beziehung in unserer eigenen Kultur befaßt und gezeigt, daß die *nächtliche* Trennung zwischen Mutter und

Kind seit dem Aufblühen der Städte im Hochmittelalter praktiziert wird: der letzte Rest an beruhigendem Körperkontakt während der Nacht wird dem Kind geraubt, und es wird in die Wiege verbannt. Dieser Verlust an Körpernähe zur Mutter einerseits und die verschiedensten politischen und wirtschaftlichen Krisen andererseits haben die Seelen der damaligen Menschen grundlegend erschüttert, was bis zu den Hexenprozessen des 16. und 17. Jahrhunderts verfolgt werden kann.

Die nächtliche Trennung von Mutter und Kleinkind hatte traumatische Folgen. Aber wieviel dramatischer muß ein Baby diesen Schock in den frühesten Hochkulturen erlebt haben, als es während des *Tages*, während seines Wacherlebens von seiner Mutter getrennt worden ist? Die Beantwortung dieser Frage ist ein zentrales Anliegen des vorliegenden Buches. Dieser Trennungsschock ist der eine und wohl wichtigste Ursprung unserer Ängste – seit Tausenden von Jahren, seit es Hochkulturen gibt.

Für mein neues Vorhaben stellte sich natürlich die Frage: Auf welche Arten von Quellen kann ich mich stützen? Denn über die reale Behandlung von Kleinkindern gibt es in den alten Kulturen nur wenige direkte Hinweise und Belege. All diese alten Hochkulturen haben zur Verwaltung der Städte jedoch eine Schrift erfunden, und in dieser Schrift wurden auch die Göttergeschichten, die Mythen, niedergeschrieben.

Ich bin auf dieses Thema gestoßen, während ich mich mit den »Geburtsgeschichten« der griechischen Götter befaßte. Alle Götter sind von ihren Müttern kurz nach der Geburt meist auf eine höchst dramatische Weise verlassen worden. Kronos etwa, dem Vater des Zeus, wird prophezeit, daß er einmal von einem seiner Kinder entmachtet würde. Um dies zu verhindern, frißt Kronos alle Kinder seiner Frau Rhea unmittelbar nach der Geburt auf. Nachdem sie fünf Kinder auf diese Weise verloren hat, wehrt sich Rhea bei der Geburt ihres jüngsten Kindes Zeus. Sie wickelt einen Stein in Windeln ein und übergibt diesen ihrem Mann. Ihr Baby versteckt sie auf der fern gelegenen Insel Kreta; in einer Höhle wird es von Tierammen großgezogen. Zum Schutz wird diese Höhle von Kureten bewacht, Kriegern, die mit den Speeren auf ihre Schilde schlagen müssen, damit Vater Kronos das Weinen des Zeus-Babys nicht hören kann.[4]

Ein unvorstellbarer großer Schmerz verbirgt sich hinter dieser »Geburtsgeschichte«. Hat Zeus deswegen später an den Frauen so bittere Rache genommen, die er alle immer wieder verläßt, um schließlich homosexuell zu werden? Ist Zeus – so gesehen – vielleicht ein »Bild«, das in jeder männlichen griechischen Seele schlummerte?

Auch am Beispiel des Mythos von Isis und Osiris läßt sich eine solche Geburtsgeschichte erzählen. Osiris, der Mann der obersten Göttin Isis, dem Inbegriff einer Mutter im alten Ägypten, wird von seinem rivalisierenden Zwillingsbruder Seth ermordet. Isis empfängt den gemeinsamen Sohn Horus – so der Mythos – vom toten Osiris und versteckt ihr Kind nach der Geburt in den Sümpfen des Nils vor den Augen des Seth. Als Isis ihr verlorenes Kind dort aufsucht, erkennt das Neugeborene die Brust seiner Mutter, seine Nahrungsquelle, nicht mehr, und zwar aus Angst, tödlicher Bedrohung und wegen seiner unendlichen Verlassenheit.[5] Ein Text von einhüllender Traurigkeit.

Zeugnis von der ersten Trennung der Mutter von ihrem Baby legen jedoch die ältesten Göttergeschichten aus Sumer ab, wo die Keilschrift vor 5000 Jahren erfunden wurde. Die Mythen der Sumerer und ihrer Nachfolger der Babylonier sind die ältesten Geschichten der Menschheit.[6] Es sind die heiligen Texte eines Volkes, so wie das Alte Testament für die Juden, das Neue Testament für die Christen oder der Koran für die Muslime heilige Texte sind. In den Mythen sind die Gotteserfahrungen der Völker enthalten: die Suche nach der göttlichen Urmutter, der großen Göttin oder nach dem Schöpfergott. Die Mythen kreisen um die Frage nach der Entstehung der Welt, sie versuchen die großen Geheimnisse dieser Schöpfung zu erklären und zu deuten. Sie geben Antwort auf das Leben vor der Geburt oder nach dem Tod. Sie tasten sich vor nach dem Sinn des Lebens. Die Mythen sind die Gotteslehre, die Theologie eines Volkes – voll Ehrfurcht davor soll diese Ebene in meinem Buch unangetastet bleiben.

Doch Mythen sind vielseitig wie ein Kristall oder Diamant. Sie können aus verschiedenen Blickwinkeln betrachtet werden: historisch-kritisch[7], literarisch oder strukturalistisch[8].

In diesem Buch beschränke ich mich auf die tiefenpsychologische Betrachtungsweise: Die Mythen sind Darstellungen von frühen Verletzungen, Konflikten, Ängsten und Panikreaktionen. All diese »Schauergeschichten« und Horrorerzählungen sind ein Versuch, die frühen Traumata und Verletzungen in Bilder zu fassen. Genau das gleiche geschieht in unseren Träumen. Dabei gehe ich davon aus, daß der Traum der private Mythos eines Menschen ist, und die Mythen die großen

Träume eines Volkes sind.[9] Die Mythen enthalten die geheimen und verborgenen Ängste und Konflikte, Hoffnungen und Ideale, Lösungsmöglichkeiten und Zukunftsvisionen. Mythen sind wie Träume: ein Fenster zum Innern der Seele eines Menschen oder eines Volkes.

Neben der Trennung zwischen Mutter und Kleinkind in den Hochkulturen gibt es aber auch noch einen anderen Ursprung der Angst: das Seelenleben vor der Geburt.

Auf die pränatale Psychologie bin ich gestoßen durch Entdeckung meiner eigenen Schwangerschaftstraumata, gleichzeitig habe ich bei der Lektüre der verschiedenen Mythen immer wieder ganz klare Beschreibungen von Schwangerschaft und Geburt gefunden. Zudem gibt es auch viele indirekte Anspielungen, wie etwa den Süßwasserozean unter der Erde, den ich ganz einfach als Amnionflüssigkeit in der »Mutter Erde« verstehen. So entwickelte ich im Laufe der Zeit eine ganze Nomenklatur von Geburtsbildern und habe dadurch entdeckt, daß beispielsweise auch die alten Heldenmythen auf der tiefenpsychologischen Ebene den Geburtskampf eines Babys darstellen. Hatte ich einen Mythos »verstanden«, war dies für mich ein »Schlüssel« zu einer neuen Entdeckungsreise. Schicht für Schicht habe ich mich immer tiefer in die alten Göttergeschichten vorgewagt – für mich ein aufregender, ja atemberaubender Vorgang.

Natürlich kamen mir auch Zweifel. Sind das nicht alles *meine* Phantasien – und hat das überhaupt noch etwas mit den Mythen der alten Völker zu tun? In dieser Situation habe ich mich auf zwei Autoren stützen können, ohne die ich mein Buch niemals in der vorliegenden Form hätte schreiben können. Mein erster »geistiger Vater« ist der englische Psychoanalytiker Francis Mott – gründlich habe ich mich in sein Lebenswerk eingearbeitet. Schon in den 50 und 60er Jahren hat Mott jeden Traum auf der Ebene der Geburt und des Erlebens während der Schwangerschaft gedeutet. Weil Babys ihre Schwangerschafts- und Geburtserlebnisse nicht in Worte fassen können, haben wir Menschen im Laufe der Kulturgeschichte Symbole entwickelt, um die pränatale Welt und das Erleben in der Schwangerschaft darzustellen – in der »Sprache« und mit den Erfahrungen von uns als erwachsenen Menschen. Mott hat ein komplexes System entwickelt, um die Geburts- und Schwangerschaftssymbolik in den Mythen und Träumen zu verstehen.[10]

Mein zweiter »geistiger Vater« ist der holländische Religionshistoriker Bruno Hugo Stricker. Seit 60 Jahren widmet er seine gesamte

Schaffenskraft der pränatalen Aufschlüsselung der ägyptischen Mythologie. So deutet er den Sonnengott Re als Symbol für den Fötus im Mutterbauch. Im Mythos wird Re jeden Abend von der Himmelsgöttin Nut verschluckt, durchwandert während der ganzen Nacht ihren Körper, die Unterwelt, um am Morgen durch ihr weibliches Geschlecht, durch ihre Vulva, neu geboren zu werden. Dabei muß er jeden Morgen vor dem Durchtritt aus dem Mutterleib den Kampf mit seinem Erzrivalen, mit der Riesenschlange Apophis austragen, die er schließlich köpft. Stricker hat entdeckt, daß das Köpfen der Apophis ein Symbol für das Durchtrennen der Nabelschnur darstellt, und der blutrote Sonnenaufgang jeden Morgen steht für die Geburt eines Kindes! Umgekehrt ist die nächtliche Fahrt des Sonnengottes Re im Bauch seiner Mutter eine Darstellung dessen, was der Fötus während der Schwangerschaft im Bauch seiner Mutter erlebt.[11]

Erwähnt sei auch der deutsche Psychoanalytiker Ludwig Janus, der sich seit vielen Jahren mit der Entwicklung des Seelenlebens des Fötus im Mutterleib beschäftigt und meine Arbeit inspiriert hat. Es ist das Verdienst von Janus, immer wieder auf die prä- und perinatale Symbolik von ganz verschiedenen Phänomenen hingewiesen zu haben, vom Schamanismus bis zu den Opferriten, von der Mutterleibsymbolik in der prähistorischen Höhlenmalerei bis hin zu den Initiationsfeierlichkeiten der einheimischen Kulturen.[12]

Die These der pränatalen Psychologie und Psychotherapie, daß ein Baby nicht erst während der Geburt, sondern schon während der ganzen Schwangerschaft ein vollumfänglich erlebendes, menschliches Wesen ist, hat mein Menschenbild, meine Arbeitsweise als Psychoanalytiker und Körperpsychotherapeut grundlegend verändert. Mein Verständnis der Mythen natürlich ebenso. Und es ist eine Eigenheit dieses Buches, daß ich mich in den Ausführungen dauernd hin- und herbewege zwischen den Mythen dieser alten Völker und meiner praktischen Erfahrung in der Arbeit mit Kleinkindern und erwachsenen Menschen und ihrem Geburts- und Schwangerschaftserleben. Dabei erhebe ich keinesfalls den Anspruch, einen oder sogar *den* Schlüssel zum Verständnis der Mythen gefunden zu haben. Es wird sich allerdings zeigen, daß durch meine besondere Sicht die Mythen in einem neuen Licht erscheinen.

Mit diesem Hintergrundwissen habe ich schließlich mein *Stufenmodell* zur Deutung der antiken Mythen entwickelt:

- Auf der obersten Ebene sind die Mythen als eine Darstellung der ersten Zeit nach der Geburt zu verstehen. Im Zentrum meines Interesses steht dabei die Dramatik der frühen Trennung des Babys von seiner Mutter (3. Kapitel).
- Die nächste Ebene betrifft die Erlebnisse und Ängste eines Babys während der Geburt; vor allem die alten Heldenkämpfe verstehe ich in diesem Sinn (4.–6. Kapitel).
- Auf der tiefsten Ebene sind die Mythen eine Darstellung der Erlebnisse des Babys oder des Fötus während der Schwangerschaft (6.–8. Kapitel)[13]

Schließlich möchte ich noch folgendes zu meiner Methode berichten: Die Mythen der Sumerer und Babylonier sind in der alten Sprache des Sumerischen bzw. des Akkadischen niedergeschrieben und überliefert worden. Obwohl ich mich seit elf Jahren mit diesen Mythen beschäftige, beherrsche ich beide Sprachen nicht. Methodisch bedeutet das, daß ich ganz auf Übersetzungen angewiesen war. Ich habe die verschiedenen Übersetzungen einander gegenübergestellt, Satz für Satz, ja manchmal Wort für Wort und herausgearbeitet, welche Textpassagen im Mythos von allen Autoren ungefähr ähnlich oder sogar gleich übersetzt worden sind und für welchen Text jeder Autor eine eigene Version, sein eigenes Verständnis erarbeitet hat. Mit dieser kritischen Methode des Übersetzungsvergleiches habe ich verstehen können, welche Abschnitte eines Mythos bis heute unverständlich sind. Bei den hier behandelten Mythen habe ich immer mindestens zwei, möglichst aber vier oder fünf Übersetzungen herangezogen. Je mehr Übersetzungen mir zur Verfügung standen, desto sicherer war ich bei der Abfassung meines eigenen Textes.

Die Texte wurden uns auf Tontafeln überliefert – ausgegraben nach Tausenden von Jahren. Viele von ihnen befanden sich in einem schlechten Zustand, als sie gefunden wurden, sie waren zerbrochen oder Teile waren verlorengegangen, so daß heute nur noch Wortfetzen verständlich sind. Hinzu kommt, daß manche Textstellen unübersetzbar sind. Ich möchte in diesem Buch die Texte so flüssig wie möglich nacherzählen. Holpriges und Unverständliches lasse ich weg. Ich erzähle die Mythen jeweils so, wie sie heute verstanden werden können – und dabei möglichst textgetreu, vorerst ohne irgendwelche Interpretationen und Deutungen. Die ursprünglich poetische Sprachform habe ich in einfache erzählende Prosa umgeschrieben und das Präsens als Erzählzeit gewählt.

Die Mythen der Sumerer und Babylonier sind so fremdartig, daß sie ganz langsam gelesen werden sollten. Stichworte zu notieren kann helfen, die ganze Geschichte wieder vor dem inneren Auge erscheinen zu lassen, damit nicht beim letzten Kapitel die ersten Teile vergessen sind. Als Lesehilfe befindet sich im Anhang ein Glossar mit den wichtigsten Götternamen und Begriffen.

Die Anstrengung, dieses Buch zu lesen, wird sich lohnen: denn es sind die *ersten* und *ältesten* schriftlichen Zeugnisse der Menschheit. Die Bilder und Symbole der Sumerer und Babylonier liegen offen, ungeschminkt und unverfälscht vor uns – ohne all die Verdrängungsprozesse der späteren Zivilisationen. Denn je höher eine Kultur sich entwickelt, desto größer wird die Verdrängung. All die *ursprünglichen* Wünsche, Gefühle und Ängste werden dabei zerstört, verstümmelt, verdreht. Mythen können dadurch so sehr verändert werden, daß die ursprünglichen Wünsche und Hoffnungen kaum mehr gespürt und erfahren werden. In diesen archaischen Mythen der Sumerer und Babylonier dagegen liegt ihr »Unbewußtes« offen zu Tage. Selbstverständlich gilt diese Feststellung für alle alten Völker, seien das die alten Ägypter, die alten Inder, die Azteken oder die Mayas. Ich habe mich hier ganz einfach auf den Vorderen Orient beschränkt.[14]

Wenn wir uns auf einer tiefen Ebene auf diese Mythen einlassen, finden wir in ihnen einen Schlüssel zum Verständnis der eigenen Ängste und Hoffnungen, der eigenen Verletzungen und Traumata, des Ursprungs von Liebe und Vertrauen. Wir dringen so ins Zentrum des Selbstwertgefühles eines jeden Menschen vor. Diese alten Göttergeschichten sind ein Schlüssel zum Verständnis der Psychohistorie des Seelenlebens – wie sich unsere Psyche im Laufe der geschichtlichen Entwicklung verändert hat. Diese Mythen können zum Schlüssel werden, um uns selbst und unsere Träume *heute* besser zu verstehen. Ich mache den Leserinnen und den Lesern Mut, sich für diese Geschichten zu öffnen.

Hinweis speziell für Eltern

Ich möchte meine Leserinnen und Leser vor den Geschichten dieses Buches warnen, sie sind teilweise grausam und schrecklich – und all dies als Spiegel, was ein Baby erlebt, ein Kind während der Geburt oder während der Schwangerschaft. Aus Erfahrung weiß ich, daß vor allem Eltern und insbesondere Mütter, denen die Betreuung der Kleinkinder in unserer Gesellschaft meist einfach überlassen wird, zu *Schuldgefühlen* neigen und sich sofort fragen: Was habe ich denn alles falsch gemacht, wenn mein Baby sosehr weinen muß, wenn es durch *mich* so stark verletzt worden ist?

Aus Erfahrung in meiner Praxis weiß ich, es sind alles wunderbare Eltern, voll Fürsorge und Liebe, voll innerer Verbundenheit und Zärtlichkeit zu ihren Kindern, die meine Hilfe suchen. Und dasselbe gilt sicher auch für meine Leserschaft.

Umgekehrt ist mir natürlich bewußt: wo Menschen zusammenleben, da gibt es Schwierigkeiten, Probleme, Konflikte; vor allem zwischen Eltern und Kindern oder den Eltern mit einem Baby. Konflikte gehören zum menschlichen Leben. Doch dort, wo sie sich zuspitzen, wo Ängste überstark werden, wo Erschöpfungsreaktionen in Erscheinung treten – dort ist ein ungelöstes Problem verborgen. Und wieder spreche ich aus Erfahrung: Es ist nicht die Schuld »böser Eltern«, wenn der »Dialog« zwischen Vater und Mutter, oder zwischen Eltern und Kind nicht funktioniert. Es ist dies keine Frage von Schuld! Sondern dort, wo Schwierigkeiten und starke Ängste auftauchen, dort liegt eine eigene unverarbeitete Verletzung verborgen, ein noch unentdecktes Trauma der eigenen Kindheit des Vaters oder der Mutter. Ihr Kind gibt ihnen jetzt umgekehrt die Möglichkeit, ihre Schattenseite kennenzulernen.

Begründet liegt dieses Elend in den Traditionen der Hochkulturen, in welchen die Mutter und ihr Baby nach der Geburt getrennt werden und dies seit Tausenden von Jahren. Gegen den Willen der Mütter! Mütter haben ihre Babys nie freiwillig hergegeben. Sie werden zu diesem Verhalten gezwungen. Die Folgen sind das weinende, schreiende und tobende Baby im Grunde jeder Menschenseele in den Hochkulturen – in mehr oder weniger großem Ausmaß. Sie sind ewige Quelle unseres Schattens, unserer »depressiven Seite«, unserer ewigen Angst, verlassen zu werden.[1]

Die Mythen legen Zeugnis ab von diesen frühen Verletzungen, Konflikten, Ängsten und Panikreaktionen. Alle diese Geschichten sind jedoch ein Versuch, die alten Traumata und Verletzungen in Bilder zu fassen. Genau das gleiche geschieht in unseren Träumen. Zum Schluß jedoch gibt es immer einen hoffnungsvollen Ausblick, eine Lösung wird mindestens angedeutet. All diese Geschichten sind somit eine Möglichkeit, unsere alten Verletzungen und Traumata, unsere Schattenseiten, aufsteigen zu lassen – um sie letztlich zu integrieren und damit auszuheilen; ganz langsam, indem Geschichten und Mythen immer wieder erzählt werden und Träume immer wiederkehren und schließlich allmählich verschwinden.

Seit Jahrtausenden trennen Hochkulturen Mutter und Baby nach der Geburt – als emotionale Anpassung an das entfremdete Leben in den Städten. Aber seit etwa zwei bis drei Jahrzehnten beginnen Mütter ihre Babys wieder an die Brust zu nehmen, tragen sie immer öfter an ihrem Körper. Väter kehren emotional in ihre Familien zurück, und sie sind nicht mehr nur »gefangengenommen« von ihrem Beruf. Und teilweise darf ein Baby schon wieder im Bett seiner Eltern schlafen. Wie ich glaube, ist dies ein immenser Heilungsprozeß in unserer Kultur, da wir heute am Abgrund stehen, uns selbst zu zerstören. Und dieses Heilungspotential hat schon unsere Art der Geburtspraxis in den Grundfesten erschüttert: Mutter und Kind werden in fortschrittlichen Kliniken und Institutionen nicht mehr voneinander getrennt – ausgelöst durch den Druck der Eltern. Und heute sind wir auch zum ersten Mal wieder offen, das Seelenleben unserer Babys schon während der Schwangerschaft wahrzunehmen. Das ist eine großartige und wunderbare Entwicklung, wenn wir auf die letzten Jahrhunderte und Jahrtausende der Menschheitsentwicklung zurückblicken, eine immense Hoffnung – wie ich glaube – in unserer krisenerschütterten Zeit.

Dank

Allen Personen, ohne die das Buch nicht hätte entstehen können, wie es jetzt vorliegt, möchte ich danken.

Zuerst meinen Therapeutinnen und Therapeuten, die mich in meinen Ängsten und Verletzungen 30 Jahre lang liebevoll begleitet haben. Besonders erwähnen möchte ich die Körper-Psychotherapeutin Elisabeth Schlumpf – durch ihre Konstanz und ihr inneres Engagement habe ich »das Licht der Welt« ein zweites Mal erblicken dürfen. Danken möchte ich auch meinen beiden Lehrern in pränataler Psychotherapie, dem »Altmeister« William Emerson und seinem Schüler Ray Castellino. Vor allem durch die Arbeit mit Ray an meinem Geburts- und Schwangerschaftstrauma hat sich mein Leben entscheidend verändert: Ich habe den Weg zu meiner inneren Mitte zurückgefunden. Ebenfalls erwähnt sei Peter Levine, der amerikanische Verhaltensforscher und Psychotherapeut, der durch seine Traumaarbeit meine Art des Verstehens von Menschen wesentlich beeinflußt hat.

Danken möchte ich schließlich all denjenigen Menschen, die mich durch Krisen und Schwierigkeiten begleitet und mich nicht verlassen haben. Freunde und Freundinnen, die an mich glaubten und mit ihrem Glauben dem heilen Teil meines Selbstwertgefühles wieder zum Leben verholfen haben. Danken möchte ich auch all den Frauen, denen ich nahestehen durfte: durch jede Begegnung habe ich viel über mich erfahren. Am meisten mit meiner ehemaligen Frau Ilse, mit der ich fünfzehn Jahre meines Lebens geteilt habe. Leider ist mir die Reichhaltigkeit dieses Lebens erst viel zu spät bewußt geworden. Ich möchte ihr für alles danken, was ich von ihr erhalten habe, und fühle mich ganz tief mit ihr verbunden.

Bedanken möchte ich mich auch bei all meinen Patientinnen und Patienten. Sie haben mir geholfen, mein Wissen und mein Verständnis über das Seelenleben zu erweitern und zu vertiefen. Jeder auf besondere Art. Ihnen sei ganz herzlich gedankt für das mir entgegengebrachte Vertrauen – etwas, was mich jedesmal ganz tief berührt.

Danken möchte ich auch meinen Freundinnen und Freunden, die mir durch viele Jahre hindurch immer wieder Mut zum Schreiben gemacht haben. Ganz besonders dankbar bin ich Ursula Henzinger, Claudia Köhler, Heike Gattnar, Thomas Harms, Jens Christian, Hans Näf, Mark Keller und Ludwig Janus, die auch mein Manuskript gelesen und mir wertvolle Anregungen gegeben haben.

Danken möchte ich auch den beiden Sumerologen in Bern: Professor Markus Wäffler und Professor Pascal Attinger. Markus Wäffler hat mich liebevoll in die Sumerologie eingeführt, Pascal Attinger hat mir geholfen, immer wieder die neuesten Mythentexte und Arbeiten darüber zu finden. Beide waren sie jederzeit offen für all meine Fragen. Danken möchte ich auch den Sumerologen und Assyriologinnen, mit denen ich im brieflichen Kontakt stand und die mit einer großen Liebenswürdigkeit auf all die von mir angeschnittenen Probleme eine Antwort zu geben suchten. Besonders erwähnt seien Jan van Dijk, Joachim Krecher, Bendt Alster, Antoine Cavigneaux und Beate Pongratz-Leisten. Dank schulde ich schließlich auch allen Mitarbeiterinnen der Universitätsbibliothek in Basel, die mich über die elf Jahre meiner Forschung mit der dazu notwendigen Literatur versorgt haben. Bedanken möchte ich mich auch bei meiner Sekretärin Anneliese Nyfeler, die meine Schreibarbeit seit über zehn Jahren ganz zuverlässig betreut.

Einen ganz besonderen Dank richte ich auch an Mathilde Fischer und Thomas Nahrmann vom Walter Verlag, die Wesentliches zum Gelingen des Buches beigetragen haben.

1. Kapitel
Die Evolution der Trennung – Evolution der Angst[1]

Die für Hochkulturen typische Trennung zwischen Mutter und Kleinkind hat ihre Wurzeln in der frühen Geschichte der Menschheit und kann als Evolution der Angst beschrieben werden.

Anthropologen haben in Laetoli (Tansania) im Vulkangestein Fußabdrücke eines erwachsenen Menschen zusammen mit denen eines Kindes gefunden. Diese dreieinhalb Millionen Jahre alten Abdrücke zeigen, daß die beiden aufrecht gehen konnten. Neben dem stark entwickelten Gehirn ist dieser aufrechte Gang das wichtigste Kennzeichen, das den Menschen von seinen nächsten Verwandten, den Menschenaffen, unterscheidet. Vor vier bis fünf Millionen Jahren müssen somit die Vorläufer der Menschen den Regenwald verlassen haben, um sich ihre Nahrung in der trockenen Savanne und heißen Steppe zu suchen. Begleitet war dieser Wechsel notwendigerweise mit der allmählichen Rückbildung und schließlich dem Verlust des Felles mit der Konsequenz, daß sich ein Menschenbaby nicht länger im Fell seiner Mutter anklammern konnte.[2]

Verliert ein Affenbaby seinen Griff im Fell der Mutter, so beginnt es sofort zu schreien, da es sich vom Tode bedroht fühlt, denn Affen bewegen sich meist auf Bäumen. Entsprechend reagieren ihre Mütter sofort. Das menschliche Kind kommt noch heute mit dem Klammerreflex auf die Welt und könnte sich im Fell der Mutter festhalten. Ich glaube, diese Fakten zeigen die elementare Bedeutung und beruhigende Wirkung, die ein Baby im Körperkontakt mit der Mutter erlebt und von welch heftiger Angst es erfüllt sein kann, wenn es diesen Körperkontakt verliert. Und mit dieser Angst, mit dieser »ersten Trennung« werden alle Kleinkinder konfrontiert, seit der Mensch sein Fell verloren hat: Babys können sich nicht länger aktiv bei ihren Müttern anklammern, sondern müssen von ihnen getragen werden.[3]

Im aufrechten Gang liegt aber noch ein weiteres Angst verstärkendes Moment: das menschliche Becken hat sich verengt, umgekehrt ist der Kopf im Laufe der Evolution immer größer geworden. Die

Geburt wird für das Menschenkind – wie auch für seine Mutter – zu einem Problem. Der Durchtritt durch das weibliche Becken wird schwieriger und ist unter Umständen von heftigen Ängsten begleitet.[4]

Menschen gibt es seit 2,5 Millionen Jahren. Doch vor 35 000 Jahren beginnt die kulturelle Entwicklung des Menschen mit dem Beginn der Höhlenmalerei. Die Menschen verschönern ihre eigenen Körper mit Schmuck. Ihre Toten bemalen sie mit rotem Ocker oder verzieren sie mit Blumen.[5]

Vor circa 10 000 Jahren geschieht jedoch nochmals eine weitere und wichtige Trennung zwischen Mutter und Kleinkind. Bis zu diesem Zeitpunkt werden die Menschen als Jäger und Sammlerinnen bezeichnet: sie verändern dauernd ihren Wohnsitz – je nach ihrer Nahrungsgrundlage –, und entsprechend wird ein Kleinkind immer herumgetragen. Vor 10 000 Jahren jedoch entdeckten die Menschen im »Fruchtbaren Halbmond« von Palästina bis zum Nordrand der syrischen Wüste und wieder herunter nach Mesopotamien (siehe Abb. S. 28) den Ackerbau und die Viehzucht.[6]

Häuser werden erbaut, Dörfer entstehen. Dieser Ackerbau und das damit verbundene *Seßhaftwerden* wird als *neolithische Revolution* bezeichnet und ist ein weiterer Schritt zur Trennung zwischen Mutter und Kleinkind[7]: In einem Haus muß ein Baby nicht länger den ganzen Tag herumgetragen werden. Doch wie sich die frühe Mutter-Kind-Beziehung im Übergang vom Jäger- und Sammlerinnendasein zum Leben in den Häusern und Dörfern vollzogen hat, wissen wir nicht genau.

Schon lange vor dem Bau der Städte hat es in der Evolution des Menschen eine ganze Reihe von kleinen Trennungsschritten zwischen Mutter und Kleinkind gegeben – eine frühkindliche Entwicklung, in welcher die Ängste am intensivsten sind und seine emotionalen ersten Erfahrungen einen prägenden Einfluß auf das ganze Leben hinterlassen. Dieses archaische Angsterleben eines Kleinkindes, so meine ich, ist ein wesentlicher »Schrittmacher« eine treibende Kraft in der Entwicklung des Menschen gewesen.[8] Und die tiefenpsychologische Betrachtungsweise zeigt: Wenn ein Kind geängstigt wird, entsteht nicht nur Trauer und Verzweiflung, sondern auch Ärger und Wut – als Schutz vor der ursprünglichen Verletzung und Kränkung. Die frühkindliche Angst ist somit eine wesentliche Quelle für die spezifische Aggressivität und die Aggressionsbereitschaft des Menschen.[9]

Besonders hat es Lamaschtu auf Babys abgesehen. Sie ist die Kindermörderin par excellence und verantwortlich für Frühgeburt, Totgeburt oder für den plötzlichen Kindstod.[17] Sie berührt wenn möglich schon den Bauch der Schwangeren und erzeugt so eine Frühgeburt. Oder sie blockiert eine Frau bei der Geburt, so daß sie ihr Kind nicht gebären kann. Lamaschtu ist die Dämonin des Kindbettfiebers und der Inbegriff der bösen Amme. Sie lechzt danach, nach der Geburt Babys säugen zu dürfen – sie selbst hat aber keine Kinder. Sie entreißt einer Amme ihr Kind, nimmt es an die eigene Brust und säugt es mit giftiger Milch. Menschenfleisch und Blut sind ihre Nahrung. Sie ist die Manifestation des Bösen.

Was bedeuten diese Ängste vor der Dämonin Lamaschtu? Ich glaube, je intensiver die Angst ist, desto mehr müssen sich die Menschen mit diesem Phänomen beschäftigen. Ich will dies an einem praktischen Beispiel erläutern. Je mehr Menschen in einer Bevölkerung Selbstmord begehen, desto deutlicher ist dies ein Hinweis auf depressive Erkrankungen oder besser auf die depressive Struktur in der gesamten Bevölkerung. Die Selbstmordrate zeigt jeweils nur die Spitze des Eisberges. Die Angst vor Lamaschtu läßt ahnen, wie sehr der Alltag von werdenden und jungen Müttern in Mesopotamien durch Ängste geprägt war.

Die Furcht vor Lamaschtu ist nicht nur in Mesopotamien, sondern im ganzen alten Orient verbreitet, bei den Hebräern etwa ist sie unter dem Namen Lilith bekannt.[18]

Als dritten Hinweis auf die weinenden Babys im alten Mesopotamien führe ich medizinischen Texte an.[19] Neben dem Kräuterwissen sind auch Diagnosen zu finden, ob ein Mensch mit einer bestimmten Krankheit verhext oder durch einen Gott bestraft worden sei. In der Krankenbehandlung wird immer zuerst durch Weissagung herausgefunden, wo die tiefere Ursache einer Krankheit zu suchen ist. In diesen alten Medizintexten gibt es ausführliche Darstellungen über die Krankheiten von Babys. Einige Beispiele seien hier erwähnt: »Wenn ein Baby Fieber hat und einen heißen Kopf, zudem heftig weint; wenn alles, was es ißt, nicht in seinem Magen bleibt, sondern es wieder erbricht, dann erscheinen seine Zähne; es geht durch eine schwierige Zeit von vierzehn bis zwanzig Tagen, dann wird es wieder genesen.« Oder aber: »Wenn die Eingeweide eines Babys entzündet sind und es will nicht von der Brust trinken, die ihm angeboten wird, dann hat eine Hexe ihren Blick auf es geworfen.«

Welche Kinderkrankheiten waren damals bekannt? Besonders auffällig ist das häufig erwähnte Weinen der Babys sowie die Nahrungsverweigerung, die unmittelbar nach der Geburt einsetzen kann. Heute würden wir sagen, die Babys wollen nicht leben. In anderen Fällen wird beschrieben, wie ein Baby immer wieder den Mund öffnet, die Nahrungsquelle sucht, die angebotene Nahrung aber verweigert oder alles erbricht, was es aufgenommen hat.

Ebenso häufig wie auf das Weinen und auf die Nahrungsverweigerung wird auf seine Eingeweide hingewiesen, die als entzündet, aufgequollen oder nicht funktionsfähig beschrieben werden. Wir würden heute von den sogenannten Dreimonatskoliken sprechen. Ein weiterer Symptomkreis nennt das Zittern und die Angst der Babys, die sich nicht mehr beruhigen können. Schließlich werden auch Erstickungsgefahr und epileptische Anfälle und heftige Zornesausbrüche bei Kindern bis zum dritten oder vierten Lebensjahr erwähnt.

Diese Belege, die Kinderlieder, die Angst vor Dämonin Lamaschtu und die Kinderkrankheiten, zeigen, wie heftig die Menschen im alten Mesopotamien durch das Weinen ihrer Babys beunruhigt, ja erschreckt worden sind. Doch all diese Texte und Aussagen betreffen das Leben eines Kleinkindes *nach* der Geburt – hervorgerufen vor allem durch die Trennung von Mutter und Kleinkind: es ist dies *eine* der Quellen all unserer Ängste.

Doch es gibt noch einen anderen Ursprung: Heute wissen wir, daß unser Seelenleben schon während der Geburt, ja während der gesamten Schwangerschaft beginnt, und unsere tiefsten Ängste und Verletzungen, unsere ersten traumatischen Erlebnisse zurück mit ihren Wurzeln bis in diese erste Lebenszeit reichen. Und weil ich die Mythen der Sumerer und Babylonier ganz zentral unter diesem Aspekt – dem Erleben der Geburt und den vorgeburtlichen Erfahrungen eines Babys – deuten und verstehen werde, so will ich hier in dieses für viele erstmals neuartige, ja unter Umständen sogar befremdend wirkende Gebiet der pränatalen Psychologie einführen.

2. Kapitel Die Ursprünge unseres Seelenlebens – Prägungen während der Schwangerschaft und der Geburt

Das Anliegen der pränatalen Psychologie

Unser Bild vom Erleben eines Babys hat sich in den letzten Jahrzehnten grundlegend verändert. Durch neueste Forschungen wissen wir, wie fein und präzis ein Neugeborenes seine Welt bereits wahrnimmt, wie stark es unmittelbar nach der Geburt darauf vorbereitet ist, eine Bindung an seine Mutter und an seinen Vater aufzubauen – welch umfassendes Bewußtsein schon so ein winziges Menschenkind besitzt.[1]

Neben diesen Forschungen und unabhängig von diesen direkten Beobachtungen am Kleinkind hat sich im Laufe des letzten Jahrhunderts eine »stille Revolution« in der Psychotherapie vollzogen – eingeleitet durch das Buch von Otto Rank *Das Trauma der Geburt* 1924. Es waren vor allem Tiefenpsychologen, die beim sorgfältigen und empathischen Begleiten ihrer Patienten entdeckt haben, daß das Seelenleben schon während der Geburt, ja während der Schwangerschaft beginnt. Heute ist es noch zu früh, eine zusammenhängende und umfassende Darstellung der pränatalen Psychologie entwerfen zu wollen. Es gibt nur Detailarbeiten, einzelne Beobachtungen und Falldarstellungen. Aber all diese Studien zusammen sind wie ein Mosaik und mit jedem neuen »Steinchen« tritt uns ein immer klareres und präziseres Bild entgegen: das Seelenleben des noch ungeborenen Kindes, des Babys im Bauch seiner Mutter[2].

Als Erstes sei die Tiergeschichte von William Emerson erwähnt[3], in welcher ein Sattelschlepper ein trächtiges Hundweibchen anfährt. Beide überleben, und das kleine Hundebaby kommt nach der Geburt auf einen Bauernhof. Dort fällt es durch sein schreckhaftes Verhalten auf, vor allem reagiert es heftig auf das Gekreisch von Gänsen, wenn diese im Frühling im Vogelzug nach Norden oder im Herbst wieder zurück in den Süden fliegen. Es versteckt sich dann zitternd über Tage in einer Scheune. Ergänzen muß ich dazu, daß der Lastwagenfahrer versuchte, den Unfall durch Hupen zu vermeiden. Dies tönte so ähnlich wie das Geschrei von Gänsen. Ganz offensichtlich wird das alte Schwangerschaftstrauma, verbunden mit einem großen Schmerz und Todesangst, bei diesem Hundekind durch das Geschrei der vorbeiziehenden Gänse wieder wachgerufen. Diese Geschichte zeigt, daß die Prägung in der Schwangerschaft nicht an die Sprache gebunden ist. Die pränatale Psychologie spricht heute vom sogenannten Gedächtnis im *Körperbewußtsein* eines Individuums.

Eine ganz andere Geschichte erzählt Thomas Verny in seinem Klassiker *Das Seelenleben des Ungeborenen* 1981. Ein Dirigent weiß beim ersten Spielen eines Stückes immer schon im voraus, vor dem Umblättern der Partitur, wie die Cellostimme weitergeht. Als er dies seiner Mutter, einer Berufscellistin, erzählt, ist das Geheimnis rasch geklärt: Während der Schwangerschaft hatte sie diese Passagen mit ihrem Cello geübt.

Ganz grundlegend für unsere jetzigen Vorstellungen in der pränatalen Psychologie sind die Forschungen von David Chamberlain. Er hat Kinder, die schon sprechen können, in Hypnose versetzt und sie nach ihrem Erleben der Geburt befragt. Dasselbe hat er mit den Müttern getan und so die Geburtsgeschichten von beiden miteinander verglichen. Erstaunlich ist, wie deckungsgleich die Erzählungen der Kinder und der Mütter sind. Und diese Kinder schildern die Geburt von »innen«, welche Ängste sie während der Wehen erlebten, aber auch ihre Sorgen und ihr Mitgefühl für die Mutter während der Geburt. Babys sind ungehalten und empört über unsanfte Behandlungen. Sie sind völlig untröstlich und verzweifelt über jede Form der Trennung von der Mutter nach der Geburt. Sie ertragen diese Einsamkeit nicht, Panik und Kälte beherrschen dann ihren Körper. Umgekehrt sind sie dankbar, glücklich und fühlen sich geborgen, wenn sie liebevoll und sanft in dieser neuen Welt empfangen werden, wenn sie die Liebe ihrer Eltern spüren dürfen. Fassungslos sind die Babys, wenn nicht mit ihnen, sondern immer nur über sie gesprochen wird. Und diese kleinen Wesen verzweifeln manchmal auch darüber, daß sie Wünsche und Bedürfnisse nur über ihre Augen oder Bewegungen, über ihr Wimmern oder im äußersten Fall mit Schreien zum Ausdruck bringen können. Und: Kinder verstehen schon bei der Geburt die Sprache – Jahre später können sie beispielsweise wiederholen, welche Worte ihre Mutter ihnen nach der Geburt zugeflüstert hat.

Frühes Sprachverstehen

Hier wird wahrscheinlich der eine oder andere Leser ungläubig den Kopf schütteln: Babys sollen die Sprache schon verstehen? Das ist unmöglich, vielleicht die Stimmungslage, die Emotionalität im Mitgeteilten; aber sicher werden noch keine Worte verstanden, so jedenfalls habe ich es immer wieder hören können. In diesem Zusammenhang sei an eine Geschichte von Caroline Eliacheff (1994) erinnert, einer Pariser Psychoanalytikerin. Ihr wird eines Tages ein zwei Monate altes Baby gebracht, mit Hautausschlag und starken, ja lebensbedrohenden Atembeschwerden. Eliacheff erzählt ihm ganz schlicht seine Lebensgeschichte. Sie erklärt dem kleinen Jungen, er habe eine gute und verantwortungsvolle Mutter, die ihn zur Adoption freigab, weil sie wußte, daß sie ihn nicht so aufziehen konnte, wie sie das gerne wollte. Deswegen sei er jetzt hier in dieser Klinik und man werde für ihn eine Adoptionsfamilie suchen, bei der er sich später wohlfühlen könne. Und schließlich spricht Eliacheff seine Atmung direkt an und erzählt ihm, daß er möglicherweise deswegen nicht mehr atmen wolle, weil er hoffe, seine Mutter vor der Trennung, als er noch in ihrem Bauch war, wiederzufinden. Aber er sei nicht von ihr getrennt worden, weil er zu atmen begonnen habe, und er finde sie auch nicht mehr wieder, indem er nicht mehr wieder atme. Er habe seine Mutter ganz einfach im Herzen. Und während Eliacheff all das ausspricht, beginnt das Baby normal zu atmen. Es hat sich entscheiden können weiterzuleben. Und Eliacheff meint: Ist es so erstaunlich, daß Kinder, die die Sprache noch nicht beherrschen, sie dennoch verstehen? Heute wissen wir aus den unterschiedlichsten Forschungsansätzen, daß Babys »hungrig« danach sind, daß wir mit ihnen sprechen – auch während der Zeit der Schwangerschaft.

Da das Verstehen der Sprache so wichtig ist, möchte ich die Geschichte einer Kollegin erzählen, die als Ärztin bei einer Hausgeburt dabei war. Sie stellt fest, daß das Neugeborene noch nicht richtig atmen kann. Dabei erinnert sie sich an Diskussionen mit mir und weiß, Babys verstehen unsere Sprache. Sie überwindet ihre innere Scheu und redet das Neugeborene schließlich mit ungefähr den folgenden Worten direkt an: »Ich höre, daß du nicht richtig atmen kannst, weil du noch Fruchtwasser in deinen Lungen hast. Ich führe jetzt einen feinen Schlauch über deine Nase in deine Lungen ein. Du brauchst dabei keine Angst zu haben, ich sauge nur das Fruchtwasser ab, damit du frei atmen kannst.« Sie macht noch einmal eine längere Pause und führt dann genau das aus, was sie dem Baby erklärt hat. Während des ganzen Vorganges schaut das Baby sie aufmerksam an. Und dann lächelt es sie an. Die Kollegin betont, es sei ihr erster Patient gewesen, der dabei gelächelt habe. Bei allen früheren Eingriffen dieser Art seien die Babys in ein Weinen, ja in ein untröstliches Schreien ausgebrochen.

Piontellis Beobachtungen zum pränatalen Verhalten

Über direkte Beobachtungen an Babys während der Schwangerschaft berichtet die italienische Psychoanalytikerin Alessandra Piontelli. Durch ihre Forschungen wurde das Wissen der pränatalen Psychologie enorm bereichert. Ihre Beobachtungsmethoden sind ganz einfach. Heute lassen die meisten Mütter während der Schwangerschaft einige Ultraschalluntersuchungen von ihrem Baby machen. Bei diesen ist Piontelli als stumme Zuschauerin dabei gewesen, und zwar insbesondere dann, wenn ein Arzt der Mutter erklärt, was er sieht und zu beobachten ist, wenn sie zum ersten Mal mit ihrem Baby Kontakt aufnehmen kann. Piontelli hat dann auch die Geburt verfolgt und die Kleinkinder bis zum sechsten Lebensjahr weiter begleitet. Ich möchte hier von einigen ihrer Ergebnisse berichten.

So erzählt sie zuerst von einer Mutter mit einem ›oralen‹ Charakter, die während ihrer Schwangerschaft ununterbrochen ißt, obwohl die Ärzte vor einer möglicherweise schwierigen Geburt warnen. Und das Baby in ihrem Bauch ist genau so ›gierig‹ wie seine Mutter. Es saugt ständig am Daumen oder an der Plazenta. Seine Zunge ist ununterbrochen in Bewegung, sein Mund öffnet und schließt sich dauernd, vom Fruchtwasser, von welchem jedes Baby umgeben ist, schluckt es immer wieder größere Mengen.

Eine andere Mutter hatte schon ein Baby verloren und ist deswegen sehr ängstlich. Wann immer die Ärzte ihr etwas mitteilen, stellt sie sofort Fragen über eine mögliche Gefährdung ihres jetzigen Fötus. Ihre Angst ist so stark, daß die Ärzte ihr kaum noch etwas erklären mögen. Und ihr Baby? Es versteckt sich so konsequent hinter den

Armen, ja auch hinter den Beinen, daß sein Kopf während all der Ultraschalluntersuchungen nie richtig gesehen werden kann – es ist genauso ängstlich wie seine Mutter.

Und schließlich sei die Geschichte einer italienischen Mutter erzählt, die vom Süden des Landes in den Norden umgezogen ist und sich dort entsprechend entwurzelt fühlt. Als die Ärzte ihr Baby beobachten, stellen sie erschreckt fest, daß es an der eigenen Nabelschnur heftig reißt. »He Baby, das ist gefährlich«, ruft ein Arzt besorgt aus. Ein paar Tage später muß diese Mutter wegen vorzeitiger Blutungen das Krankenhaus aufsuchen – so heftig hat das Baby an der Nabelschnur gerissen. Alle diese Beobachtungen zeigen deutlich, daß das Verhalten eines Babys im Bauch als ein Spiegel des Erlebens seiner Mutter gesehen werden darf.

Noch eindrücklicher vielleicht sind die Beobachtungen Piontellis an Zwillingen. So beschreibt sie, wie bei einem liebevollen Paar während der gesamten Schwangerschaft der etwas kleinere und aktivere Junge immer wieder Kontakt aufnimmt mit seiner größeren und passiveren Zwillingsschwester, indem er seine Hand durch die Eihüllen hindurch ihr entgegenstreckt. Kaum ist sie wach, bewegt sie sich auf ihren Bruder zu, und die beiden betasten sich gegenseitig, tauschen Zärtlichkeiten miteinander aus, bis sie schließlich einander Wange an Wange liebkosen. Ganz anders verhält sich ein Mädchen-Zwillingspaar, dessen Eltern ein zwiespältiges Verhältnis zu ihren Kindern haben, ja die Mutter daran gedacht hatte, ihre Kinder abzutreiben. Wann immer diese Mädchen sich berühren, grenzen sie sich sofort heftig gegeneinander ab, sie schlagen sogar aufeinander ein mit Händen, Armen und Beinen, ein richtiger »Boxkampf« wird im Mutterleib ausgetragen. Und dieses aggressive Verhalten zeigen die beiden Mädchen während ihrer gesamten Entwicklung bis zum sechsten Lebensjahr. Sie sind feindselig, streiten ununterbrochen miteinander, schlagen sich gegenseitig, reißen einander die Spielsachen aus den Händen, und sie schlagen auch ihre Großmutter.

Mit all ihren Untersuchungen kann Piontelli zeigen, wie intensiv das Seelenleben schon zu Beginn der Schwangerschaft einsetzt und welch entscheidende Prägungen ein Mensch in den ersten neun Monaten seines Lebens erlebt. Prägungen, die das Verhalten seines späteren Lebens grundlegend bestimmen. Die Untersuchungen Piontellis sind ein Meilenstein in der pränatalen Psychologie.

Eine letzte Einzelbeobachtung von David Chamberlain 1997 am Verhalten eines Babys während der Schwangerschaft sei erwähnt. Wenn Mütter die Normalität ihres Babys heute testen wollen, unterziehen sie sich einer Amniozentese: Durch die Bauchdecke und durch den Amnionsack des Babys wird Fruchtwasser entnommen und beispielsweise auf Mongolismus hin untersucht. Bei einem solchen Test – so Chamberlain – hat sich ein Fötus zunächst zurückgezogen, um dann mehrmals mit der Faust gegen die eingedrungene Nadel zu schlagen. Bei dieser Fruchtwasserentnahme erstarren manche Babys wie in einem Angst- oder besser Schockzustand. Zuerst beginnt ihr Herz zu rasen, um dann anschließend in der Frequenz abzufallen. Und ihre »Atembewegungen«[4] sind unter Umständen für Tage vermindert. Ein Baby erschreckt nicht so sehr über die Nadel, so darf vermutet werden, sondern es weiß, daß es jetzt um Leben und Tod geht.[5]

Pränatales Erleben im Zusammenhang mit dem Schicksal erwachsener Menschen

Bisher habe ich direkte Beobachtungen an Babys und an Föten geschildert. Nun möchte ich noch einige Schicksale von erwachsenen Menschen erwähnten, die mich persönlich tief beeindruckt haben.

Ein Freund und Kollege hat mir eines Tages eröffnet, daß er manchmal sehr verzweifelt sei. Obwohl er seit Jahren mittels Körperpsychotherapie hart an sich arbeite, habe er bisher nichts an der Tatsache ändern können, daß er jeden Montagmorgen um neun Uhr einen Panikanfall erlebe. Auf meine Frage, ob er wisse, wann er geboren sei, ist er ratlos. Zwei Tage später erhalte ich einen Anruf, er habe seine Mutter befragt – seine Geburt erfolgte an einem Montag um neun Uhr. Seitdem er dies weiß, geht er sehr liebevoll mit sich um: Am Montagmorgen nimmt er sich nun frei und tut etwas, das ihn kräftigt. Schon allein aus diesem Wissen heraus und durch die daraus gezogenen Konsequenzen hat sich sein Leben stark verändert.

Beeindruckend ist auch die Geschichte eines Kindes drogenabhängiger Eltern, welches Freunde von mir aus Deutschland bei sich als Baby aufgenommen haben. Dieses Mädchen, ich will es Esther nennen, erlebt eine extrem schwierige frühe Kindheit mit vier bis fünf Panikanfällen pro Nacht. Wenn wir von ihrem Schicksal hören, wird dies sofort verständlich. Esther erlebte im 4. Schwangerschaftmonat, wie ihre heroinabhängigen Eltern durch das Weinen ihrer älteren Schwester – sie war damals sieben Monate alt – in Panik geraten sind; der Vater hat das Baby mißhandelt, worauf es starb. Erst mit sechs Jahren konnte Esther zum ersten Mal in ihrem Leben nach einem nächtlichen Schrei- und Panikanfall einen Alptraum erzählen, in welchem sie das Schicksal ihrer Babyschwester beschrieb. Sie erlebte es im Traum, als ob die Mißhandlungen am eigenen Körper vollzogen worden wären. Esther hat somit den Tod ihrer Babyschwester sehr genau miterlebt und im Traum so verarbeitet, als ob sie selbst getötet worden wäre.

Ich möchte noch von einem weiteren Freund und Kollegen berichten, bei dem sich folgende Symptomatik entwickelt hat. Jeden Morgen beim Erwachen muß er eine Stunde lang erbrechen, bis sich sein Körper endlich beruhigt. Und seine Geschichte? Er wurde in Deutschland mitten im Krieg gezeugt. Natürlich ist der Vater abwesend, im Krieg, und die Mutter allein mit ihrer Schwangerschaft. Mehrmals versucht sie ihr Baby – vergeblich – abzutreiben. Sie leidet an so starken Brechanfällen, daß sie im dritten Schwangerschaftsmonat notfallmäßig ins Spital aufgenommen werden muß. Doch auch nach der Entlassung hält das Erbrechen an bis zum Zeitpunkt der Geburt. Diese Mutter ist durch ihre Schwangerschaft völlig verunsichert, unbewußt lehnt sie ihr Baby ab. Und mein Freund erzählt mir, daß er in seiner morgendlichen Symptomatik jeden Tag eine Stunde lang durch einen Prozeß des Sterbens bis hin zum Tod gehen muß, bis er wieder zur Ruhe kommt und zum Leben erwacht.

Ein Schlüssel zum Verständnis der Träume

Als letztes möchte ich von meinen eigenen Bahnhofträumen berichten, die seit Jahren mit großer Regelmäßigkeit immer wiederkehren. Ich werde hier einige dieser Traumerlebnisse zu einem verdichten.

Im Traum gehe ich zum Bahnhof und weiß, daß mein Zug bald abfährt. Da entdecke ich, daß mein Sohn verschwunden ist, und sofort beginne ich, ihn fieberhaft zu suchen. Gleichzeitig weiß ich noch gar nicht, auf welchem Bahnsteig und wann genau mein Zug abfährt. Fahrkarten habe ich auch noch keine. Endlich finde ich meinen Sohn und realisiere gleichzeitig, daß ich mein Gepäck irgendwo abgestellt habe, aber ich weiß nicht mehr, wo. Und sollte es mir mit äußerster Konzentration gelingen, dieses wiederzufinden, dann habe ich schließlich auch noch meine kleine Tochter verloren. Der Druck, welcher auf mir lastet, wird schließlich so unerträglich, daß ich die Orientierung komplett verliere. Atemlos und »schweißgebadet« wache ich auf.

Nach vielen Jahren träumte ich eines Nachts ein spezifisches Detail, welches mir den tieferen Sinn dieser Träume schlagartig erhellen sollte. Ich stehe vor einem Bahnschalter und verlange mein Gepäck zurück. Hinter mir ist eine unglaublich große Menschenmenge. Und während der Beamte unendlich trödelt, steigt meine innere Unruhe ins Unermeßliche, und gleichzeitig beginnen diese Menschen hinter mir immer mehr zu drücken, mich zu bedrängen und zu bedrohen. Und ich spüre, wie in mir ein Zorn aufsteigt, wie ich den Rücken versteife und versuche, diese Menschen mit aller Kraft zurückzudrängen. Natürlich vergeblich, im Gegenteil, der Druck wird größer. Und in meiner Wut könnte ich schließlich alle diese Menschen umbringen. Muß ich betonen, daß ich während vieler Jahre Rückenschmerzen hatte? Als ich aus diesem Traum erwache, wird mir plötzlich klar: Das sind ja die Preßwehen bei der Geburt. Meine Mutter und ich, wir beide wären bei der Geburt beinahe gestorben. Meine Bahnhofträume sind somit eine Darstellung, wie ich versuche, mit der Eisenbahn eine Stadt zu verlassen – aus dem Mutterkörper herauszukommen. Von meinen Patienten kenne ich viele Variationen dieser Träume, das Szenario ist jedesmal etwas verschieden, die Gefühle sind immer sehr ähnlich oder gar identisch.

Erwähnt sei in diesem Zusammenhang auch Nandor Fodor, ein ungarischer Psychoanalytiker, der in den USA arbeitete und schon in den 40er und 50er Jahren herausgefunden hat, daß jeder heftige Angsttraum in der Tiefe auf eine traumatische Geburt hinweist. So sind beispielsweise alle panischen Fluchtträume, daß sich jemand mit immer größerer Kraft fortbewegen will und sich schließlich nicht mehr vom Fleck rühren kann, typische Geburtsträume. Ebenso wenn jemand von einem Strudel in die Tiefe gerissen oder von einem Monstrum verschluckt wird. Auch alle Ängste vor dem Fallen in die Tiefe sind Ausdruck eines Geburtstraumas.

Die Ergebnisse von Nandor Fodor sind durch seinen Schüler, den englischen Psychoanalytiker Francis Mott, in den 50er und 60er Jahren wesentlich ergänzt und erweitert worden. Alle Träume – so hat Mott herausgefunden – können auf der tiefsten Ebene pränatal gedeutet werden. Dasselbe gilt für die Mythen. Dabei ging Francis Mott von der Frage aus, wie ein Ungeborenes sich selbst erlebt oder wie ein Erwachsener von sich selber als Fötus träumen kann. Mott ist es gelungen zu zeigen, daß das fötale Hautgefühl den primären Kern des Selbst darstellt, lebenlange Quelle unseres Selbstwertgefühls. In den Träumen von Erwachsenen wird dies vor allem durch Licht, Glanz oder durch Feuer ausgedrückt. Jede göttliche Gestalt in den Mythologien der Welt wird meist von einem Lichtschein oder von Strahlen umgeben. Jede Göttergeschichte ist also eine Erzählung über das Erleben eines Fötus im Bauch seiner Mutter – eine wahrlich revolutionäre Hypothese. Und Mott zeigt auch, daß jeder Erwachsene von etwas Zentralem, Kernhaften träumt, immer umgeben von etwas Umhüllendem, Peripherem: der Plazenta, die ein genau so wichtiges »Organ«, wie der Fötus selbst ist. Zwischen Plazenta und Fötus stellt die Nabelschnur eine feste, enge Verbindung her. Zu allen Träumen und Mythen gelingt es Mott, diese Dreiheit herauszukristallisieren: fötales Selbst, Plazenta und Nabelschnur.

Mott hat zeigen können, wie das durch die Nabelschnur einströmende Blut vom Baby symbolisch als seine innere Verbindung zur Mutter erlebt wird und umgekehrt: je nach Gefühlssituation der Mutter erlebt es ihre Wärme und Liebe, es fühlt sich entsprechend akzeptiert und geborgen – oder es erlebt ihre Abneigung, ja unter Umständen ihre unbewußte Ablehnung und ihre Haßgefühle. So wird es von ihrem Blut »erschlagen«, und es werden in ihm Gefühle von Angst, Wut und Zorn geweckt, mit welchen es umgekehrt seine Mutter »bedroht«. Daraus resultieren dann die entsprechenden Ängste, von der Mutter vernichtet zu werden.[6]

Zusammenfassend soll das wichtigste Ergebnis der pränatalen Psychologie und Psychotherapie noch einmal festgehalten werden. Die Geburt ist die einschneidenste Erfahrung im Leben eines jeden Menschen, nie mehr schütten wir so viel Adrenalin aus wie während der Geburt. Jeder Streß, der unseren Adrenalinspiegel stark ansteigen läßt, bedeutet einen Rückfall in ein altes Geburtsmuster, und alle wichtigen Übergänge in der menschlichen Entwicklung können das Trauma der Geburt wieder auslösen, etwa der Eintritt in den Kindergarten oder in die Schule, der Eintritt ins Berufsleben oder die Heirat und schließlich der Tod. Die meisten Menschen erfahren bei der Geburt intensive Todesängste – und umgekehrt löst der Übergang vom Leben ins Jenseits wieder all die Geburtserlebnisse vehement aus. Geburt und Tod hängen so gesehen eng zusammen.

Konsequenzen für die therapeutische Praxis

Natürlich haben dieses Wissen und diese Erfahrungen praktische Konsequenzen – zum besseren Verständnis der Ängste unserer Patienten in der psychotherapeutischen Praxis. Ein Pionier auf dem Gebiet der pränatalen Psychotherapie ist der Forscher William Emerson , welcher schon seit 1975 mit Babys und Kleinkindern therapeutisch arbeitet, um diesen kleinen Menschenwesen zu helfen, ihr Geburtstrauma und ihre Schwangerschaftstraumata auszuheilen. Zusammen mit einem Schüler, dem Cranio-Sacral-Therapeuten Ray Castellino, haben sie auch eine spezielle Form der Selbsterfahrung in Gruppen entwickelt, damit auch erwachsene Menschen ihre Geburt und Schwangerschaft noch einmal nacherleben können, mit der ganzen Feinheit und Verletzlichkeit eines Babys in dieser frühen Lebenszeit. Dabei haben Emerson und Castellino feststellen können, daß ein Mensch im Uterus seine grundlegenden Erfahrungen macht, welche sein Erleben der Geburt und der späteren Traumata und Verletzungen entsprechend »einfärben«. Oder anders ausgedrückt: Entsprechend diesen Urerfahrungen aus der ersten Lebenszeit »inszenieren« wir die Dramen und Verletzungen in unserem Leben immer wieder aufs neue.

Durch all ihre Erfahrungen haben Emerson und Castellino ferner zeigen können, daß ein Baby von Anfang an ein *voll bewußtes menschliches Wesen* ist, ja, daß ein Baby an seinem Lebensanfang unter Umständen ein höheres Bewußtsein hat, weil es noch näher beim Ursprung, beim Schöpfer ist. Etwas überspitzt können wir sagen: Ein Baby ist in dieser allerersten Lebenszeit »allwissend«. Es spürt alle Ängste und Nöte seiner Eltern, die ungelösten familiären Konfliktsituationen sowohl des Vaters als auch der Mutter. Es spürt auch die nicht ausgetragenen Gefühle und Konflikte seiner Eltern, ihre unverarbeitete Trauer und Verletzungen, ihre nicht gelebten Aggressionen, ihre Spannungen untereinander, ihre ungestillten Sehnsüchte und übergroßen Idealvorstellungen.

Umgekehrt wissen wir pränatalen Psychotherapeuten aus Erfahrung, daß während der Schwangerschaft, Geburt und Kleinkinderzeit bei beiden Eltern, bei der Mutter wie beim Vater, eigene Verletzungen und Traumata unvermittelt und möglicherweise mit großer Heftigkeit wieder auftreten. Ein Baby kommt so früh in seinem Leben, in den ersten Lebenstagen und -wochen, während der Schwangerschaft mit den Schattenseiten seiner Eltern und d. h. vor allem auch mit den Schattenseiten unserer Kultur in Berührung. Während erwachsene Menschen verdrängen können, kann ein Baby im Schoß seiner Mutter dies noch nicht: Es spürt einmal deren Liebe und Zuneigung, fühlt sich warm und geborgen – es fühlt aber auch die ungelösten Ängste, Traumata und Verletzungen seiner Eltern. Hilflos ist es dieser »depressiven Seite« seiner Eltern ausgesetzt.

Es ist dies aber nicht nur ein schmerzhafter Prozeß. Vielmehr gibt es den jungen Eltern auch die Gelegenheit, ihren alten Schatten kennenzulernen, ihn zu akzeptieren und schließlich zu integrieren. Mutter und Vater können somit »ganz« werden. Es ist eine an Heilungschancen besonders reiche Zeit. Wenn wir ein Baby und Kleinkind von einer solchen Betrachtungsweise her verstehen, so muß es niemals erzogen werden. Es ist im Gegenteil der große Lehrmeister, es ist auf die Welt gekommen um, den Eltern in ihrem Wachstumsprozeß zu helfen.

Ein Wort noch zum Begriff des Traumas, ein Begriff, über den es sehr viel zu erzählen gäbe, weil er heute im Zentrum der Therapieforschung steht. Mit Trauma ist ein intensives Angst-, ja Panikerleben gemeint, welches ursprünglich mit einem Nah-Tod-Erleben verbunden war. Bei solchermaßen verletzten Menschen genügt unter Umständen schon ein geringer Anlaß im Alltag, um die vergangenen alten Todesängste wieder zu wecken: Sie werden dann von ihren überstarken Gefühlen und Gedanken überflutet, denen sie hilflos ausgeliefert sind – oder aber solche Menschen fühlen sich wie taub und leer, sie haben zum Schutz alle ihre Gefühle verloren, ihre Seele hat den Körper verlassen. Und die Erfahrung zeigt: Hinter dem Trauma eines erwachsenen Menschen, beispielsweise nach Erfahrungen in einem Krieg, einem Autounfall oder dem Verlassenwerden durch einen Partner, ist fast regelmäßig ein traumatisches Erleben in der Pubertät oder in der Kindheit verborgen, und dahinter wieder das Geburtstrauma und schließlich die Schwangerschaftstraumata. Wichtig dabei ist: Bei all diesem Erleben ist die Geschichte jeweils eine andere, die Emotionen jedoch sind immer sehr ähnlich oder gleich.[7] Dies bedeutet unter anderem: Auch wenn ein Trauma von der Erinnerung her gefühlsmäßig bearbeitet werden kann, die Schwierigkeiten im Leben eines Menschen jedoch bestehen bleiben, so ist das nächst tieferliegende Trauma ungelöst geblieben. Von der Körperpsychotherapie sind ganz spezielle Techniken entwickelt worden, solche frühen Traumata von der Körperebene her aufzulösen.[8] Unter Schock versteht die pränatale Psychotherapie eine Verletzung, welche über jedes menschliche Fassungsvermögen hinausgeht.[9]

Eigene Erfahrungen durch Behandlungen von Babys und Kleinkindern

Weshalb kommen schon Babys und Kleinkinder in die Praxen von Psychotherapeuten? Es sind meist Babys, die viel weinen, sie werden auch als Schreibabys bezeichnet oder als Neugeborene mit einer Dreimonatskolik. Es sind Babys mit Ernährungs- und Verdauungsproblemen, Ein- und Durchschlafschwierigkeiten oder aber mit irgendwelchen anderen Erkrankungen. Eltern werden durch das Weinen und Toben ihrer Babys, vor allem nachts, häufig an den Rand der Verzweiflung gebracht. In meiner Praxis behandle ich immer beide: das Baby und die Eltern.

So ruft mich eines Tages ein Vater an, seine Frau und er seien der Erschöpfung nahe wegen des heftigen Weinens und der Schreiausbrüche ihres halbjährigen Sohnes Philipp, und dies obwohl sie seit einem Monat zu ihrer Entlastung ihr Baby während zweier Tage der Woche zu seiner Schwiegermutter brächten. In meiner Praxis berichtet die etwas korpulente Mutter, daß sie gegen Ende der Schwangerschaft unter Bluthochdruck gelitten hätte,[10] weswegen ihr Baby mit Kaiserschnitt ungefähr eineinhalb Monate vor dem Termin entbunden werden mußte. Das Weinen von Philipp in den ersten Therapiestunden ist wirklich herzzerreißend, die Mutter spricht von einer ›Zeitbombe‹, die im Alltag jederzeit hochgehen könne. Vor allem kann sich Philipp nicht in den Schlaf fallen lassen; im letzten Moment schreckt er immer wieder zusammen, um sich dann erneut aufzubäumen. Das Einschlafen scheint für ihn wie ein Kampf auf Leben und Tod zu sein. Zudem weckt er sich nachts immer wieder aus dem Schlaf, indem seine Beine ruckartig in die Höhe schnellen. Wenn sie dann niederfallen, ist er hellwach und kann kaum noch getröstet werden.

Die Beine von Philipp – das fällt mir sofort auf – sind sehr kräftig. Bei einem Schreianfall bewegt er seinen ganzen Körper in die Luft und er bäumt sich auf fast wie ein wild gewordenes Tier. Als er ins Krabbelalter kommt, kann er jedoch die Kraft seiner Beine in keiner Weise nutzen. Auf etwas in seiner Nähe, das seine Aufmerksamkeit erregt, kann er nur mit Weinen reagieren, weil er den Gegenstand seiner Neugier nicht erreichen kann. Es gelingt ihm nicht, seine Beine dazu einzusetzen, sich vorwärtszuschieben. Sie sind wie zwei passive Anhängsel an seinem Körper.[11] Philipp hat nur ein Bedürfnis: sich aufzurichten und auf seinen Beinen zu stehen.

Von der Behandlung, die neun Sitzungen gedauert hat, will ich nur den Schluß erwähnen. Wegen des heftigen Weinens habe ich die Botschaften von Philipp lange nicht verstehen können. Dann aber ist mir endlich klar geworden: Wenn er sich auf dem Schoß der Mutter befindet, kämpft er fast verzweifelt um ihre Aufmerksamkeit und Nähe. Kaum hat er sie erreicht und läßt sich fallen, bäumt er sich mit der Kraft seines ganzen Körpers wieder auf und wehrt sich gegen seine Mutter. Dasselbe Verhalten zeigt er auch seinem Vater gegenüber. Und natürlich spüre ich die innere Verzweiflung der Mutter, ausgelöst durch die Zwiespältigkeit ihres Sohnes. Philipp ist in der Zwischenzeit ein Jahr alt geworden.

Ich verstehe sein Verhalten als Zwiespalt, wie es William Emerson als Folge einer Kaiserschnittgeburt beschrieben hat.[12] Kaiserschnittkinder können ein tiefes inneres Ohnmachtsgefühl in sich tragen: Sie haben es nicht geschafft. Sie sind auf Hilfe von außen angewiesen und meinen, ohne diese nicht überleben zu können. Doch wenn diese Hilfe endlich kommt, dann wird sie ebenso heftig abgelehnt: es sind die fest anpackenden Hände der schnell arbeitenden Geburtshelfer und in der Folge die totale Trennung von der Mutter, welche die meisten Kaiserschnittkinder nach der Geburt immer wieder durchleben müssen. Nachdem mir das klar geworden ist, setze ich mich in die Nähe von Mutter und Sohn, halte meine eine Hand auf den Rücken der Mutter, die andere auf denjenigen von Philipp. Ich versuche so, die Bindung zwischen der Mutter und ihrem verzweifelten Kind zu verstärken. Und ich erkläre Philipp, wie schwierig die Schwangerschaft und wie bedrohend die Geburt für ihn gewesen sein muß. Jetzt aber darf er sich in den liebevollen Armen seiner Mutter sicher und geborgen fühlen. In dieser Stunde kann er sich ein erstes Mal völlig entspannen. Er spielt zum Schluß wunderschön und ganz ruhig mit seinem Vater. In die nächste Stunde kommt ein fast völlig verwandelter Philipp. Er ist jetzt vierzehn Monate alt und hat in der Zwischenzeit seine ersten Schritte gelernt. Er steht fasziniert im Raum, schaut sich nach allen Richtungen um. Wo immer er etwas Neues entdeckt, zeigt er mit seinen ausgestreckten Händchen beziehungsweise Ärmchen hin und macht mit ganz weichen Lauten auf seine Neuentdeckung aufmerksam. Vor allem von Licht ist er fasziniert. Es ist die erste Stunde, in welcher Philipp kein einziges Mal weinen muß – gleichzeitig ist es das Ende der Behandlung.

Etwas ausführlicher will ich über ein anderes Baby berichten, da hier neben der Geburt die Geschichte der Eltern im Zentrum steht. Mathias, so will ich das Baby nennen, ist einen Monat alt, als seine Eltern wegen seines Weinens meine Hilfe aufsuchen. In der ersten Sitzung erzählen sie vor allem von der Geburt. Nach langen und für die Mutter sehr schmerzvollen Wehen ohne Medikamente mußte Mathias zum Schluß doch noch mit Hilfe einer Saugglocke auf die Welt gebracht werden. Während die Mutter mir dies erzählt, beginnt er kläglich zu wimmern und zu weinen, obwohl er ganz geborgen in den Armen seines Vaters liegt und die Mutter zärtlich seine Händchen oder seine Wangen streichelt. Indem ich seine Füßchen halte, begleite ich Mathias in seiner Erinnerung nochmals einfühlsam durch die beängstigende Situation seiner Geburt. Gleichzeitig bestätige ich ihm, er habe es gut gemacht, er habe kräftig geschoben und mitgestoßen – ich spüre das an seinen Beinen – und sei jetzt wohlbehalten hier in dieser Welt angekommen. Und er habe Glück mit seinen beiden so liebevollen Eltern. Trotz großer Schmerzen habe ihn die Mama während der Geburt nie verlassen (sie nahm keine Medikamente) und der Papa sei ununterbrochen bei der Mama gewesen und habe ihr geholfen.

Schon in der zweiten Sitzung berichten die Eltern von einer im positiven Sinne dramatischen Veränderung im Verhalten von Mathias. Er könne jetzt aus dem Schlaf erwachen, ohne zu weinen, um dann seine Umwelt für eine lange Zeit aufmerksam zu betrachten. Früher war so etwas unvorstellbar. Zudem kann er nachts durchschlafen bis auf eine kleine Unterbrechung an der Brust seiner Mutter. Und noch etwas fiel mir auf: Während der ersten Behandlung hatte Mathias Stuhlgang, er mußte dabei stark pressen und weinte jämmerlich – vermutlich eine Wiederholung des Traumas der Geburt. Diese Art der Entleerung war den Eltern bestens bekannt, auch wie schmerzvoll sie jedesmal verlief. Seit dieser ersten Behandlung ist die Entleerung für Mathias nie mehr zum Problem geworden.

In der zweiten Sitzung zeigt sich ein Muster, welches sich durch die ganze Behandlung ziehen sollte. Mathias ist erst noch fröhlich, oder er schläft, beginnt dann aber zu weinen, was bald in ein heftiges Schreien übergeht – unter Umständen indem er seinen ganzen Körper mit seinen Beinen hochbäumt. Unverkennbar handelt es sich hierbei nicht nur um Trauer und Verzweiflung, sondern auch um Ärger und Zorn. In dieser zweiten Stunde jedoch greift die Mutter ein, um Mathias zu beruhigen. Sie nimmt ihn an die Brust und stillt ihn. Nach einiger Zeit bemerke ich, wie sie selber zu weinen beginnt, und nun bin ich genau so empathisch mit ihr wie vorher mit ihrem Baby. Ich frage sie, ob ich mit meiner Hand ihre Stirn, ihren Kopf unterstützen dürfe. Und fast gleichzeitig beginnt die Mutter heftig zu weinen – während Mathias friedlich an ihrer Brust eingeschlafen ist. Mit meiner Hand unterstütze ich sanft ihren Kopf, bis sie sich schließlich wieder fassen kann. Und ich frage, ob sie sagen könne, was sie so traurig gestimmt habe. Nein, sie wisse es nicht, aber es sei für sie völlig entspannend gewesen. Schließlich frage ich direkt, ob sie etwas über ihre eigene Geburt wisse. Ja, sie sei blau auf die Welt gekommen, ihre Mutter hätte sich völlig allein und verlassen gefühlt, und der zu spät gekommene Arzt versuchte sie als Neugeborenes ins Leben zurückzuholen und brach ihr dabei eine Rippe. Uns ist beiden klar, daß durch das Weinen von Mathias die Nah-Tod-Erfahrung der Mutter nach ihrer eigenen Geburt mit großer Heftigkeit wieder aufgetaucht ist. Und in den nächsten Sitzungen erzählt sie von ihrer Schwangerschaft und ihrer Angst, niemals ein Baby auf die Welt bringen zu können. Zudem glaubt sie von sich, eine schlechte Mutter zu sein. Und beide verstehen wir dies auf ihrem familiären Hintergrund. Ihre eigene Mutter – die Großmutter von Mathias – brachte sieben Kinder auf die Welt, um dann anschließend eine politische Karriere zu machen. Diese erfolgreiche Großmutter möchte nicht, daß ihre Tochter dasselbe Schicksal teilt wie sie, das Schicksal einer Mutter mit Kindern. Zudem hat sich ein Sohn dieser Großmutter (der Onkel von Mathias) zusammen mit seiner Frau selbst umgebracht – hier zeigt sich ein hoch dramatischer Familienhintergrund. Dabei erlebe ich Mathias' Mutter als eine gute Mutter und teile ihr meine warmen Gefühle für sie auch mit: Ich erlebe sie einfühlsam, wie sie mit ihrem Baby spricht oder wie hingebungsvoll sie es streichelt. Ich bewundere sie zudem, wie sie sich von diesem familiären Hintergrund befreien konnte, um im Leben ihren eigenen Weg zu suchen. Die Mutter beginnt, mir Vertrauen zu schenken, und allmählich glaubt auch sie an sich als eine gute Mutter. Zum Schluß vergleicht sie sich selbst mit einer Löwin, die ihre Jungen verteidigt. Sie vertraut Mathias nur noch solchen Menschen an, die mit einer ähnlichen Sorgfalt mit ihm umgehen wie sie selbst. Sie ist eine starke und kompetente Mutter geworden, welche ihre Unsicherheiten, die aus ihren eigenen Familiengeschichten herrühren, weitgehend abgestreift hat.

Und der Vater? Auch mit ihm komme ich bald ins Gespräch. Er hatte von Beginn an, also schon im Mutterleib das Gefühl, auf seine Mutter aufpassen zu müssen. So war es ihm nie möglich, seinen Ärger und Trotz frei zu äußern. Und schließlich beginnt er weinend von den vielen Träumen über sterbende Kinder zu erzählen, die ihn ein Leben lang begleitet haben. Er hatte schon geglaubt, es sei ihm gelungen, diese Phase seines Lebens hinter sich zu lassen. Doch durch die Geburt von Mathias sind diese Gefühle nochmals mit großer Klarheit aufgebrochen. Und er spürt, wie er in seinem Beruf als Therapeut immer nur gibt – wie auch schon sein Vater, der zweiundfünfzigjährig an einem Herzinfarkt starb. Der Vater spürt, wie in seiner Todesangst das eigene Herz zu schmerzen beginnt. Ich frage auch ihn, ob ich meine Hände auf seinen Körper, um sein Herz legen dürfe. Der Vater fällt dabei in eine tiefe innere Verzweiflung, und ich bin einfach bei ihm und begleite ihn in seinem Schmerz. Er spürt, daß er immer viel zu viel für andere da ist und zu wenig für sich selbst sorgt. Seine Entwicklung ist ebenso eindeutig wie die seiner Frau. Er spürt, daß sein Sohn für ihn zum großen Lehrmeister wird. Er empfindet so viel Freude und so eine innere Verbundenheit mit ihm, daß er beschließt, beruflich zurückzustecken und sich mehr Zeit zu nehmen, um mit Mathias zusammen zu sein. Sein Herz öffnet sich weit für die Liebe zu seinem Sohn.

Nach zehn Sitzungen in einem Zeitraum von drei Monaten ist diese Therapie beendet. Wie habe ich mit Mathias gearbeitet? Er hat viel geweint, häufig war er am Ende einer Sitzung naß geschwitzt vor Anstrengung. Dieses Weinen während der Sitzung hat beiden Eltern schwer zugesetzt. Der Vater erklärte jedoch einmal, er habe während solcher Weinanfälle spüren können, wie Mathias sich in seinen Armen langsam und allmählich entspannte, bis er sich zum Schluß völlig an seinen Körper anschmiegte, bis sein innerer Schmerz geschmolzen war. Und die Mutter erzählte, zu Beginn hätte sie das Weinen kaum ausgehalten. Dann aber erlebte sie schließlich, wie einfühlsam wir drei mit Mathias umgingen, und das habe ihr Mut gemacht, ihn auch zu Hause weinen zu lassen, ihn dabei herumzutragen und mit ihm zu sprechen – so wie sie das hier bei mir erlebt hatte. Und ich möchte hinzufügen: Je mehr Mathias seinen Gefühlen von frühen Verletzungen auf diese Weise Ausdruck geben durfte, desto stärker ging sein Weinen im Alltag zurück.

Oft habe ich auch einfach seine Füße gehalten oder mit meinen Händen sein Köpfchen berührt, während er an der Brust der Mutter getrunken hat, und habe so seinen cranio-sacralen Puls gespürt.[13] Dadurch erfährt ein Patient meist eine tiefe Ruhe und Entspannung, wodurch wiederum die Selbstheilungskräfte im Menschen geweckt werden. Und natürlich habe ich Mathias empathisch in seinen Gefühlen begleitet. Meine wichtigste Aufgabe sah ich vor allem in der Differenzierung, wenn seine Eltern in ihre eigenen heftigen Gefühlswelten abtauchten, in ihre Erinnerungen an alte Verletzungen, in ihre eigenen Familiengeschichten. Dann habe ich Mathias erklärt, es sei für die Mama wichtig, ihre eigene Trauer und Verzweiflung zu empfinden und für den Papa, seine Todesängste zu spüren. Das hätte nichts mit ihm zu tun. Das seien ihre eigenen Geschichten, und je mehr seine Eltern ihre Gefühle spüren und zulassen dürfen, desto freier würde ihre Liebe und Zuneigung zu ihm, zu Mathias fließen. Er dürfe ruhig in seiner Welt sein und sich in Ruhe seinem eigenen Körper zuwenden.

Und das Ergebnis? Seine leuchtenden Augen sind immer allen Menschen zuerst aufgefallen. Freunde und Besucher haben kaum glauben können, daß ein so waches und aufmerksames Baby erst zwei oder drei Monate alt sei. Er beginnt zudem schon mit drei Monaten, sich selber in den Schlaf zu singen. Ich treffe die Mutter zufällig, als Mathias neun Monate alt ist. Als erstes fällt mir auf, wie stolz und aufrecht ihre Haltung geworden ist. Ich freue mich, daß ich eine so strahlende Mutter vor mir habe, und sie erzählt mir froh, daß sie möglicherweise schon bald in Teilzeit ihren früheren Beruf wieder aufnehmen wird, in dem sie selber mit Kindern in einem Malatelier arbeitet. Der Vater möchte dagegen seine berufliche Arbeit noch mehr reduzieren, um mit seinem Sohn zusammen zu sein. Und Mathias selbst? Auch mir fällt sofort das Leuchten in seinen Augen auf, was mich so tief berührt, daß ich diesem kleinen Menschenkind gegenüber gleichsam dahinschmelze und ich teile ihm meine Gefühle mit.

Als nächstes Beispiel möchte ich von einer Kleinkind-Therapie berichten, von der zweijährigen Salome. Ihre Eltern sind bei mir seit einem halben Jahr in Paartherapie, und die Mutter erzählt einmal von den vielen nächtlichen Schreianfällen ihrer kleinen Tochter, die sie an den Rand der Erschöpfung bringen. Ich schlage den Eltern vor, anstatt über ihre Tochter zu erzählen, diese in die nächste Sitzung direkt mitzubringen. Gleichzeitig ist auch ihre fünfjährige Tochter Annamaria eingeladen mitzukommen.

In der Sitzung fällt mir auf, wie Salome Puppen in einem Spielkasten neugierig untersucht, um sie dann strahlend ihrem Papa zu überreichen. Zwischen den beiden gibt es offensichtlich eine enge Beziehung. Die fünfjährige Annamaria dagegen sitzt fast bewegungslos und traurig neben dem Spielkasten, ein alter Szenotest. Ich erkläre schließlich der kleinen Salome, daß ich jetzt meine Aufmerksamkeit von ihr zurückziehen werde, um mich ihrer Schwester zuzuwenden. Später hätte ich dann wieder Zeit für sie. Nun spiegle ich Annamaria ihr Verhalten und spreche sie darauf an, daß sie als ältere Schwester möglicherweise häufig die Vernünftige sein müsse. Ich könne mir vorstellen, daß sie auch Lust habe, mir ihrer Mutter Kontakt aufzunehmen, beispielsweise den Kopf in ihren Schoß zu legen. Annamaria schaut mich daraufhin mit großen und fragenden Augen an. Nach einer Weile folgt sie meiner Anregung, und schließlich wagt sie es sogar, sich wie ein Baby an den Körper ihrer Mama anzukuscheln.

Intuitiv ist mir klar, daß sich da etwas ganz Wichtiges zwischen Mutter und Tochter verändert. Ich frage die beiden, ob ich in ihrer Nähe sitzen und sie leicht berühren dürfe. Und so lege ich eine Hand der Mutter und die andere Annamaria auf den Rücken. Ich bin so gerührt, daß mir innerlich die Tränen kommen. Erst in einer späteren Sitzung teilt mir die Mutter mit, daß sich der Bindungsprozeß zwischen ihr und ihrer Tochter seit der Geburt nicht richtig habe entfalten können. Annamaria konnte noch nie eine solche körperliche Nähe zur Mutter erleben wie hier in dieser Stunde. Die einzig mögliche »Körpernähe« bestand darin, daß sie wünschte, das Ohrläppchen der Mutter zu reiben, wenn sie Abends nicht einschlafen konnte. Und nochmals viel später erzählt mir die Mutter, daß sie selber als kleines Kind von ihrer eigenen Mutter, einer schwer arbeitenden und selber dauernd überforderten Bauersfrau, der Großmutter von Annamaria und Salome, kaum Zärtlichkeiten erleben durfte. Ein schönes Beispiel, welches uns zeigt, wie eine Mutter mit ihrem Kind zusammen geheilt werden kann.

In der Sitzung spüre ich nach einer gewissen Zeit, daß ein innerer Prozeß zwischen der Mutter und Annamaria abgeschlossen ist, und ich frage, ob es für sie beide gut sei, wenn ich meine Hände zurückziehe und meine Aufmerksamkeit wieder Salome zuwende. Sie hat in der Zwischenzeit ihren Vater mit »Geschenken« überhäuft. Ich erzähle ihr, daß ihre Eltern eigentlich wegen ihr zu mir gekommen seien, und zwar wegen ihrer zwei bis dreimaligen Weinausbrüche jede Nacht; und daß ich glaube, es sei besser für sie, sie dürfe ihre Tränen, ihre Traurigkeit und Verzweiflung am Tage spüren, um dann in der Nacht ruhig schlafen zu können. Das wäre für sie und auch für ihre Eltern besser. Einige Zeit später beginnt Salome »grundlos« zu weinen, und zwar in einer herzzerreißenden Weise – genauso wie jede Nacht, versichern mir die Eltern. Ich begleite sie nun ganz empathisch durch ihre Trauer, Verzweiflung und Schmerz, bin ganz einfach da für sie. Als sie sich langsam erholt, entdecke ich, daß nun der Vater von einer heftigen inneren Erregung oder Erschütterung erfaßt worden ist, und ich frage ihn, ob er mitteilen möge, was in ihm vorgeht. Er spüre eine Flut von Tränen aufsteigen, aber er könne seit seiner Kindheit nicht mehr weinen. Und ich frage ihn, ob er zu dieser Verzweiflung irgendwelche inneren Bilder hätte. Und nun beginnt eine intensive Schilderung seiner frühen Kindheit: Die Ehe seiner Eltern zerbrach schon während der Schwangerschaft, weil sein Vater damals eine Beziehung zu einer anderen Frau aufnahm. Und diese außereheliche Beziehung war schließlich so belastend, daß seine Mutter wegen eines depressiven Erschöpfungszustandes die psychiatrische Klinik aufsuchen mußte. Das war, als er etwa zwei Jahre alt war. Die Ehe der Eltern ist dann später ganz zerbrochen.

Etwa zwei bis drei Wochen nach dieser Sitzung erlebt der Vater seit seiner Kindheit den ersten Ausbruch der Tränen. Er habe ganz heftig hilflos und verzweifelt geweint und geschluchzt wie ein Baby – während seine Frau ganz einfach neben ihm saß und ihn begleitet hat, erzählt er. Und ich erkläre der kleinen Salome – die Sitzung beendend – daß sie vielleicht manchmal die Tränen des Vaters spüre und ein bißchen für ihn weinen würde. Seit dieser Sitzung kann Salome ruhig und ohne Unterbrechungen nachts durchschlafen.

Noch ein letztes Beispiel, welches uns zeigen kann, wie ein Baby ein Trauma aus seinen ersten Lebenstagen in sich tragen kann. Sofia ist ein neun Monate altes Baby, und auch sie wacht nachts drei- bis viermal schreiend auf und bringt ihre Mutter an den Rand einer Erschöpfung. In der ersten Sitzung fällt mir sofort auf, wie freundlich Sofia ist, sie strahlt immerzu – und aus Erfahrung weiß ich, daß nachts dann die Schattenseiten solcher Babys zum Vorschein kommen können. Allerdings fällt mir auf, daß in ihrem Körper ein Spannungszustand herrscht, der nie ganz verschwindet, auch nicht nach dem Stillen. Am Schluß dieser ersten Stunde berichtet mir die Mutter noch folgende Geschichte: Sie habe sich von ihrem Freund, dem Vater von Sofia, trennen wollen, als sie noch nicht wußte, daß sie schwanger war. Als sie dies schließlich merkte, begann für die beiden schließlich eine schwierige Zeit. Doch für die Mutter war klar: Sie war bald vierzig, entweder hatte sie jetzt ein Kind oder nie mehr in ihrem Leben. Durch ihre klare Stellung und ihre innere Haltung war es dem Paar schließlich möglich, zu einer stabilen Partnerschaft zurückzufinden.

Als die Mutter diese Geschichte erzählt hat, beginnt Sofia – die bisher immer nur gelächelt hat –, lauthals zu schreien. Sie ist untröstlich. Sofort möchte sie die Mutter mit Stillen beruhigen, was für mich in Ordnung ist, doch weise ich sie darauf hin, daß die eben erzählte Geschichte doch wirklich auch belastend sei für ihre Tochter und daß sie allen Grund zum Weinen habe. Beide begleiten wir Sofia schließlich zärtlich durch ihren Anfall von Weinen, bis sie sich wieder beruhigen kann. Und dann erzähle ich die Geschichte noch einmal, nun an Sofia direkt gerichtet: »Was deine Mutter soeben berichtet hat, ist wirklich traurig, und ich kann gut verstehen, daß du deswegen nachts nicht schlafen kannst. Weil sie gewisse Konflikte nicht lösen konnten, wollte deine Mutter sich von deinem Vater trennen, und zwar damals als sie noch gar nicht wußte, daß sie schwanger, daß du in ihrem Bauch schon da warst. Als sie dies spürte, begann eine schwierige Zeit für deine Eltern. Doch weil deine Mutter sich ganz klar für dich entschieden hat, ist die Beziehung deiner Eltern nicht abgebrochen, im Gegenteil, haben sie heute eine herzliche und liebevolle Partnerschaft. Ich kann gut verstehen, daß dein Lebensanfang eine sehr beängstigende, lebensbedrohende Situation war – aber du hast wunderbare Eltern, die ihre Konflikte hervorragend haben lösen können und heute ganz zärtlich miteinander verbunden sind.«

Während ich all dies erzähle, schaut mich Sofia mit großen Augen, völlig bewegungslos und gebannt an. Nur ein kleiner Nachtrag: Seit dieser Sitzung schläft sie ohne Unterbrechung die ganze Nacht durch.[14]

Mit diesem Hintergrund nun wollen wir die Mythologie der Sumerer und Babylonier kennenlernen.

3. Kapitel
Das von der Mutter verlassene Baby – Die große Göttin Inanna und ihr Geliebter Dumuzi

Die sumerische Götterwelt besteht aus weit über fünfhundert Göttinnen und Göttern. Sie werden angeführt von drei *männlichen* Gottheiten: An, dem Himmelsgott, Enlil, dem Schöpfer, und Enki, dem Gott der Weisheit und dem Behüter der Menschen. Die meist verehrte Gottheit in Sumer ist jedoch Inanna. In Babylon wird sie später Ischtar genannt. Inanna/Ischtar ist die Königin des Himmels und wird als Venus, als Morgen- und Abendstern verehrt. Sie ist eine komplexe und vielschichtige Persönlichkeit, die ich kurz vorstellen möchte.

Der Mythos: »Enki und die Weltordnung« erzählt, wie die Erde unter den verschiedenen Göttern aufgeteilt wird. Das Wasser von Euphrat und Tigris etwa übergibt Enki einem Gott, der über das Kanalsystem wacht, Regen und Blitz übergibt er dem Gott des Sturmes, Acker und Pflug einem dritten Gott usw. Schließlich beklagt sich Inanna bitter bei ihm, leer ausgegangen zu sein, und zählt die Geburtsgöttinnen und was sie erhalten haben, auf. Darauf antwortet Enki: »Was willst du mehr, Inanna, du bist doch die Göttin des Krieges«.[1]

In einem anderen Mythos unterwirft sich der Berg Ebih nicht vor Inanna, worauf sie ihn wutentbrannt mit ihrer Flutwaffe vernichtet.[2] Aber dieser Kampfeswille geht Enki dann doch zu weit, so daß er ihr Gegenbild kreiert, die Saltu, eine Karikatur der Kriegslüsternheit der Inanna. Beide Göttinnen sind unbesiegbar und werden so miteinander konfrontiert. Inanna ist darüber so schockiert, daß sie Enki bittet, Saltu wieder verschwinden zu lassen, und ihm verspricht, sich zu mäßigen.[3]

Ein weiterer Mythos erzählt von der Unersättlichkeit der Inanna nach Macht.[4] Inanna sucht Enki, den Gott der Weisheit, an seinem Wohnort auf, dem *apzu*, dem Süßwasserozean unter der Erde, woraus nach der Vorstellung der Sumerer alle Quellen gespeist werden. Enki besitzt die *me*, die göttlichen Kräfte, wodurch die Welt so funktioniert, wie sie ist und die Ordnung des Kosmos aufrechterhalten bleibt. Wer die *me* besitzt, hat die Macht über Himmel und Erde.[5] Trunken durch Bier und beeindruckt durch die unendliche Schönheit der Inanna schenkt Enki ihr alle diese göttlichen Kräfte. Am nächsten Morgen wieder nüchtern, bereut er dies bitter und versucht mehrmals vergeblich, seine göttlichen Kräfte wieder zurückzuerobern.

Machthunger und Kriegslust sind nur die eine Seite der Inanna. Genauso wichtig ist ihre unwiderstehliche Schönheit: Inanna ist die Göttin der Liebe, der Erotik und der Sexualität. In Liebesliedern wird sie als unschuldiges Mädchen besungen, das noch nichts über die Sexualität weiß[6], aber auch als stolze Frau, die über ihr weibliches Geschlecht sagt: »Wer pflügt meine Vulva?« und ein Chor ihr antwortet: »Möge der König, möge Dumuzi sie für dich pflügen«.[7] In den zahlreich überlieferten Liebesgedichten durchläuft Inanna alle Formen des Verliebtseins zu ihrem Dumuzi bis hin zum Heiratszeremoniell mit ihm. Der König in Sumer gilt als eine Verkörperung des Dumuzi und vollzieht mit einer Tempeldienerin als Vertreterin der Inanna jährlich die »Heilige Hochzeit« – ein sexueller Ritus zur Erhaltung der Fruchtbarkeit des Landes und zur Stärkung der Macht des Königs. Inanna ist somit verantwortlich für jede Form der Fruchtbarkeit, für die des Bodens wie für diejenige bei Mensch und Tier. Letztlich ist sie die Quelle allen Lebens.[8]

Dumuzi (akkadisch: Tamuz) ist der Geliebte und der Gemahl der Inanna. Als Hirte der Wüste hütet er Schafe und Ziegen, meist im heiligen Schafstall. Dumuzi ist kein Held, er besteht nie irgendwelche Abenteuer. Außer Schafe hüten und von seiner Mutter, von seiner Schwester und von Inanna geliebt werden, tut er gar nichts. Er verhält sich völlig passiv. Während es von Inanna in fast jeder größeren Stadt ein Heiligtum gibt, wo sie verehrt oder um Hilfe angefleht wird, sind Dumuzi-Tempel unbekannt. Nie käme jemand in einer Krise oder Not auf die Idee, Dumuzi um Hilfe zu bitten.

Neben den oben erwähnten Liebesliedern, in denen Gefühle wie Freude und Glückseligkeit im Zentrum stehen, gibt es auch Trauerriten um den verschwundenen und toten Dumuzi, die in Mesopotamien und im ganzen Vorderen Orient weit verbreitet waren.[9] Es waren Feierlichkeiten des Volkes, aber wir wissen fast nichts über sie: Es waren vor allem Frauen, die das Verschwinden und den Tod des Dumuzi bitter beweinten und beklagten.

Es besteht also ein starker Kontrast zwischen der Glückseligkeit der Liebeslieder und der Verzweiflung der Frauen in den Trauerfeiern um das Verschwinden und den Tod des Dumuzi. Mit diesem Wissen um die Zwiespältigkeit in den beiden Götterfiguren wollen wir den wichtigsten und zentralen Mythos der Sumerer kennenlernen, der ca. 2100 v. Chr. aufgezeichnet wurde.

Inannas Abstieg in die Unterwelt[10]

Inanna als die Königin über Himmel und Erde richtet ihr Augenmerk auf die Unterwelt und möchte die Herrschaft auch darüber erlangen. Deswegen gibt sie alle ihre Heiligtümer auf Erden auf und schmückt sich mit ihren sieben *me,* ihrer göttlichen Kraft und Macht. Aber Inanna weiß, daß ihr Vorhaben gefährlich ist, deswegen warnt sie ihre Dienerin Ninschubur und bittet sie: »Wenn drei Tage vergangen sind und ich nicht aus der Unterwelt zurückkehre, veranstalte für mich ein Trauerzeremoniell, zerkratze dein Gesicht und deinen Körper. Geh dann zum Tempel des obersten Gottes Enlil und bitte ihn um Hilfe, damit ich in der Unterwelt nicht sterben muß. Wenn Enlil sich weigert, gehe zum Mondgott Nanna, meinem Vater. Sollte auch er dir nicht helfen, bitte schließlich Enki um Unterstützung, er kennt die Nahrung und das Wasser des Lebens – sie werden mich am Leben erhalten«. Und bevor Inanna Himmel und Erde verläßt, bittet sie Ninschubur noch einmal genau zu befolgen, was sie ihr aufgetragen hat.

Als Inanna beim Palast der Unterwelt ankommt, klopft sie ganz ungeduldig und böse an die Tür. Doch der Türhüter will erst wissen, wer sie sei und warum sie Einlaß begehre ins »Land ohne Wiederkehr«. Und Inanna antwortet, der Mann ihrer älteren Schwester Ereschkigal sei gestorben, und sie möchte dem Totenopfer beiwohnen.

Ohne zu öffnen, begibt sich der Türhüter zuerst zur Herrscherin der Unterwelt, zu Ereschkigal, der älteren Schwester der Inanna, und berichtet ihr genau, wer ins Reich der Toten Einlaß begehrt. Als sie dies hört, schlägt sie auf ihre Schenkel und beißt sich auf ihre Lippen. Und sie gibt dem Türhüter exakte Anweisungen, wie er ihre Schwester einlassen soll. So wird jedes der sieben Tore einzeln geöffnet, und Inanna muß bei jedem Tor eines ihrer Kleidungsstücke, ein Stück ihrer göttlichen Macht, abgeben. Sie protestiert zwar immer wieder, aber ihr wird versichert, die Gesetze der Unterwelt seien genau zu befolgen. So wird Inanna ohne Kleidung und Macht vor ihre Schwester geführt. Und sie reißt

Ereschkigal vom Thron und setzt sich selber darauf. Doch die sieben Richter der Unterwelt fällen das Urteil über Inanna. Und Ereschkigal schaut sie »mit dem Blick des Todes« an. Ihre Leiche wird an einen Pflock aufgehängt.

Als Inanna nach drei Tagen und Nächten nicht zurückkehrt, beginnt die treue Dienerin Ninschubur ihre Klageriten und sucht zuerst die Hilfe des Gottes Enlil, dann des Mondgottes Nanna auf. Beide lehnen zornig ab mit der Begründung, Inanna habe die göttlichen Kräfte der Unterwelt begehrt, die ihr nicht zustehen. Wer in die Unterwelt, ins Reich der Toten gehe, könne niemals wiederkehren. So wendet sich Ninschubur schließlich an Enki. Und der Gott der Weisheit und der List ist sogleich besorgt darüber, was Inanna zugestoßen sein könnte. Unter zwei Fingernägeln entfernt er etwas Schmutz und formt daraus zwei winzig kleine Wesen und übergibt den beiden die Nahrung und das Wasser des Lebens. Zudem unterweist er sie genau, wie sie sich in der Unterwelt zu verhalten haben.

So fliegen diese beiden kleinen Wesen wie Fliegen ungesehen durch die sieben Tore der Unterwelt und finden Ereschkigal, wie sie ohne Kleider in Wehen liegt[11] und sich dabei vor Schmerzen die Haare rauft. Und die Herrscherin der Unterwelt stöhnt: »Oh, mein Herz« und wie Enki es ihnen befohlen hat, stöhnen die beiden mit ihr: »Oh, dein Herz« und sie stöhnt: »Oh, meine Leber«, und die beiden einfühlsam: »Oh, deine Leber«. Ereschkigal ist so berührt dadurch, daß sie den beiden ein gutes Schicksal, das Wasser eines Flusses und die Gerste eines ganzen Feldes verspricht. Aber höflich lehnen sie ab – sie wünschen nur die Leiche, die an jenem Pflock dort drüben hängt. Und sie schütten die Nahrung und das Wasser des Lebens über die tote Inanna.[12] Bevor sie aber die Unterwelt verlassen kann, wird sie von den sieben Richtern daran erinnert, sie müsse einen Ersatz finden, der sich an ihrer Stelle im Reich der Toten aufhalten werde.

Als Inanna lebend zur Erde zurückkehrt, wird sie zur Erfüllung ihrer Pflicht von kleinen galla-Dämonen begleitet. Dabei nehmen diese galla keine Nahrung und kein Wasser zu sich, sie können weder durch Opfergaben noch durch andere Geschenke bestochen werden. Sie kennen auch keine sexuelle Beziehung zu einer Frau, noch küssen sie süße Kinder – im Gegenteil, sie tragen die Kinder von den Knien ihres Vaters weg, sie stoßen die Frau aus dem Schoß ihres Mannes oder sie reißen das Baby von den Brüsten der Amme.

Inanna begegnet als erstem menschlichen Wesen auf dieser Welt ihrer Dienerin Ninschubur, die sich im Trauerkleid vor ihre Füße niederwirft. Und sofort wollen die galla-Dämonen sie als Ersatz in die Unterwelt verschleppen. Doch Inanna verteidigt sie heftig, dies sei ihre treue Dienerin, die sie am Leben erhalten habe und Ninschubur würde sie unter keinen Umständen hergeben. Ebenso entschlossen stellt sich Inanna schützend vor ihre beiden Söhne Sara und Lulal – auch sie werfen sich beide in Trauerkleidung vor die Füße ihrer Mutter.[13] Doch schließlich trifft Inanna beim großen Apfelbaum auf ihren geliebten Dumuzi, der im Festgewand auf einem Thron sitzt. Inanna schaut ihn »mit dem Blick des Todes« an und übergibt ihn den Dämonen mit den Worten: »Bringt ihn fort«.

Dumuzi erblaßt vor Schreck, Tränen laufen über seine Wangen, und er bittet den Sonnengott Utu, den Bruder der Inanna, ihn in eine Schlange zu verwandeln, damit er den galla-Dämonen entfliehen könne. Utu nimmt seine Tränen wohlgefällig an, gibt ihm die Gestalt einer Schlange, so daß Dumuzi fliehen kann.[14]

Am Ende des Mythos haben die galla-Dämonen ihn offensichtlich doch gefangennehmen können. Und damit er nicht immer in der Unterwelt weilen muß, hat seine treue Schwester Gestinanna sich bereit erklärt, ersatzweise für ihn ins Reich der Toten abzusteigen. Und so bestimmt Inanna sein Schicksal: Dumuzi ist ihr Ersatz für die Unterwelt – jedoch wird er halbjährlich von seiner Schwester abgelöst. Der Mythos endet: »Süß ist das Lob auf Ereschgikal«.

Dumuzi und Gestinanna[15]

Da der Mythos von Inannas Abstieg in die Unterwelt im Zentrum unseres Interesses steht, der Text aber an einer entscheidenden Stelle unterbrochen ist, will ich zwei Varianten über das Ende dieses Mythos – leicht gekürzt – hier wiedergeben. Sie zeigen uns neue Aspekte dieser wichtigen Göttergestalt, des Dumuzi. Beide Varianten sind – wie wir später hören werden – Darstellungen einer Geburt.

Die galla-Dämonen sprechen zueinander: »Laßt uns zum Schoß der reinen Inanna gehen«. Und da diese ihnen keinen Ersatz anbieten kann, bedrängen sie die Göttin, nun selber wieder in die Unterwelt zurückzukehren. So liefert Inanna in ihrer Panik schließlich Dumuzi aus. Detailliert werden nun seine Gefangennahme und Folterung beschrieben: Die galla-Dämonen fesseln seine Füße und den Nacken, mit verschiedenen spitzen Gegenständen bedrohen sie sein Gesicht, und sie schärfen ihre großen Äxte; Dumuzi lassen sie aufstehen und sich wieder hinsetzen und ziehen sein Kleid aus. Auch an den Armen wird er gefesselt, und seinen Kopf bedecken sie mit einem Mantel aus Angst. Dumuzi gelingt es zu entfliehen, begibt sich zum Sonnengott Utu und erzählt ihm, daß er als Ersatz der Inanna in die Unterwelt verdammt sei, und bittet ihn, ihm zu helfen: Als Schlange könne er die Felder des Gebirges durchqueren, um so zu seiner Schwester Gestinanna, zu seinem Leben zu gelangen. Als sie ihren Bruder erblickt, bricht sie in Wehklagen aus, zerkratzt sich ihr Gesicht und schlitzt ihr Kleid auf. Dabei klagt sie, weil er noch gar nicht habe leben dürfen. In der Zwischenzeit beschließen die Dämonen, Dumuzis Schwester aufzusuchen. Aber obwohl sie auf verschiedenste Weise gefoltert wird – sie schütten etwa Pech in ihren Schoß –, verrät sie ihren Bruder nicht. So ziehen die Dämonen schließlich zum reinen Schafstall, dem üblichen Aufenthaltsort von Dumuzi, wo sie den Flüchtigen mit ihren Waffen einkreisen und gefangennehmen.

Dumuzis Traum[16]

Dumuzi ist von seinen Tränen überwältigt und geht hinaus in die Wüste, um sie, die Wüste, zu bitten für ihn ein Klagelied anzustimmen. Auch seine Mutter, die ihn geboren hat, möge um ihn weinen. Und wenn sie den Tag seines Todes nicht wisse, so möge die Wüste dies seiner Mutter mitteilen, damit sie ihn zusammen mit seiner kleinen Schwester betrauern könne.

Dann schläft Dumuzi erschöpft ein und hat einen Alptraum, den er sofort seiner Schwester Gestinanna erzählen will, damit sie ihm den Traum deute. Auch Gestinanna ist über den Traum erschrocken:

»Der ausgerissene Schilf, von dem du geträumt hast, bedeutet, daß dich Mörder aus dem Hinterhalt umbringen werden.[17] Das einzelne Schilfrohr, das sich verneigt vor dir, ist deine Mutter, die ihren Kopf in Kummer über dich senkt. Vom Zwillingsschilf wird eines entfernt – das sind du und ich, und wir werden voneinander getrennt werden. Der große entwurzelte Baum bedeutet, daß Dämonen dich wie eine Flut umhüllen werden. Das Wasser, welches auf die Glut geschüttet wird, es ist dein Schafstall, der in ein Haus des Schweigens verwandelt wird. Deine Trinkschale, die vom Nagel gerissen ist – das bist du, welcher du von den Knien deiner Mutter, die dich geboren hat, fallen wirst. Der Adler, welcher ein Schaf in deinem Stall gerissen hat – dies ist ein Dämon, der dich immerzu schlagen wird. Deine Butterfässer liegen auf dem Boden, die Milch ist ausgeschüttet, deine Trinkschale liegt zerbrochen am Boden und du bist tot, dein Schafstall verlassen – all das bedeutet, daß deine Hände und Arme fest in Fesseln gebunden sein werden. Und schließlich das Schaf, welches den Boden mit seinen Füßen und Hörnern aufkratzt, das bin ich, Dumuzi, deine Schwester, die ich meinen Körper für dich zerkratzen werde« – so lautet die Deutung des Traumes durch seine Schwester.

Dumuzi bittet daraufhin Gestinanna, für ihn Wache zu stehen auf einem Hügel, denn die Dämonen werden zu Schiff kommen.

Wiederum wird die Dämonenschar beschrieben, die den König holen will – ihre Lebensfeindlichkeit, ihr schreckliches Aussehen und ihre bedrohlichen Waffen. Sie ergreifen zuerst Gestinanna und versprechen ihr das Wasser eines Flusses und die Gerste eines ganzen Feldes. Aber Gestinanna ist verschwiegen – ganz im Gegensatz zu Dumuzis Freund, der Andeutungen macht, so daß er in der Wüste schließlich gefunden und gefangengenommen wird. Die Dämonen lassen das stehende Wasser fließen, sie knüpfen eine Kordel und ein Netz für ihn. Und von vorn schlagen sie ihn krumm und lahm, von hinten halten sie ihn fest umschlossen. Seine Hände und Arme sind von Fesseln völlig umklammert. Und wieder bittet Dumuzi den Sonnengott Utu, ihm zu helfen, diesmal indem er ihn in eine Gazelle verwandeln möge, um so den Dämonen zu entfliehen.

Die Gefangennahme, die Folter und die Bitte an Utu, ihn in eine Gazelle zu verwandeln, wiederholt sich ein zweites und ein drittes Mal. Dann erst flieht Dumuzi zum heiligen Schafstall seiner Schwester. Und Gestinanna läßt einen solchen Schrei erschallen, daß Himmel und Erde erzittern. Als sie umgekehrt für kurze Zeit nicht achtsam ist und ihr Haus verläßt, da dringen die Dämonen in den heiligen Schafstall ein und werfen seinen Hausrat ins Feuer, reißen seine Trinkschale vom Nagel, werfen das Butterfaß auf den Boden, so daß es zerbricht und die Milch ausfließt.[18] Dumuzi ist tot, sein Schafstall liegt verlassen da. »Dies ist ein Gesang, um den Tod des Dumuzi zu feiern«. So schließt der Mythos.[19]

Zur Deutung von Inannas Abstieg

Erwachsene Menschen müssen mit ihrer eigenen »Sprache«, in einer »erwachsenen Bildwelt« ihre Erlebnisweisen, ihre Gefühle und Ängste im Traum ausdrücken, die sie als Kleinkind empfunden haben. Und da die Erlebnisweisen eines Babys sehr intensiv sind, brauchen wir entsprechende Symbole, etwa aus der Sexualität und Paarbeziehung, um unsere damaligen Zustände von Glück anklingen zu lassen. Wir träumen auch von Zornausbrüchen oder sogar von Mord und Totschlag, um unserer kindlichen Wut Ausdruck zu geben. Die handelnden Personen in den Träumen sind meist unsere ersten Beziehungspersonen im Leben, es sind unsere Mutter und unser Vater. Was für den Traum gilt, kann ohne Einschränkung auf den Mythos übertragen werden.

In altorientalischen Trauerliedern und Klagehymnen über einen toten Gatten ist immer sofort auch die Rede von dem gefangenen oder ermordeten Kind der Inanna oder einer anderen Muttergestalt. Gatte und Kind gehören untrennbar zusammen. Und da Mütter nach der Geburt die meiste Zuwendung und Liebe ganz natürlich auf ihr Kind richten, so kann auf dieser frühen, archaischen Ebene, wie ich sie soeben beschrieben habe, der Gatte tatsächlich Symbol für die Liebe einer Mutter zu ihrem kleinen Kind sein. So gesehen könnten Inanna und Dumuzi als eine Mutter und ihr Baby verstanden werden.

Hier kann der Einwand erhoben werden, Inanna werde selten als Mutter dargestellt, sie habe nie ein Baby geboren.[20] Dazu möchte ich folgendes entgegnen: Es gibt in Sumer und Babylon eine große Anzahl von Geburts-, bzw. Muttergöttinnen, die verantwortlich für die Zeugung, die gesamte Schwangerschaft und Geburt bis hin zur Kleinkindzeit sind. Muttergöttinnen sind auch die Ammen der Götter und Könige, wie etwa Nintur, die Göttin der Fruchtbarkeit, der Fortpflanzung und der gezähmten Tiere.[21] Fast identisch mit ihr ist Ninhursag, wörtlich übersetzt: das Vorgebirge oder die Hügel, die Göttin der freien und wilden Tiere. Sie ist auch die Göttin, die gebiert. Die Göttin Belet-ili formt das Baby im Schoß der Mutter während der Schwangerschaft. Aruru ist die Göttin, die die Wehen einsetzen läßt, die »die Frucht« löst. Ninmenna oder Ninisinna sind Hebammen. Ninmug ist die Göttin des weiblichen Geschlechts. Nungal – von ihr werden wir noch hören – ist die Göttin, die die Nabelschnur durchschneidet und damit das Schicksal des Menschen bestimmt – um nur die bekannten Geburts- oder Muttergöttinnen zu nennen.[22] Alle diese Göttinnen haben keinen festen Tätigkeitsbereich, ihre Aufgaben überschneiden sich beliebig, ebenso sind ihre Namen austauschbar.

Inanna, die Göttin der Liebe, der Erotik und Sexualität, wird diesen Schwangerschafts-, Geburts-, bzw. Muttergöttinnen immer als eine unabhängige Gottheit gegenübergestellt. Sexualität einerseits, Fruchtbarkeit, Schwangerschaft und Geburt andererseits jedoch sind eng miteinander verbunden, es sind die beiden Seiten derselben Medaille.[23]

In der kulturellen Entwicklung gibt es ursprünglich nur *eine* große Göttin, die Göttin der Liebe und der Fruchtbarkeit – der Fruchtbarkeit des Ackerbodens, wie der Fruchtbarkeit und der Fortpflanzung bei Mensch und Tier.[24] Somit sind Inanna als die Göttin der Liebe einerseits und Nintur oder Ninhursag als Göttinnen der Fruchtbarkeit, Schwangerschaft und Geburt andererseits ein »Auftrennen«, ein Spalten eines Gefühlskomplexes, der ursprünglich eine Einheit bildete. Auch Lamaschtu personifiziert einen abgetrennten Gefühlsteil, einen negativen, bösartigen, dessen »gutes« Gegenstück Ischtar ist. Inanna – als große Göttin im alten Mesopotamien – ist ursprünglich sicher eine Muttergöttin gewesen.[25] Auf einer ersten Ebene ist Inanna die junge sumerische Frau, wie die Männer sie erlebt haben, ihre Erwartungen und Ängste einer Frau gegenüber bei ihrer ersten Verliebtheit. Auf der *archaischen* Ebene jedoch sind Inanna und Dumuzi eine Mutter und ihr Baby, wie das für die Mythologie allgemein zutrifft, für eine Muttergottheit und ihren Geliebten, Gefährten oder Mann. Folgende Textstellen sollen zeigen, daß Dumuzi tatsächlich ein Baby ist:

Er wird beschrieben als einer, der auf den heiligen Knien der Inanna tanzt – ein typisches Bild für ein Kleinkind.[26]

Dumuzi trinkt aus den Brüsten der Inanna.[27]

Er weint zu seiner »Mutter Gestinanna« die Tränen eines kleinen Kindes.[28]

Gibt es eindeutigere und klarere Bilder? Dumuzi wörtlich übersetzt bedeutet übrigens das gute Kind, der wahre Sohn.[29]

Die Sumerer und Babylonier sind die ältesten Völker, welche von der Trennung zwischen Mutter und Kleinkind Zeugnis abgelegt haben.[30] Tief in der Seele jedes Menschen im alten Mesopotamien muß es dieses weinende, ja »verzweifelt schreiende Baby« gegeben haben, das vergeblich nach der Nähe, nach dem Körperkontakt mit der Mutter ruft. Dieses »innere Kind« nenne ich auch den Schatten oder die depressive Seite eines Menschen. Selbstverständlich gilt das für die Sumerer damals, wie für unsere Kultur heute.[31]

Tiefenpsychologisch kann dieser Mythos deshalb als die Suche der Inanna nach ihrem Schatten, nach dem vor ihr abgespaltenen depressiven Teil, als die Suche nach ihrer Schwester Ereschkigal verstanden werden. Ereschkigal ist als Herrscherin der Unterwelt, des Aufenthaltsortes der Toten – Symbol auch des Schreckens, der Einsamkeit und der Verlassenheit. Wenn Inanna in die Unterwelt absteigt, tut sie das, um ihren Schatten kennenzulernen, ihren Schatten zu integrieren. Sie möchte ganz, sie möchte heil werden.[32]

Aber Inanna scheitert – sie stirbt. Das Aufsuchen des Schattens ist tödlich, gefährlich. Gerettet wird sie im Mythos nur dank ihrer treuen Dienerin Ninschubur und dank der Hilfe und List des weisen Gottes Enki.[33] Aber Inanna darf die Unterwelt nicht verlassen, ohne einen Ersatz für sich zu finden. Als sie von den Unterwelt-Dämonen schließlich bedrängt wird, liefert sie in Panik ihren Geliebten – ihr Baby Dumuzi aus. Und sie schaut es mit »dem Blick des Todes« an, so wie sie das früher selber erfahren hat, als sie die Unterwelt erreichte.

Aus Erfahrung aus meiner psychotherapeutischen Praxis weiß ich: Wenn ein Paar zu Eltern wird, ganz besonders während der Geburt und natürlich auch in der Kleinkinderzeit, wird ihr Schatten geweckt, beim Vater wie bei der Mutter. Denn Babys »lesen« im Unbewußten ihrer Eltern wie in einem Buch. Sie übernehmen die unverarbeiteten Gefühle der Eltern. Erwachsene Menschen können Ängste, alte Sehnsüchte oder archaische Verletzungen verdrängen, eventuell sind sie auch abgespalten oder sonst in irgendeiner Form verarbeitet. Babys können das nicht.

Im Mythos bedeutet dies: Inanna überträgt ihre innere Vereinsamung und Verzweiflung, ihre unverarbeitete Trauer und Wut auf ihr Kind. Oder wir könnten auch sagen: Dumuzi übernimmt die Depression der Mutter.

Die Trauerlieder in Sumer und Babylon

Durch diese Literaturgattung lernen wir ein anderes Gesicht Inannas und mit ihr zusammen eine ganze Reihe von weiteren Muttergöttinnen kennen. Es gibt zahlreiche solcher Trauerlieder, aber sehr viele sind bis heute noch gar nicht oder nur mangelhaft übersetzt. Um den Leser in diese Texte einzuführen, gebe ich zwei Beispiele:

> Mein Herz spielt ein Trauerlied für ihn in der Wüste.
> Ich, die Herrin des Eanna, welche die Berge zerstört[34]
> Und ich, Ninsun, seine Mutter
> Und ich, Gestinanna, seine Schwester.
> Mein Herz spielt ein Trauerlied für ihn in der Wüste,
> Wo der Knabe weinte,
> Wo Dumuzi sich aufhielt,
> Im Arali, dem Hügel des Hirten.[35]
> Mein Herz spielt ein Trauerlied für ihn in der Wüste,
> Wo der Knabe weilte,
> Der jetzt gefangen ist,
> Wo Dumuzi sich aufhielt,
> Der jetzt gefesselt ist.
> Dort, wo das Mutterschaf ihr Lamm aufgegeben,
> Dort, wo die Ziege ihr Kitz verlassen hat.[36]
> Die Mutter, die geboren hat,
> Welch grausamen Schlag mußte sie erleiden.
> Sie erreichte die Wüste, wo der Knabe sich aufhielt
> Sie schaute ihren erschlagenen jungen Stier an.[37]
> Sie blickte in sein Gesicht.
> Wie sie schauderte.
> Die Mutter kam ganz nahe, um ihren Sohn zu betrachten.
> »Bist du es«, sagt sie zu ihm.
> »Du siehst so anders aus«
> Alles war ihr zerstört.
> »Wohin soll ich nun gehen?«[38]

Ninisinna, eine andere klagende Göttin[39], hat einen Gatten geheiratet, jetzt hat sie keinen Gatten mehr; sie hat einen Sohn geboren, nun hat sie keinen Sohn mehr. Sie eilt herum und sucht dabei verzweifelt nach ihrem Kind, das ihr weggenommen worden ist. Sie vergleicht ihren Sohn mit einem Eselsfohlen, das zusammen mit einem Lamm oder einem Kalb, entführt von einem wilden Tier, gerissen oder weggetragen worden ist. Sie klagt, daß sie in ihrer eigenen Stadt mißhandelt worden sei. Und sie vergleicht sich mit einem Mutterschaf oder einer Ziege, deren Lamm bzw. Kitz weggenommen worden ist. Untröstlich und mit verwirrtem Herzen bittet sie, daß ihre Stadt und ihr Tempel nicht gänzlich zerstört wird.

Die wichtigsten Motive der Trauerlieder habe ich im folgenden zusammengestellt: Immer ist es eine Muttergöttin, die nach ihrem Gatten und Sohn sucht. Dabei ist ihr Kind verschwunden, verloren und durch einen Feind[40] entführt oder gefangengenommen worden, meist ist es in die Wüste oder in die Unterwelt verschleppt und tot. Die Muttergöttin klagt über die Trennung von ihrem Gatten und Kind. Sie irrt ruhelos umher, sie ist traurig und verzweifelt, sie ist schlaflos und kann nicht mehr essen. In ihren Klagen zerkratzt sie sich das Gesicht oder schlägt mit den Fäusten auf ihren Körper oder rauft sich die Haare aus. Sie hört das Weinen des Kindes und findet es nicht. In ihrem sinnlosen Suchen wird die Göttin als einsam und entfremdet oder gar als Feind in ihrer eigenen Stadt beschrieben.[41]

Klagen über die Zerstörung einer Stadt

Trauerlieder, in welchen eine Muttergöttin ihren verlorenen Sohn sucht oder um ihr totes Kind trauert, zeigen eine starke innere Verwandtschaft mit den Klagen über die Zerstörung einer Stadt – diese Literaturgattung werden wir im 7. Kapitel genauer kennenlernen.[42] Die Inhalte dieser Klagen seien hier – soweit wie nötig – kurz zusammengefaßt.

Nachdem die Götter ihre Stadt verlassen haben, schickt der oberste Gott Enlil seinen wütenden Sturm, der wie eine Flut die Stadt niederwalzt, meist sind es Feinde, welche Enlil in die Stadt eindringen läßt. Heiligtümer werden geschändet, Reichtümer geplündert, Vieh- und Schafstall liegen in Trümmern. Gatte und Kind sind weggenommen oder entführt. Die Bevölkerung einer Stadt ist in die Flucht geschlagen oder ermordet. Alles wird vernichtet und zerstört. Die Muttergöttin empfindet Angst und Schrecken, sie fühlt sich fremd oder wird gar zum Feind in ihrer eigenen Stadt. Zum Schluß dieser Hymnen wird immer die gleiche Grundfrage gestellt: Wie lange noch dauert dein Zorn, Enlil? Wann wird sich dein Herz endlich beruhigen? Und die Klagen schließen meist mit der Bitte um den Wiederaufbau einer Stadt.

Die enge Verwandtschaft dieser beiden Literaturgattungen – Trauerlied und Klage – zeigt sich etwa darin, daß in den Trauerliedern auch Bilder der Zerstörung von Tempel und Städten auftreten, und in den Klagen über die Städtezerstörungen erscheinen Inanna und Dumuzi oder eine Muttergöttin, die nach ihrem Kind sucht. Am eindrücklichsten aber sind die immer wiederkehrenden *Tierbilder*, die in beiden Textgattungen in der genau gleichen Weise auftauchen: Es sind Jungtiere – sei es ein Lamm, ein Kitz, ein Kalb oder ein Eselsfohlen –, die von ihren Müttern entführt oder entrissen worden sind. In jedem Fall sind die Mutter und ihr Junges voneinander getrennt. Die Mutter schreit, brüllt oder blökt nach ihrem Jungen, oder das Kind sucht schreiend seine Mutter.[43]

Im alten Mesopotamien wie überall dort, wo Viehwirtschaft betrieben worden ist, sind Mutter- und Jungtier tatsächlich voneinander getrennt worden. Denn nur durch die Trennung der Jungen von der Mutter war es möglich, ihre Milch zu gewinnen. Aus dieser Milch wurden wieder weitere Produkte wie Butter und Käse hergestellt. Sicher ist es kein Zufall, daß diese Tierbilder in den Trauerliedern und in den Klagen um die Zerstörung einer Stadt einen so zentralen Stellenwert einnehmen.

Aber es herrscht nicht nur Trauer und Verzweiflung, es gibt manchmal auch Hoffnung in diesen Klagegesängen. Damu[44] taucht beispielsweise am Schluß einer Hymne wieder aus der Unterwelt auf und wird mit Freude und Jubel begrüßt. Neben zahlreichen Geschenken bringt er unter anderem die Nahrung und das Wasser des Lebens aus dem Reich der Toten.[45] Mit einem ähnlichen Ausblick schließen auch die meisten Erzählungen über Städtezerstörungen, nämlich mit der Hoffnung, daß ein Tempel und eine Stadt wieder aufgebaut werden mögen.

Wenn wir all die Fakten, die ich bisher dargestellt habe, wie einzelne Mosaiksteine zusammenfügen, ergibt sich langsam ein immer deutlicheres Bild: In den Trauerliedern und Klagehymnen, so glaube ich, wird die Trauer und Melancholie der Mütter dargestellt, weil sie von ihrem Baby getrennt worden sind. Hier liegt auch die geheimnisvolle Quelle verborgen, warum die Frauen alle Jahre das Verschwinden und den Tod des Gottes Dumuzi betrauern – symbolisch für den Verlust ihres Babys. Und dieser Ritus – so habe ich bereits betont – wird nicht nur in Mesopotamien, sondern im ganzen Nahen Osten begangen, je nach Region ändern sich nur die Namen der betrauerten Götter.

In den Trauerliedern und Klagehymnen werden Mütter geschildert, die traurig und verzweifelt sind, die sie nicht mehr essen und schlafen können – dies sind die klassischen Symptome einer Depression. Und endlos suchen sie ihre Babys – vergeblich. Es sind Mütter, die ohne ihre Kinder leben müssen, die das Weinen ihrer Babys hören und nichts machen können, nichts machen dürfen. Es sind die Hymnen und die Lieder über die gebrochenen Herzen der Mütter. Solche Mütter fühlen sich wie eine »zerstörte Stadt«. Sie sind entfremdet in ihrem eigenen Heiligtum, in ihrem eigenen Körper oder sogar ein »Feind in ihrer eigenen Stadt«. Die Städtezerstörungen sind so gesehen ein Bild der endlosen Verlassenheit, Einsamkeit und Verzweiflung der damaligen Mutter. Denn vergessen wir nicht: Durch das Weinen ihres Babys wird ihr eigenes, ihr »inneres weinendes Kind« geweckt, ihre eigene ursprüngliche Verletzung. Denn sie selbst wurde als Baby ja auch schon von ihrer Mutter getrennt. Durch das Weinen ihres Kindes jetzt werden ihre alten Wunden vom Trennungstrauma nur wieder neu belebt. Eine Mutter mit einem Baby droht deshalb in eine Depression zu fallen, anstatt mit ihrem Baby im Arm heil zu werden.

Inanna ist nur eine, aber vielleicht die wichtigste dieser suchenden Mütter in dieser Literatur. Neben der machthungrigen, der siegesbesessenen und kriegslüsternen Inanna, wie ich sie einleitend beschrieben habe, taucht hier ihr genaues Gegenteil auf: die extrem hilflose, völlig ohnmächtige und vereinsamte Inanna. Inanna ist das Urbild einer zwiespältigen Mutter. Sie schwankt zwischen Ehrgeiz oder Weltherrschaft und einem Abgrund von Trauer und Verzweiflung. Ihren Anhängern gegenüber ist sie wohlwollend und beschützend – ebenso gefürchtet sind ihr Zorn und ihre Rachsucht, sogar die großen Götter im Himmel zittern vor ihren Schreiausbrüchen. Und ihre Zwiespältigkeit als Göttin der Liebe *und* des Krieges ist nicht Ausdruck ihrer Bösartigkeit, sondern Ausdruck ihrer eigenen, ersten und traumatischen Verletzung.

Bisher habe ich all die Texte durch die Augen der Mutter betrachtet. Aber im Mythos von Inannas Abstieg in die Unterwelt steht zum Schluß Dumuzi im Zentrum. Deshalb möchte ich meine Perspektive jetzt ändern und die Welt mit den Augen eines Babys sehen, mit seinen Sinnen die damalige Welt erfahren.

Sowohl in den Trauerliedern als auch in den Klagehymnen ist es ein »Feind«, der entweder die Stadt zerstört oder das Kind der Mutter entrissen und schließlich ermordet hat. Die Stadt ist somit ein Bild für die »zerstörte Mutter«, aber *auch* für das tote Baby (siehe 7. Kapitel). Die Stadt liegt in Trümmern, ihre Bevölkerung ist gefangen oder ermordet – Dumuzi andererseits wird von den Dämonen verschleppt, sein Schafstall ist zerstört, er selbst weilt in der Unterwelt – alles intensive Bilder von Trennung und Verlassenheit.

Wenn wir versuchen nachzuspüren, welches Mutterbild ein Kleinkind im alten Mesopotamien erfahren hat, so sind es zwei weit auseinanderliegende, extreme Bilder, die kaum vereinbar sind.

Einmal gibt es da die *liebevolle Mutter*: auf der ganzen Welt entspricht dies dem vorherrschenden Gefühl der Eltern. In den Trauerliedern ist es die ihr Baby suchende Muttergöttin, leidend und untröstlich, weil sie von ihrem Liebling getrennt worden ist und ihn unter Umständen aus der Unterwelt zu erretten sucht. Und in den Liebesliedern und Mythen wird Dumuzi besungen, der als König mit der Göttin Inanna die »Heilige Hochzeit« feiert – ein Ausdruck des höchsten Glückes, des Zusammenseins von Mutter und Kind.

Andererseits gibt es das Bild der *bösen Mutter*, die ihr Kind verlassen, ja sogar der Unterwelt ausgeliefert hat. Und dort muß es ein halbes Jahr bleiben, bis es von seiner Schwester – als dem guten Mutterbild – wieder erlöst wird. Ein halbes Jahr in der Unterwelt: eine unermeßlich lange Zeit im Reich der Toten. Ich glaube, dieses Bild wird im Mythos gebraucht, um den inneren Zustand eines Babys zu schildern, das von seiner Mutter getrennt worden ist. Es ist Ausdruck seiner unvorstellbar großen Verzweiflung und Ohnmacht. Es ist die »Hölle« an Verlassenheit und Einsamkeit. Ein unauslöschbarer Schock – ein »toter Anteil«, verborgen in der Seele jedes Menschen in Sumer und Babylon. Damals wie heute.

Wenn wir uns zudem das ganze Potential an Aggression bis hin zur völligen Vernichtung in den Klagehymnen vor Augen halten, dann ist ein Baby nicht nur von Trauer und Melancholie erfüllt, sondern es wird auch von aggressiven und destruktiven Impulsen immer wieder überflutet. Ein Chaos und verwirrendes Gemisch von Gefühlen zwischen Verzweiflung über seine Einsamkeit hier – eine mörderische Wut und ein alles vernichtender Destruktionswunsch wegen dieser unfaßbaren Trennung dort. Und dieses Chaos an Emotionen ist eng verbunden mit Gefühlen von Panik und völliger Ohnmacht – ein gefährliches Potential. Einerseits ist hier die Quelle verborgen für die unermüdliche Schöpferkraft und Kreativität dieser alten Völker – aber es ist auch der Ursprung ihrer Schattenseite, ihrer Grausamkeit und einer Tendenz zur Destruktion, die jederzeit hervorbrechen oder geweckt werden kann.

Hochkulturen trennen Mutter und Kleinkind. In jeder Mutter ist somit auch so ein weinendes Baby verborgen. Durch ihre Schwangerschaft, während der Geburt und in der Kleinkinderzeit wird dieses weinende Baby in jeder Mutter – sowie auch in jedem Vater – sofort und mit großer Heftigkeit wieder geweckt: Das eigene alte Trauma. Wir haben Inanna als das Bild einer extrem zwiespältigen, ja verletzten Mutter kennengelernt. Im Mythos wird beschrieben, wie diese Urverletzung der Einsamkeit, der Todesangst und Panik von einer Generation auf die nächste übertragen wird: von der Mutter Inanna auf ihr Baby Dumuzi.

Genauso ambivalent wie die Mutter Inanna ist somit ihr Geliebter, ihr Baby Dumuzi. Und ich glaube, daß so ein kleiner Dumuzi in den Seelen aller Menschen, in den Seelen aller Männer und in denjenigen aller Frauen und späteren Mütter verborgen ist. Dumuzi als Bild für den kaum zu überbrückenden Zwiespalt im Grunde jeder Seele.

4. Kapitel
Ängste eines Babys während der Geburt und Schwangerschaft – Atramchasis, der babylonische Sintflut-Mythos

Schwangerschaft, Geburt und Kleinkindzeit sind eine Einheit: Weint ein Baby heftig in der ersten Lebenszeit, weist dies auf eine schwierige Geburt oder Schwangerschaft hin – so die Erfahrung der pränatalen Psychotherapie.

Bei Inanna und Dumuzi haben wir die Trennung zwischen Mutter und Kleinkind kennengelernt:

Dasselbe Phänomen habe ich auch mit meinem Stufenmodell zu fassen versucht (siehe Seite 17 f.). Mit dieser Betrachtungsweise wollen wir uns mit dem Atramchasis-Mythos, dem babylonischen Sintflut-Helden, vertraut machen – aufgeschrieben in akkadischer Sprache ca. 1700 v. Chr. Atramchasis ist somit rund 1000 Jahre älter als die entsprechende biblische Erzählung (Genesis 6–9).[1]

In einer fernen vergangenen Zeit haben die obersten Götter das Los geworfen, und sie teilten die Welt unter sich auf. An, der Vater aller Götter und ihr König, stieg in den Himmel, und Enlil nahm die Erde. Der Riegel schließlich, welcher das Meer verschloß, wurde dem Gott Enki übergeben, und er stieg in seinen Wohnsitz *apzu* hinunter.

In jener Zeit, da die Menschen noch nicht existierten, mußten die Götter selbst Schwerstarbeit verrichten. Unerträglich hart war ihre Mühsal. Dabei übertrugen die großen Anunna den Igigi-Göttern die gesamte Arbeit. Sie mußten die Flußläufe graben und das Land für die Bewässerung mit einem Netz aus Kanälen überziehen.

Viele hundert Jahre dauerte diese Plackerei, tagsüber wie nachts. Doch dann wird es den Igigi zu viel, und sie beklagen sich bitter über ihr schweres Schicksal: »Laßt uns zu unserem obersten Gott, zu Enlil, gehen, er muß uns von unserer Last befreien. Wir wollen ihn von seinem Sitz herunterreißen und ihm den Krieg erklären.« Alles Werkzeug wird verbrannt, Spaten wie Tragkörbe. Und mitten in der Nacht ziehen sie vor das Heiligtum des Enlil, ohne daß dieser etwas ahnt. Aber seine Diener wecken ihren Herrn und melden, daß der Kampf schon bis vor das Tor seines Tempels gedrungen sei. Darauf gibt Enlil den Befehl, das Tor zu verriegeln und sich zu bewaffnen. Ein Diener fragt ihn: »Warum, Enlil, ist dein Gesicht so grüngelb? Warum hast du Angst vor deinen eigenen Söhnen? Laß den An aus dem Himmel und den Enki aus seinem *apzu* holen.« Alle großen Götter versammeln sich, und Enlil eröffnet mit der Frage, ob er den Krieg erklären soll. An gibt den Rat, zuerst einen Unterhändler zu schicken, der erkunden soll, wer denn den Kampf wolle. Und die Igigi antworten: »Wir alle wollen den Krieg, weil diese übergroße Arbeit uns umbringt.« Als Enlil dies hört, bricht er in Tränen aus.

Da meldet sich Enki zu Wort: »Warum klagen wir die Götter an? Ihre Arbeit ist wirklich zu hart, ihre Mühsal zu groß, ihre Hilferufe haben wir doch schon lange vernommen. Nun ist Nintu, die Muttergöttin unter uns.[2] Laßt sie den Menschen schaffen, damit *er* die Last der Götter trage und ihre Arbeit verrichte.«

Die Götter richten ihre Bitte an Nintu, die allerdings nur bereit ist, sie mit Enki *zusammen* auszuführen, wenn *er* ihr den Lehm gebe. Und Enki ordnet zuerst einen Reinigungsritus an, dann soll ein Gott geschlachtet und sein Fleisch und Blut mit Lehm vermischt werden. Sein Herzschlag werde für immer gehört – als Andenken an den getöteten Gott.[3] Die Igigi-Götter spucken sodann auf dieses Gemisch von Lehm und göttlichem Blut. Nintu wendet sich an die großen Götter und teilt ihnen mit, daß sie ihre Aufgabe erfüllt habe: »Ihr habt der Menschheit das Geschrei beschert, dafür habe ich euch von eurer Zwangsarbeit befreit.«[4] Als die Götter dies hören, küssen sie die Füße der Nintu und nennen sie »Herrin aller Götter.« Enki und Nintu betreten daraufhin das Haus des Schicksals – und die Muttergöttin beginnt die Monate zu zählen.[5] Im zehnten Monat wird der Schoß geöffnet, die Nabelschnur durchtrennt. Freudig strahlt ihr Gesicht, und sie übt den Dienst einer Hebamme aus und bestimmt für die Zukunft: »Im Haus einer Gebärenden möge Freude herrschen, und der Lehmziegel möge neun Tage stehen bleiben, als Zeichen der Ehrung der Muttergöttin Nintu.«[6]

Tausendzweihundert Jahre sind vergangen. Die Menschen werden zahlreich und ihr Geschrei so laut wie das Gebrüll der Stiere. Enlil spricht zu den großen Göttern: »Ich kann wegen des Geschreis der Menschen nicht mehr schlafen. Ich will ihnen eine Seuche schicken.«

Unter den Menschen lebt in dieser Zeit Atramchasis, der überaus weise ist und eine enge Beziehung zu Enki pflegt. Enki zeigt seinem Schützling, wie er die Epidemie des Enlil überleben kann: indem er nicht mehr den

Göttern opfert, sondern nur noch dem Seuchen-Gott. Und Atramchasis und die Seinen bauen dem Gott der Epidemie sogar einen Tempel und opfern ihm so viel, daß er von den Geschenken beschämt die Krankheit von den Menschen wieder wegnimmt.

Als die Menschen sich erneut vermehren, ist Enlil wiederum in seiner nächtlichen Ruhe gestört, und diesmal beschließt er, die Menschen mit einer Hungersnot heimzusuchen. Er befiehlt dem Sturm-Gott, keinen Regen mehr auf die Erde fallen zu lassen. Wie zuvor gelingt es Atramchasis durch Enkis Unterstützung, auch diese zweite Plage abzuwenden. Darauf verschärft Enlil die Hungersnot, läßt sie jahrelang andauern und auch die Böden versalzen, so daß Mutter Erde keiner Pflanze mehr das Leben schenken kann. In der Folgezeit sinken die Menschen in ihrer Körperhaltung immer mehr in sich zusammen. Und der Schoß der Frauen wird so eng, daß kein Baby mehr geboren werden kann. Nach sechs Jahren ist jede Sozialordnung zusammengebrochen, und die Menschen gehen sogar zum Kannibalismus über.[7]

Da die Menschen auch diesmal wieder überleben, ist Enlil sehr erzürnt. In der Götterversammlung wird beschlossen, daß in Zukunft alle Götter durch einen Eid gebunden sind: Sie dürfen den Menschen nicht mehr helfen. Enlil beschließt ihre völlige Vernichtung durch die Flut.

Auch Enki ist durch den Eid gebunden. Deshalb greift er zu einer List und schickt dem Atramchasis einen Traum. Damit der die Botschaft auch sicher versteht, richtet Enki die Deutung des Traumes an die Wand der Schilfhütte: »Trenne dich von deinem Haus und baue ein Boot. Gib all deinen Besitz auf und rette dafür dein Leben.« Und Enki gibt seinem Schützling Anweisungen, wie er dieses Schiff zu bauen hat. Seinen Leuten teilt Atramchasis mit, daß Enlil und Enki gegeneinander in Zorn geraten sind, und da er ein Anhänger des Enki sei, werde er nun ihre Stadt verlassen.«

Als das Schiff fertiggestellt ist, bringt Atramchasis alle möglichen Arten von Tieren und seine Familie an Bord. Ein letztes reiches Gastmahl wird gegeben. Er selbst aber ist ganz unruhig, und in seiner Verzweiflung erbricht er Galle.

Dann beginnt der Sturmgott Adad in den Wolken zu brüllen, die Tür des Schiffes wird verschlossen, mit Pech abgedichtet, das Tau durchschnitten – und das Schiff ist frei: die verschiedenen Sturmwinde brechen los, der Kriegswagen der Götter rast vorwärts; Ninurta läßt die Deiche überlaufen, Nergal öffnet die Schleusen des Himmels, der Löwenadler Anzu zerreißt den Himmel mit seinen Krallen und zerbricht die Erde wie einen Tontopf.[8] Die Flut bricht los, und mit ihrer destruktiven Kraft erfaßt sie die Menschheit wie ein Krieg. Kein Mensch kann den andern in dieser Katastrophe noch erkennen. Es herrscht völlige Dunkelheit, die Sonne ist verschwunden. Sogar die Götter sind vom Tosen der Flut in Panik versetzt. Sie steigen in den Himmel empor und kauern dort wie die Hunde zusammen. Dabei bricht die Muttergöttin Nintu in ein Wehklagen aus: »Wie habe ich der Vernichtung der Menschen in der Götterversammlung zustimmen können? Ich höre das Schreien meiner Menschen, die wie die Fliegen vernichtet werden, wie kann ich noch länger hier auf dieser Erde wohnen?« Nintu weint, beruhigt so ihr Herz und die Götter weinen mit ihr. Wegen ihrer ganzen Verzweiflung und Angst dürstet die Muttergöttin nach Bier, ihre Lippen sind ganz ausgetrocknet.

Sieben Tage und sieben Nächte dauert die Flut. Dann kehrt wieder Ruhe ein. Atramchasis öffnet ein Luftloch, Licht fällt auf sein Antlitz, und er beginnt zu weinen. Er ist auf einem hohen Berg gelandet und läßt zuerst eine Taube, dann eine Schwalbe los, doch beide finden keinen Ruheplatz und kehren zum Boot zurück. Erst der Rabe bleibt verschwunden. Nun weiß Atramchasis, daß die Flut vorbei ist. Er verläßt das Boot und bringt ein Opfer für die Götter dar.

Angelockt durch den Duft versammeln sich die Götter wie die Fliegen. Nochmals erhebt die Muttergöttin Nintu eine Wehklage wegen der Vernichtung der Menschen und wirft den Göttern vor, daß sie, Nintu, die Menschen ohne große Überlegung der Katastrophe und der Vernichtung ausgeliefert habe. Dann zieht sie ein Schmuckhalsband aus Lapislazuli-Fliegen an, welches ihr An als Erinnerung an diesen grauenvollen Tag geschenkt hat.[9] Als Enlil das Boot sieht und erkennt, daß wieder ein Mensch überlebt hat, wird er von Zorn gegen die Götter erfaßt. Doch An sagt zu ihm, daß nur ein Gott, nämlich Enki dies getan haben könne. Enki aber verteidigt die Menschen, die er zusammen mit Nintu erschaffen hat. Der Schluß dieses Epos ist sehr überraschend: Enlil läßt sich milde stimmen und bietet dem Atramchasis und seiner Frau das ewige Leben an.[10] Damit die Menschen in Zukunft nicht zu zahlreich werden, bietet Enki zum Schluß einen Kompromiß an: Manche Frauen sollen unfruchtbar bleiben. Zweitens ist da die Lamaschtu, welche das Baby vom Schoß der Mutter reißt, um es zu töten[11], und drittens gibt es die Tempeldienerinnen, welche unberührbar sind und keine Kinder gebären.

Das Epos endet mit dem Lobpreis auf Enlil: »Du, Enlil, bist der Berater der großen Götter, zu deinem Ruhm mögen alle Götter diesen Gesang hören.«

Das Lied soll zeigen, wie ein Mensch die Katastrophe überlebt hat. Mögen die Menschen diese Geschichte hören.

Die ungeweinten Babytränen der Sumerer und Babylonier – eine erste Deutungsebene

Meine Gedanken, Phantasien und Gefühle zu diesem ältesten Flutmythos der Menschheit möchte ich zuerst auf das Geschrei der Menschen richten, das Enlils Bedürfnis nach Schlaf stört. Aus der heutigen Erfahrung und therapeutischen Arbeit mit Babys wissen wir, daß durch ihr Weinen die alten Verletzungen der Eltern, deren eigenes Geburtstrauma und die Trennung von der Mutter wieder geweckt und damit ihr »inneres weinendes Kind« wieder hervorgerufen wird. All die schrecklichen Gefühle von damals sind kaum aushaltbar. Deswegen müssen es die Eltern so schnell wie möglich wieder zum Schweigen bringen oder versuchen, sein Schreien zu überhören. Im Mythos wird dafür das Bild gebraucht, daß Enlil nicht mehr schlafen kann.[12]

Mit dieser Vorbemerkung möchte ich auf ein psychotherapeutisches Problem hinweisen. Man stelle sich vor, ein völlig friedfertiger Mensch, der völlig angepaßt ist und sich, wenn möglich bei allen Gelegenheiten, sofort für sein Verhalten entschuldigt, betritt meine Praxis. Ein solcher Mensch könnte seinen Ärger und seine Enttäuschungen, all seinen Zorn und seine Wut tief im Keller verborgen haben. Möglicherweise sitzt er auf einem Vulkan von aggressiven Gefühlen, die er um so heftiger bekämpfen muß, wenn sie drohen, sich zu Wort zu melden. Seine innerer Zustand könnte etwa folgendermaßen umrissen werden: »Wenn ich meinem Ärger und meiner Wut Ausdruck gebe, dann lege ich die ganze Welt in Schutt und Asche«. Und je bedrohlicher diese Gefühle werden, desto heftiger werden sie abgewehrt, verdrängt und zugemauert. Im Innern des Körpers versteckt: in irgendeinem Organ oder in einer verspannten Muskulatur.

Ähnlich ist die Situation eines Menschen, der seit seiner Kleinkindzeit nicht mehr geweint hat. Er kennt keine Trauergefühle, seine Tränen sind verschlossen. Seine entsprechende innere Formel könnte etwa lauten: »Wenn ich meine Trauer, meine Tränen zulasse, dann setze ich damit die ganze Welt unter Wasser.« Je mehr die ursprünglichen Gefühle und Verletzungen verdrängt worden sind, desto radikaler sind solche inneren Bilder und Phantasien. So gesehen ist die Flut nicht Regen oder Wasser von *außen*, sondern die aufgestauten Tränen, die riesige Verzweiflung im *Innern.*

Wir dürfen vermuten, daß diese Trennung zwischen Mutter und Kind mit heftigstem Weinen, ja mit Schreien verbunden gewesen ist: die medizinische Literatur und die Beschwörungen zur Beruhigung eines Babys weisen ebenfalls darauf hin.[13]

So betrachtet, kann der Sintflutmythos als Erzählung über die verborgenen Tränen im tiefsten Kern jeder Menschenseele gedeutet werden. Natürlich ist diese tiefe Verzweiflung auch mit entsprechend destruktiven Impulsen verbunden. Es ist eine Geschichte, so meine ich, durch welche die Menschen damals eine Erklärung suchten für ihre inneren nicht enden wollenden Tränen und wegen ihrer unbändigen Wut: denn im Flutmythos wird erzählt, wie die Menschen geschaffen worden sind durch Enki und die Muttergöttin Nintu. Anschließend werden sie bedroht durch Krankheit, Hunger und ihre eigenen »tobenden« Tränen: die Flut – dargestellt durch den Gott Enlil. Im Flutmythos wird erzählt, wie all dies *damals* geschehen ist, *nach* der Geburt, die Zeit als ihr Weinen, ihr Lärm unterdrückt worden ist – durch Enlil. Diese Zeit – so geht es aus der Geschichte beschwichtigend hervor – diese schreckliche Zeit der grenzenlosen Verzweiflung wird niemals wiederkehren. Durch den Flutmythos konnten die Menschen zur Ruhe finden – vergleichbar mit einem Alptraum, aus dem wir erwachen und feststellen, daß wir ja heil geblieben sind.

Die Flut-Geschichte[14] gehört zu den am weitesten verbreiteten Mythen der Welt. Je nachdem, wie ein Volk oder eine Kultur Trauergefühle zuläßt oder verarbeitet, sind die Flut-Mythen entsprechend ganz verschieden ausgestaltet.[15]

Die Sintflut als Geburtskampf

Sigmund Freud, der Begründer der Psychoanalyse, hat noch angenommen, daß die Frauen einen Penis-Neid in sich tragen. Durch Bettelheim ist bekannt, daß diesem sogenannten »Penis-Neid« ein tiefsitzender Gebärneid der Männer gegenübergestellt werden muß, weil sie keine Kinder gebären können, was Bettelheim in den Riten von ursprünglichen Kulturen eindeutig nachweisen kann. Was Mesopotamien betrifft, möchte ich in diesem Zusammenhang darauf hinweisen, daß die Männer damals die Frauen auf Lehmziegeln haben »gebären lassen«. Sie aber, die Männer, »gebären« mit Tausenden, ja Millionen von Ziegelsteinen monumentale Tempel und Paläste.[16] Diese Prachtbauten – so ist zu vermuten – sind Kompensationen, um ihre Unfähigkeit des Kinderkriegens zu überdecken.

Im Vergleich verschiedener Sintflutmythen ist dem amerikanischen Anthropologen Allan Dundes (1986) aufgefallen, daß es immer *männliche* Götter sind, die die Welt zerstören wollen, und es sind in erster Linie *männliche* Helden, die diese Katastrophe überleben. Dundes hat als erster vermutet, daß die Sintflut ein Mythos ist, welcher die Geburt eines Menschen darstellen soll: Das Hervorbrechen des Wassers aus dem Himmel wäre dann ein Symbol für das Zerbrechen des Amnionsackes, der Fruchtblase, in welcher sich das Baby neun Monate lang aufgehalten hat.

Auf diesem Hintergrund will ich nun die Bilder der babylonischen Sintflut deuten. Die Flut setzt ein, nachdem Enki Atramchasis ermahnt hat, alles Irdische aufzugeben und ein Boot, ein riesiges Schiff zu bauen. Atramchasis kündet seinen Leuten an, er werde bald die Stadt verlassen – ein Baby verläßt den Mutterleib bei der Geburt.[17]

Eindrücklich wird die Unruhe des Atramchasis nach Beendigung des Schiffbaus geschildert, unmittelbar bevor die Flut losbricht. Er kann sich nicht mehr ruhig halten und erbricht nur noch Galle. Dies ist die Unruhe und Angst eines Babys vor der Geburt. Dann beginnt der Sturmgott Adad zu brüllen, er donnert in den Wolken, und die verschiedenen Winde beginnen zu toben. Und mit dem Einsetzen des Sturmes wird das Schiffstau durchschnitten:[18] die Geburt beginnt, das Baby im Bauch bereitet sich vor auf die Trennung der engen inneren Verbindung mit der Mutter über die Nabelschnur – es begibt sich auf die »lange Reise« durch den Geburtskanal. Und ebenso sind ein Sturm mit Blitz und Donner im Traum ein Bild, um die bevorstehende Geburt darzustellen, oder auch entsprechende Kinderängste drücken Erinnerungen an diese einschneidendste Erfahrung im Leben jedes Menschen aus.

Dann werden die Schleusen des Himmels geöffnet, die Deiche laufen über, »und die Erde zerbricht wie ein Tontopf.« Das Symbol vom zerbrochenen Topf stellt die vollendete Geburt dar und stammt aus der mesopotamischen Geburtsliteratur (vgl. S. 95)[19] Und die Flut zieht wie ein Krieg über die Menschheit: In den Hochkulturen der ganzen Welt wird die Geburt mit einem Schlachtfeld verglichen. Einer Frau, die während der Geburt stirbt, werden die gleichen Ehren zuteil, wie einem Krieger, der das Leben für sein Vaterland opfert. Sowohl bei der Geburt als auch im Krieg ist viel Blut im Spiel.

Weiter lesen wir im Flutmythos: Es herrscht völlige Dunkelheit, die Sonne ist verschwunden, der Tag verwandelt sich in Nacht, so daß kein Mensch einen anderen erkennen kann. Die absolute Finsternis während der Geburt ist ein immer wiederkehrendes und erschreckendes Bild – so wie umgekehrt die aufgehende Sonne nie bei einer soeben vollendeten Geburt fehlen darf. Nochmals wird der Lärm beschrieben, die Flut tobt wie ein Stier, der Wind brüllt wie ein schreiender Adler. Und die Menschen sterben in diesem Krieg wie die Fliegen. Sogar die Götter sind von Panik erfaßt und ziehen sich in den Himmel zurück, wo sie sich wie Hunde niederkauern, und sie leiden an Hunger und Durst. Werden dadurch die Gefühle eines Babys während der Geburt beschrieben, welches nicht mehr zuverlässig durch die Nabelschnur ernährt wird?

Zum Schluß klagt die Muttergöttin Nintu sich selber an, daß sie der Vernichtung des Menschen zugestimmt habe. Das Bild von der Vernichtung der Menschen – so ist zu vermuten – entspricht der Panik eines Babys: Denn alle Menschen müssen sterben – dies ist seine Todesangst während der Geburt. Und die Flut, die Winde und der Sturm, so heißt es im Gilgamesch-Epos, dauert »sechs Tage und sieben Nächte – so lange wie die Wehen einer Frau«.[20]

Zusammenfassend kann festgestellt werden: Die Flutgeschichte beschreibt mit treffenden Bildern die Gefühle und Körperempfindungen eines Babys während der Geburt. Die Sumerer und die Babylonier haben das noch mit unmittelbar einleuchtenden Phantasien und Symbolen erfassen können und mit einer Plastizität ausgedrückt, die uns heute nicht mehr möglich ist, weil in unserer Kultur die Angst und die Panik vor der Geburt viel zu stark verdrängt worden sind.[21]

Empfindet ein Baby schon bewußt in der Schwangerschaft? Vergleich der biblischen Sintflutgeschichte mit der sumerischen Königsliste

Auch der Flutmythos aus der Bibel sei hier kurz wiedergegeben:

Nach der Schaffung der Welt formt Gott das erste Menschenpaar, Adam und Eva. Weil sie verbotenerweise vom Baum der Erkenntnis essen, werden sie aus dem Paradies vertrieben. Es folgt die Geschichte von Kain und Abel. Weniger bekannt ist die Geschichte der Patriarchen: Adam heiratet ein zweites Mal, und aus dieser Ehe entspringt zuerst Set, der erste von insgesamt neun Patriarchen. Und der letzte der Patriarchen ist Noah, der Sintflutheld. Aus dem Gedankengut von Francis Mott sei erwähnt, daß neun immer die Schwangerschaft bedeutet, seien das neun Tage, neun Monate, neun Jahre oder eben wie hier neun Patriarchen. Das merkwürdige aber ist das Alter der neun Patriarchen, sie werden fast alle neunhundert Jahre oder älter.

Weil die Menschheit damals schlecht geworden ist, will der Herr die Menschen vernichten und gibt Noah und den Seinen die Chance zum Überleben in der Arche. Einige Zeit nach der Flut beschließen die Menschen eine Stadt zu bauen mit einem Turm, der bis zum Himmel reicht, es ist die Geschichte des Turmbaus zu Babel: Sie wollen damit die Verbindung von der Erde bis zum Himmel wieder herstellen. Auch dazu wieder eine Ergänzung: Es gibt in der Mythologie der gesamten Welt ein Thema, das immer wiederkehrt: die Trennung von Himmel und Erde. Ursprünglich sind beide – so die Vorstellung der Völker – eine Einheit, oder es herrscht eine enge Verbindung zwischen Erde und Himmel – die Nabelschnur. Dieses Band wird eines Tages von einem Gott durchschnitten, oder ein Gott trennt Himmel und Erde – die Plazenta vom Fötus. Aber häufig bleibt eine Verbindung, ein Seil, das zwischen Himmel und Erde gespannt ist, so daß die Menschen am Beginn der Zeit noch freien Zugang zum Himmel, dem Wohnort der Götter haben – ein Bild der ursprünglich engen Verbindung eines Babys zur Mutter. So eine Trennung gibt es übrigens auch in der sumerischen Schöpfungsgeschichte: Ursprünglich waren An, der Himmel und Ki, die Erde eine Einheit und ihr Sohn Enlil, der Gott Luft, hat sie getrennt.[22] Wenn die Menschen in der Bibel also eine Stadt errichten mit dem Plan, einen Turm zu bauen, der den Himmel berühren soll, dann drücken sie so den Wunsch aus, in den pränatalen Zustand zurückzukehren, wieder völlig versorgt zu werden, mit den Göttern wieder in eine enge Verbindung zu treten über eine Nabelschnur.

Nun das Detail, auf das es hier ankommt. Nach diesem gescheiterten Turmbau zu Babel werden wieder neun Patriarchen aufgezählt, als Nachfolger des ältesten Sohnes von Noah, von Sem – und der letzte der Patriarchen heißt Abraham. Ihm wird dereinst durch den Herrn aufgetragen, seinen eigenen Sohn zu töten. Nur diesmal sind die Patriarchen nicht ganz alt, ihr Alter schwankt zwischen zwei- bis vierhundert Jahren. Warum dieses enorm hohe Alter der Patriarchen? Warum das Schwanken im Alter vor und nach der Flut?[23]

Zur Beantwortung dieser Frage will ich auf einen mesopotamischen Text verweisen, der sich ebenfalls zentral mit der Flut beschäftigt, sonst aber in praktisch keinem Detail mit der bisherigen Flutgeschichte irgendwelche Gemeinsamkeiten zeigt. Es ist die sogenannte »sumerische Königsliste«.[24]

Kurz zum Inhalt: Die Königsherrschaft ist am Anfang aller Zeiten vom Himmel heruntergekommen, und sie kam nach Eridu, später Bad-tibira, Larak, Sippar und als letzte Stadt nach Suruppak. In all diesen Städten werden die Namen der dort regierenden Könige aufgezählt, es sind acht mit einer Regierungszeit von insgesamt über 240 000 Jahren. Das bedeutet: Jeder König regierte im Durchschnitt etwas mehr als 30 000 Jahre! Hier haben wir sie wieder, diese enorm lange Zeitdauer. Und im Text heißt es dann weiter: »Dann kam die Flut und ebnete alles ein. Und nach der Flut kam die Königsherrschaft erneut vom Himmel, diesmal in die Stadt Kis. Dort regierten 23 Könige mit einer durchschnittlichen Regierungszeit von etwas mehr als 1000 Jahren. Wiederum werden verschiedenste Städte aufgezählt bis wir schließlich nach Akkad gelangen, mit Sargon als König – und Sargon ist der erste *geschichtlich* nachweisbare Herrscher im 24. Jh. v. Chr. Seine Regierungszeit ist – laut der Königsliste – auf ein menschliches Maß von 16 Jahren gesunken. Somit lautet unsere Frage: Was bedeutet die lange Lebensdauer der Patriarchen, beziehungsweise die fast unvorstellbar lange Regierungszeit der sumerischen Könige vor der Flut und die entsprechende Abnahme des Alters und der Regierungszeit nach dieser Katastrophe?[25]

Als erste Annäherung sei auf folgendes Phänomen hingewiesen. Menschen, die älter werden oder glücklich sind, meinen häufig, ihre Jahre flögen nur so dahin. Anders ist es in Lebenssituationen, die wir als traumatisch erleben: Die Zeit kriecht endlos, ja sie scheint stillzustehen. Und daß die Kleinkinderzeit durch die Trennung des Babys von der Mutter traumatisch gewesen ist, davon sind wir ausgegangen. Nun heißt es im biblischen Text: Je früher die Patriarchen lebten, desto höher wird ihr Alter und in der sumerischen Königsliste: Je »früher« die Könige regierten, desto länger ist ihre Regierungszeit. In die Welt des Mythos darf übersetzt werden: früher in der Entwicklung eines Kindes oder Babys. Nun gibt es Patriarchen und Könige *vor* der Flut – nach meinem Verständnis: vor der Geburt und das bedeutet: in der Schwangerschaft. Diese hohen Altersangaben und Regierungszeiten – so meine ich – sind das *subjektive Zeitgefühl* eines vereinsamten Babys im Bauch seiner Mutter: die Schatten der bevorstehenden Trennung nach der Geburt fallen nach dem subjektiven Gefühl einer Mutter schon in ihre Schwangerschaft zurück (siehe auch S. 150 ff.: Zerstörung als Vereinsamung des Babys im Schoß der Mutter). Sie weiß, sie wird ihr Kind verlieren, sie erlebt es täglich in ihrer Umgebung – und bindet sich entsprechend emotional nicht so eng an ihr heranwachsendes Baby. Oder im Extremfall: sie nimmt es während ihrer Schwangerschaft nicht wahr. Und ein Baby fühlt sich entsprechend völlig verlassen – eine Erfahrung aus der pränatalen Psychotherapie. Ein Teufelskreis zwischen Trennung nach der Geburt und Vereinsamung in der Schwangerschaft muß damals entstanden sein. Die »lange Regierungszeit« eines Königs vor der Flut ist somit das Zeitgefühl eines Erwachsenen, wenn er sich an diese frühe Zeit »zurückerinnert«. Überall in der Mythologie der Welt, wo von solchen großen Zeitspannen die Rede ist, sollte uns das Zeitempfinden eines Babys vor oder nach der Geburt vor Augen stehen – ein Schlüssel zum Verständnis der Mythologie.[26]

Was als harmlose Zahlenspielerei begonnen hat, führt uns plötzlich vor das Faktum, daß in den Mythen das Seelenleben eines Babys schon in der Schwangerschaft dargestellt wird. Die Könige in Sumer – oder die Patriarchen in der Bibel – vor oder nach der Flut – könnten Babys sein, vor oder nach der Geburt. Ein realer König könnte von der Bevölkerung Mesopotamiens – auf der tiefsten Ebene – wie ein »Baby der Götter« erlebt worden sein. Der König als Vermittler zwischen den Menschen und Göttern, der König als Garant für die Aufrechterhaltung der öffentlichen Ordnung. Der König als Schäfer oder Hüter der Menschheit, er der für die Fruchtbarkeit des Bodens verantwortlich ist. Der König hat somit einen »direkten Draht« zu den Göttern, er steht mit ihnen in unmittelbarer Verbindung. Deswegen werden in Sumer – nach Schulgi im 21. Jh. – die Könige schon zu ihren Lebzeiten als Götter verehrt. Damit erscheint die Heilige Hochzeit in einem ganz neuen Licht: der König als Vertreter des Gottes Dumuzi und eine Tempelpriesterin als Verkörperung der Göttin Inanna. Auf der realen Ebene vollziehen sie eine sexuelle Begegnung. Auf der tiefen Ebene ist der König wie das Baby der Göttin Inanna. Oder noch eine Stufe tiefer hat er die Funktion einer Nabelschnur, welche das Blut vom Baby – der Erdbevölkerung zu den Göttern im Himmel – zur Plazenta transportiert und umgekehrt. Dumuzi als kleines Baby, so haben wir ihn schon kennengelernt. Dumuzi als Baby im Bauch der Mutter, darauf werde ich später noch einmal eingehen.[27]

Der Kampf des Enlil gegen Enki – die dritte Deutungsebene

Ich habe die Flut tiefenpsychologisch als die ungeweinten Babytränen der Sumerer und Babylonier verstanden und eine Schicht tiefer als ein Bild für das Erleben eines Babys während der Geburt. Nun haben wir Hinweise bekommen, daß im Mythos auf der tiefsten Ebene auch das Erleben eines Babys während der Schwangerschaft dargestellt wird. Die Flut als Ereignis, als Katastrophe wird erst am Schluß des Mythos erzählt. Ist dann die ganze vorhergehende Geschichte eine Darstellung des frühkindlichen Erlebens im Bauch der Mutter, seine Gefühle und Ängste während der Schwangerschaft?

Das zentrale Thema des Atramchasis-Mythos ist der Kampf des Gottes Enlil gegen Enki, der die Menschen zusammen mit der Muttergöttin geschaffen hat. Wer ist dieser Gott Enlil? En-lil heißt wörtlich übersetzt »Herr Luft«, und nach den Schöpfungsvorstellungen der Sumerer bilden der Himmel An und die Erde Ki ursprünglich eine Einheit. Enlil hat Erde und Himmel am Beginn aller Zeiten voneinander getrennt; damit beginnt die Schöpfung von allem, was ist.[28] Nach den Vorstellungen der Sumerer wohnt Enlil in Nippur, dem religiösen Zentrum von Sumer in einem Stufenturm, dem *duranki*. Duranki, wörtlich übersetzt, heißt das Band (dur) zwischen Himmel (an) und Erde (ki). Ein solches Band, so haben wir im vorhergehenden Kapitel gehört, ist in den Mythologien der Welt eine Darstellung der Nabelschnur. Ursprünglich waren die Erde – der Fötus – und der Himmel – die Plazenta – eine Einheit. Sie wurden von Enlil voneinander getrennt – die Nabelschnur wird bei der Geburt durchschnitten. Wenn Enlil im duranki wohnt, dann ist er selbst letztlich eine Darstellung der Nabelschnur und repräsentiert die Empfindungen eines Babys während der Schwangerschaft.

Enlil ist voll Zorn und will die Menschen vernichten. Francis Mott hat in seiner Traumdeutung gezeigt, wie ein Baby die Ambivalenz seiner Eltern spürt, die Ablehnung – ja unter Umständen die Wut seiner Mutter. Diese destruktiven Impulse erlebt ein Baby – so Mott – über das Blut der Nabelschnur in sein Inneres eindringend. Seinerseits sendet es seinen Ärger und Zorn in der gleichen Weise auf die Mutter zurück (siehe S. 41).

Wenn Enlil die Nabelschnur bedeutet, wer ist dann Enki? Enki – wörtlich: »Herr Erde« – wohnt im *apzu*, dem Süßwasserozean unter der Erde, aus dem alle Quellen gespeist werden, so die Vorstellung im alten Mesopotamien. Nun ist die Erde das Muttersymbol par excellence in den Mythologien der ganzen Welt.[29] Der *apzu* ist somit die Darstellung einer Gebärmutter. Enki ist entsprechend der Gott der Bewässerung und der Amnionflüssigkeit.[30]

Da *apzu* ein sehr wichtiger Begriff ist, möchte ich ausführlicher darauf eingehen. Im *apzu* herrscht ewige Dunkelheit, kein Auge kann je dort etwas sehen. »Es ist ein Heiligtum, dessen Herz eine verdrehte Kordel ist, ein Ding, das niemand versteht«[31] – klarer kann die Nabelschnur wohl nicht beschrieben werden. Der *apzu* ist die Quelle allen Lebens, Quelle aller Fülle – ein zentraler Begriff in der damaligen Literatur. Dort wird dem Leben seine Form und innere Natur gegeben. Der *apzu* birgt auch die göttlichen Kräfte, die sogenannten *me* (siehe S. 216, Anm. 5), und hier befinden sich auch meist die Schicksalstafeln.

Aus dem Atramchasis-Mythos wissen wir, daß Enki im *apzu* den Lehm abgebrochen hat, um daraus den ersten Menschen zu formen. Ich glaube, damit ist klar die heilige, ja göttliche Funktion einer Gebärmutter umrissen – ein ewiges Geheimnis für die Männer der damaligen Zeit, nie versiegende Quelle des Nachdenkens und des männlichen Neides (über den Gebärneid der Männer siehe S. 76 f.).[32]

Ein weiteres Detail im Atramchasis-Mythos: Enki betritt das *Haus des Schicksals* zusammen mit Nintu, um darin den ersten Menschen zu schaffen. Anschließend werden die Monate gezählt, und im zehnten *Mond*-Monat erfolgt die Geburt. Der Schoß wird geöffnet, die Nabelschnur durchschnitten, und der erste Mensch ist geboren. Das Schicksal bestimmen oder festlegen ist ein zentraler Vorgang in Sumer und Babylon, es ist eines der wichtigen Machtmittel der Götter, z. B. bestimmt Enlil als oberster Gott das Schicksal der Welt. Indem die Gebärmutter im Flutmythos als »Haus des Schicksals« bezeichnet wird, soll zum Ausdruck gebracht werden, wie entscheidend die Schwangerschaft für einen Fötus, wie prägend die ersten neun Monate im Bauch seiner Mutter für das ganze Leben eines Menschen sind. Häufig in den Mythentexten wird auch der Ausdruck gebraucht: das Durchschneiden der Nabelschnur ist gleichbedeutend mit dem Bestimmen eines menschlichen Schicksals. Und die Muttergöttin Nintu wird als Schöpferin des Schicksals bezeichnet – die Sumerer und Babylonier sind wirklich ausgezeichnete pränatale Psychologen gewesen![33]

Der Atramchasis-Mythos ist im wesentlichen ein unbändiger Kampf zwischen den beiden Göttern Enki und Enlil. Es ist der Kampf zwischen dem alles zerstören wollenden Gott Enlil, der Nabelschnur, und dem beschützenden Aspekt der Gebärmutter, dem Gott Enki. Es ist eine Darstellung der Ambivalenz, die ein Fötus während der Schwangerschaft erlebt, wobei alles Aggressive und Tötende der Nabelschnur zugeschrieben wird, während das Beschützende von dem Organ erlebt wird, in dem ein Baby aufwächst, nämlich der Gebärmutter: Sie ist so voller Geheimnisse, daß sie niemals verstanden werden kann. Wir erinnern uns: in der Göttin Inanna haben wir eher die Zwiespältigkeit und d. h. die Ambivalenz einer damaligen Mutter gegenüber ihrem Kind gefunden. Im Kampf zwischen Enlil und Enki finden wir dieselbe Ambivalenz zurückverlagert in die Schwangerschaft. Ich meine, dies ist die tiefste Ebene des Atramchasis-Mythos.

Enki und Ninmah[34]

Weil Enki im *apzu*, im Süßwasserozean unter der Erde und d. h. in der Gebärmutter, wohnt und weil er als männlicher Gott die Funktion des Kinderkriegens und Beschützers übernommen hat, deswegen will ich nochmals einen Mythos von ihm erzählen und zeigen, wie er zusammen mit der Muttergöttin Ninmah rivalisierend Menschen geschaffen hat.

In jener frühen Zeit, als Himmel und Erde getrennt, als das Schicksal bestimmt und die Anunnagötter geboren wurden, damals mußten die Götter Schwerstarbeit leisten, wogegen sie rebellierten. Enki schläft in seinem *apzu*. Er wird von seiner Mutter Nammu geweckt, die ihn bittet, den Menschen zu schaffen, um die schwere Arbeit den Göttern abzunehmen. Enki schlägt sich auf die Schenkel und erschafft zuerst die Gebärmutter[35]. Dann bittet er seine Mutter, Lehm vom *apzu* abzubrechen und dieses Wesen in der Gebärmutter mit Gliedmaßen zu versehen. Ninmah und acht weitere Geburtsgöttinnen sollen ihr dabei helfen[36], und sie, Nammu, soll das Schicksal dieses Wesens bestimmen.

Anschließend gibt es ein großes Fest zur Geburt des ersten Menschen, und Enki und Ninmah trinken ziemlich viel Bier. Dabei beginnen sie einen Wettstreit über das mögliche Schicksal der Menschen. Ninmah erschafft zuerst sieben verkrüppelte Menschen, darunter einen, dessen Hände zittern, ein anderer ist blind, einer hat geschwollene Füße, und eine kann kein Kind empfangen. Doch Enki gelingt es, für all diese Wesen ein menschenwürdiges Schicksal zu finden, sei das als Diener am Hof des Königs, als Sänger oder als Frau im Harem.

Dann werden die Rollen getauscht, und Enki erschafft den *umul*, der völlig verkrüppelt ist, seine Augen, sein Herz und seine Eingeweide sind krank, seine Hände können kein Essen zum Mund bringen, weil er seinen Kopf immer wieder hängen läßt; sein Rückgrat ist gelähmt, und seine Hüften sind geschwächt, so daß er unfähig ist zu gehen. Und Enki sagt zu Ninmah: »Ich habe das Schicksal deiner Wesen bestimmt, bestimme nun du das Schicksal des *umul*«. Darauf wendet sich Ninmah dem *umul* zu und befragt ihn, er aber kann den Mund nicht öffnen. Sie gibt ihm Brot, er aber kann die Hand danach nicht ausstrecken. Er ist unfähig zu sitzen und zu stehen. Und Ninmah erklärt schließlich dem Enki, der Mensch, den er geschaffen habe, sei weder tot noch lebendig. Sie könne mit ihm nichts anfangen. Und Enki sagt am Schluß zu Ninmah: »Entferne den *umul* von deinem Schoß.« Der Mythos endet mit einem Lob auf Enki: »Dich zu preisen ist süß.«

Erst eine Frau, die Sumerologin Anne Draffkorn Kilmer (1976), hat klar herausgearbeitet: *umul* ist ein Baby. *Umul* heißt übersetzt

»mein Tag ist fern«. Wahrscheinlich ist damit gemeint »der Tag meines Todes ist fern«. Die männlichen Sumerologen hatten gegen diese Deutung zuerst große Bedenken. Heute wird Kilmers Hypothese allgemein anerkannt.[37]

Wieder einmal zeigt dieser Mythos Enki als Schöpfer aller Menschen – dabei ist er ein männlicher Gott! Muttergottheiten sind nur als Handwerkerinnen im Hintergrund tätig. Der Mythos zeigt aber auch erschreckend deutlich, daß die Sumerer und Babylonier ein Baby als ein verkrüppeltes und krankes Wesen erlebt haben;[38] als ein Wesen, mit dem eine Muttergöttin, eine Mutter – nach der Vorstellung der damaligen Mythen schreibenden Männer – nichts anzufangen weiß.

Enki ist der Schöpfer und Beschützer des Menschen. Die weiblichen Funktionen des Kinderkriegens und -gebärens – Nabelschnur und Gebärmutter – sind auf die beiden obersten männlichen Götter, Enlil und Enki, übertragen worden. Insofern ist es einleuchtend, warum die Göttin Inanna keine Kinder haben *kann*. Sie ist *nur* die Göttin der Liebe und Sexualität einerseits, des Kampfes und Krieges andererseits. Alle göttliche Macht, alle göttlichen Kräfte, die *me*, liegen ursprünglich im *apzu*, in der Gebärmutter, dem Wohnort des Gottes Enki. Von dort sind sie nur deswegen zu Inanna gelangt, weil diese sie dem Gott Enki geraubt hat, wie es im Mythos Inanna und Enki beschrieben wird.[39] Eine perfekte patriarchale Umkehr und Umdeutung der weiblichen Potenz und Fähigkeit.

5. Kapitel
Jeder Heldenkampf ist ein Geburtskampf – Ninurta, der älteste Held der Menschheit

Bei Inanna und Dumuzi haben wir das Erleben der Trennung zwischen Mutter und Baby kennengelernt – im Flutmythos haben wir erfahren, daß schon geburtliche und vorgeburtliche Erfahrungen eines Babys in diesen alten Göttergeschichten dargestellt worden sind. Die am weitesten verbreiteten Mythen über die ganze Welt jedoch sind die Heldenmythen[1]: Meist kämpft der Held gegen einen Drachen, ein Ungeheuer oder ein Monstrum, welches ihn vernichten will und das er unter äußerster Anstrengung am Schluß besiegt. Meine These lautet: Heldenmythen sind symbolische Darstellungen der Ängste und Anstrengungen eines Babys während der Geburt. Oder umgekehrt: Ein Baby, das den Weg aus dem Mutterschoß geschafft hat, ist ein Held. Deswegen auch die hohe Faszination, die von allen Heldenmythen ausgeht.

Darstellen will ich diese Problematik anhand von Ninurta, dem ältesten Sohn des Gottes Enlil und der Muttergöttin Ninlil: Er ist ein Vegetations- und Fruchtbarkeitsgott und Erfinder des Pfluges, aber auch ein Sturm- und Kriegsgott. Er beschützt Schwache und Hilfsbedürftige, vor allem aber seine Heimat Sumer, wo er unermüdlich gegen alle Feinde und Rebellen kämpft. Nach der Vorstellung der Sumerer trägt er seine Kämpfe im Gebirge aus. Seine Waffe *Scharur* ist wie ein Freund zu ihm, kann mit ihm sprechen, ihn warnen oder Botschaften von ihm an die Götter überbringen. Scharur ist sein immer treuer Begleiter und Mitkämpfer.[2]

Ninurtas Kampf gegen Asag

Die Sumerologen haben dieses Kriegsepos nach seinem Beginn in der Originalsprache benannt: *Lugal-e.*[3] Es ist ca. 2100 v. Chr. in sumerischer Sprache überliefert worden, also etwa gleich alt wie die Erzählung von Inannas Abstieg in die Unterwelt und beginnt mit einem Lob auf den Helden Ninurta.[4]

»König, dein Schreckensglanz läßt die Erde erschüttern.[5] Ninurta du allein vernichtest die Berge. Du bist eine Flut[6], eine Schlange, deren Muskeln nie erschlaffen. Held, du bist bereit, jederzeit mit voller Kraft im Rebellenland zuzuschlagen. Du mähst die Aufständischen wie Gerste ab. Ninurta, dein Vater, freut sich über dich. Du hast die Kraft eines Löwen und schleuderst die Zunge heraus wie eine Schlange. Held, du hüllst deinen Feind mit einem Netz ein. Ninurta, dein Schreck legt sich schützend wie ein Schatten über das Land Sumer, das aufständische Land hingegen tauchst du in Dunkelheit.«

Während Ninurta zusammen mit An und Enlil bei einem Fest zu seinen Ehren trinkt, erforscht Scharur, was genau im Gebirge geschieht.[7] Und Scharur berichtet: »Herr, du bist erhaben über alle anderen Könige, deine Entscheidungen können nicht geändert werden. Mein König, der Himmel, hat die Erde geschwängert, und die Erde hat den Asag geboren, der nie auf den Knien einer Amme saß und ihre Milch getrunken hat. Und nie hat er die Erziehung eines Vaters erhalten. Er ist der Schlächter der Berge. Asag hat sich mit dem Berg (*kur*) gepaart und so eine reiche Nachkommenschaft an Steinen erzeugt. Diese Steine haben ihn zum König ernannt, und zusammen überfallen sie immer wieder die Städte. Vor der Macht dieses Monstrums haben sogar die Götter sich unterwerfen müssen. Und Asag verhält sich wie ein Stier mit erhobenen Hörnern. Er hat schon einen Thron errichtet und will wie du, Ninurta, über das Land entscheiden. Niemand wagt seinem Schreckensglanz (*melam*) zu widerstehen, es herrscht nur Angst vor ihm. Und dieser Asag will dir, Ninurta, die göttlichen Kräfte (*me*) entreißen. Täglich erweitert er seine Grenzen, niemand kann seine Angriffe abwehren.«

Als Ninurta all das vernimmt, schreit er so laut, daß der Himmel erzittert. Sogar Enlil verläßt erschreckt sein Heiligtum Ekur.[8] Der Berg bekommt Risse, der Himmel wird schwarz. Und die großen Götter, die Anunna, zittern und laufen wie die Schafe auseinander. Der Krieger Ninurta erhebt sich und stößt dabei mit dem Kopf an den Himmel. Jeder seiner Schritte mißt fünfzig Meilen. Wie ein zerstörerischer Sturm wendet er sich gegen das Rebellenland, indem er sich auf seine acht Winde aufschwingt. Auch seine tödlichen Waffen, den Wurfspeer und die Keule, gürtet er sich um, seine Waffe Scharur schreitet neben ihm. Vor ihm befindet sich ein unwiderstehlicher Sturm, der den Staub vom Boden aufwirbeln läßt. So ebnet Ninurta Hügel und Täler ein und läßt Glut und Feuer regnen. Er reißt riesige Bäume aus, ganze Wälder werden von ihm entwurzelt, so daß die Erde herzzerreißende Schreie ausstößt und der Tigris nur noch trübes Wasser mit sich führt. Auf seinem Boot Makarnunta[9] zieht Ninurta in die Schlacht. Die Menschen verlieren dabei die Orientierung, Vögel lassen ihre Flügel hängen, Fische in der Tiefe des Wassers schnappen wegen der Hitze nach Luft, Gazellen und wilde Esel in den Steppen verhungern. In dieses rebellische Land lenkt Ninurta seine Schritte, ausgerüstet mit einer Wassermasse, welche die Berge vernichten kann. Er zerschmettert die Schädel der Menschen wie herumfliegende Schmetterlinge und bindet ihre Arme zusammen. Alle Lichter in den Bergen erlöschen. Die Menschen verfluchen den Tag, an welchem Asag geboren wurde, und bezeichnen ihn als den Tag der Zerstörung. Ninurta aber speit bitteres Gift gegen das Rebellenland, wie eine mächtige Welle wirft er sich auf das Feindesland.[10]

Wie ein Vogel erhebt sich Scharur erneut in die Lüfte, um zu beobachten, was im Gebirge geschieht. Und er zählt die zehn Helden auf, welche Ninurta bereits besiegt und erschlagen hat, so den sechsköpfigen Widder oder die siebenköpfige Schlange, den Drachen oder den Löwen.[11] Doch Scharur warnt gleichzeitig: »Auf einen Kampf wie mit Asag hast du dich noch nie eingelassen.« Und Scharur rät seinem Herrn das Bergland nicht zu betreten.

Doch trotz der Warnung seines Freundes begibt sich Ninurta ins Bergland und erreicht die Festung, in welcher Asag sich aufhält. Sobald der Kampf einsetzt, ziehen Sonne und Mond sich zurück, und auf der Erde wird es pechschwarz.[12]

Zuerst reißt Asag den Himmel hinunter, um ihn als Waffe zu gebrauchen. Er gebärdet sich wie ein rasender Hund, Geifer tröpfelt auf seine Pfoten. Und Asag stürzt sich auf Ninurta herab wie von einer Mauer. Dabei schreit er wütend wie am Tag des Weltuntergangs. Wie eine Riesenschlange zischt er über das Land. Das Wasser des Berglandes trocknet er aus und entwurzelt Tamarisken. Er bedeckt die Erde mit grauenhaften Wunden, legt Feuer ins Röhricht und badet den Himmel im Blut. Im Innern des Berges zerstreut er die Menschen.

Der größte Gott, An, bebt vor Angst. Enlil zittert und versteckt sich in einer Ecke. Die Anunna-Götter halten sich an den Mauern fest. Der große Berg Enlil schreit zu Ninlil: »Meine Gattin, mein Sohn ist nicht mehr hier, zu was bin ich noch fähig ohne ihn? Ninurta ist die Lebenskraft in meinem Haus Ekur. Er ist der König der Fülle, die Zeder, welche tief im *apzu* verwurzelt ist und deren Krone breite Schatten wirft. Mein Sohn, meine Stütze und Trost, ist nicht mehr hier, wer wird mich jetzt an der Hand fassen?«[13]

Scharur begibt sich zu Enlil nach Nippur, um ihm zu melden, in welcher Todesgefahr sich sein Sohn Ninurta befindet. Enlil – in der Zwischenzeit wieder ruhig geworden – verspricht ihm jede Unterstützung und Hilfe.[14] Und Scharur überbringt diese glückliche Botschaft unverzüglich seinem Herrn.

Ninurta greift darauf erneut Asag an, tatkräftig unterstützt von seiner Waffe Scharur. Mit seinem Gift zerstört er die Städte, er versetzt die Berge in Feuer und zerdrückt die Schädel der Menschen, reißt ihre Eingeweide heraus, so daß sich die Spalten in der Erde mit Blut füllen, welches die Hunde wie Milch auflecken. Scharur hüllt den Berg in Staub ein, doch er hat mit all seiner Kraft den Asag nicht erschüttern können.[15]

Erneut stößt Ninurta einen mächtigen Schrei gegen das Rebellenland aus. Er will den Kopf aller Feinde zerquetschen und die Berge stöhnen lassen. Aber Asag schleudert wie ein Raubvogel wutentbrannte Blicke auf ihn. Doch dann nähert sich Ninurta seinem Feind und entkräftet den Schreckensglanz des Asag. Er schüttelt ihn und zerstreut ihn wie Wasser über die Berge. Er jätet ihn wie Binsen, reißt ihn wie Schilfrohr aus. Dann bedeckt er das Feindesland mit seinem eigenen Schreckensglanz. Den Asag zerdrückt er wie geröstete Gerste, zerstückelt ihn und häuft die Überreste zu einem Hügel auf.

Als der Held sein Werk vollendet hat, kann er endlich frei atmen und beruhigt sich. Der Sturm ist beendet, und die Sonne Utu beglückwünscht Ninurta. Darauf reinigt er seine Waffen vom Blut, wischt den Schweiß aus der Stirn und läßt den Siegesschrei über der Leiche seines Feindes erschallen.

Als erstes kommen die Götter zu ihm und fallen wie erschöpfte Esel auf die Erde, um die siegreiche Heldentat zu feiern. Und Scharur lobt ihn: »Zukünftig wird es niemand mehr wagen, sich in den Bergen gegen dich zu erheben. Du, wütender Sturm im Rebellenland, brauchst nur einen einzigen Schrei auszustoßen, um den Feind niederzuschlagen.«

Daraufhin verflucht Ninurta seinen Gegner, der von heute an nicht mehr Asag, sondern *zalag* (Stein) heißen soll. Und er bestimmt: In deinem Schoß soll sich die Unterwelt befinden. Und Ninurta segnet seine Waffen, die er als Sturm gegen die Feinde eingesetzt hat.[16]

Damals hat sich noch kein heilsames Wasser über die Felder ergossen, die Götter müssen noch Fronarbeit mit Hacke und Korb verrichten. Schlimm ist der Hunger jener Tage. Da häuft Ninurta im Gebirge Steine zu einer Mauer auf, um das Land Sumer zu schützen. Mit diesem selbst errichteten Berg blockiert er die mächtigen Wasser für immer, so daß sie nicht mehr von der Erde ins Bergland zurückfließen können. Er sammelt das Wasser in Seen zusammen und läßt es durch den Tigris abfließen, daß die Felder im Frühling bewässert werden. Und Ninurta pflanzt Gerste an, Obst- und Gemüsegärten läßt er Früchte tragen.

Doch das Herz seiner Mutter wird mit Trauer erfüllt. Ninmah[17] kann in jenem Bett, in welchem sie ihren Sohn empfangen hat, nicht schlafen und kleidet sich mit dem Fell eines Mutterschafes. Sie erhebt große Klage über den Berg, zu dem niemand mehr kommt, und sagt über ihren Sohn Ninurta: »Diesem darf niemand näher kommen, wenn sein Zorn entflammt ist, diesem Sturm, der all sein Gift über das Land zerstreut. Er ist der Lebensatem von Enlil, würdig eine Krone zu tragen, mein Sohn, mit dem mein Gatte mich schwanger gemacht hat, den ich mit so vielen Schmerzen zur Welt gebracht habe. Er aber ist weggezogen und beachtet mich nicht mehr. Ich will ihn jetzt besuchen gehen, um mit ihm für immer beisammen zu sein.«

Als Ninurta seine Mutter kommen sieht, wirft er das »lebenspendende Auge« auf sie: »Ninmah, du bist meinetwegen ins Rebellenland gekommen, du hast mich nie verlassen, auch nicht mitten im Schrecken des Krieges. Ich habe einen hohen Damm gebaut, und sein Name sei Berg (hursag) und du seist die Herrin dieses Berges (Ninhursag). Und dieser Berg soll eine Überfülle tragen an Wein und Honig, an Zedern und Zypressen, an Obstgärten und vielen Tieren. Und aus dem Innern des Berges soll kostbares Metall abgebaut werden«.[18]

So reich beschenkt und mit einem neuen Namen versehen, ermahnt die Mutter ihren Sohn, daß er auch das Schicksal derjenigen Krieger, der Steine, bestimmen müsse, welche Asag im Kampf gegen ihn unterstützt haben.[19]

So wird das Schicksal jedes einzelnen Steines festgelegt, je nachdem, wie er gegen Ninurta gekämpft hat, wird er verflucht und abgeurteilt. Die Anklage gegen den Pflanzstein etwa lautet: »Pflanzstein, du hast dich gegen mich erhoben in den Bergen, du hast mich unbeweglich gemacht und hast mir den Weg versperren wollen. Du wolltest mich töten. Du hast es gewagt, mich zu erschrecken.« Gegen den Hungerstein spricht er:

»Hungerstein, du hast mich meinen Kopf in Verzweiflung schütteln lassen«, und gegen den Schagarastein: »Schagarastein, du hast mir den Schädel zerschlagen wollen, du hast mich mit den Füßen getreten, als ich im Krieg beschäftigt war.«[20] Und das Schicksal, die Strafe all dieser Steine ist Verkleinerung, Zerstückelung und Zerstörung oder noch schlimmer: sie werden zur ewigen Vergessenheit verdammt.

Aber jene Steine, die sich nicht dem Asag angeschlossen, sondern Ninurta im Kampf geholfen haben, werden gesegnet, und ihnen wird ein gutes Schicksal bestimmt.[21]

Nach diesem Urteil besteigt Ninurta sein Lieblingsboot Makarnunta, während die Matrosen ein Loblied über den Plünderer der Städte und den Zerstörer des Gebirges singen. Die Anunna-Götter bitten ihren Herrn, sein zorniges Herz möge sich beruhigen.

Und dann folgt der Segen seines Vaters, des großen Gottes Enlil: »Herr, mit deinem erhabenen Namen übersteigst du Himmel und Erde. In deinem Wohnsitz bringst du Reichtum hervor. Gegen das Rebellenland habe ich dich mit einem übernatürlichen Sturm ausgestattet. Deine Flutwaffe hat die Berge in Feuer versetzt, vor deinem Sturm war der Weg wirklich zu eng, aber ich hatte immer volles Vertrauen zu deinem Abenteuer in den Bergen. Du hast dich vorgewagt ins Rebellenland, begleitet durch diesen übernatürlichen Sturm. Der Berg, den du besiegt hast, möge niemals wieder hergestellt werden. Du hast die Städte dort in Ruinen verwandelt. Und die Belohnung für deine Heldentat sei eine für immer blühende Herrschaft und das ewige Leben.«

Zum Schluß übergibt Ninurta, der Erfinder des Pfluges und der Landwirtschaft, all diese göttlichen Kräfte, die *me*, der Getreidegöttin Nidaba. Und das Epos endet mit einem Lobpreis auf Nidaba einerseits und auf Ninurta andererseits.

Erste Annäherung: Der geheimnisvolle *kur*

Als ich diesen Mythos zum ersten Mal las, fiel mir die verblüffende Ähnlichkeit zwischen dem Helden Ninurta und seinem Erzrivalen Asag auf. Welche von beiden ist eigentlich die zentrale Figur? Beide werden als Schlächter der Berge bezeichnet, beide zerstören die dortigen Städte. Beide sind unendlich stark und von einem Schreckensglanz umgeben, so daß niemand sie ansehen und sich ihnen widersetzen kann. Beide werden mit Schlangen verglichen, beide stoßen immer wieder Schreie aus, beide kämpfen mit Feuer und wollen die Köpfe ihrer Feinde zerquetschen. Beide reißen nicht nur Riesenbäume, sondern ganze Wälder aus, und beide werden mit Stieren und ihren riesigen Hörnern verglichen. Die Parallelen sind so zahlreich, daß wir uns fragen können, worin der Unterschied zwischen dem heldenhaften Gott und seinem Gegner besteht.

Er besteht im wesentlichen darin, daß Ninurta als Sturm bezeichnet wird, dem sich niemand widersetzen kann, begleitet von der Flut, einer starken Waffe, die Asag schließlich zur Strecke bringt. Vielleicht sollte auch die Schönheit des Helden Ninurta erwähnt werden – im Kontrast dazu steht das häßliche Aussehen Asags, den Scharur mit einer Eiterbeule oder gar mit einem Tumor vergleicht.

Der Heldenkampf spielt sich im Gebirge ab; Ninurta und Asag sind beide im Gebirge geboren worden.[22] Die sumerische Bezeichnung für Berg oder Gebirge heißt *kur*. Doch bevor wir uns mit Nunurta und seinem Monstrum näher befassen, wollen wir uns diesem Begriff *kur* zuwenden, über den die Sumerologen deswegen so eingehend diskutiert haben, weil er neben »Gebirge« noch zwei gänzlich andere, genauso wichtige Bedeutungen hat: *kur* ist auch das Feindesland und zudem die Unterwelt.

Erinnern wir uns daran, daß in den Mythen der Welt die Erde Symbol für die Mutter, die Muttergöttin ist. Dahinter steht die Vorstellung, daß aus der Mutter Erde, wenn sie zuvor von »Vater Himmel« durch den Regen befruchtet worden ist, die gesamte Vegetation sprießt, die sie wie »ihre Kinder« gedeihen läßt.[23]

Gehen wir von dieser Vorstellung aus, daß die Erde ein primär mütterliches Symbol darstellt, so könnten die Berge als hohe Erhebungen über dem Erdboden, als ihr schwangerer Bauch verstanden werden.

Kur als Unterwelt würde dann den Ort bezeichnen, wo das Baby herkommt. *Kur* und *apzu*, der unterirdische Süßwasserozean – eine Darstellung der Gebärmutter –, stehen somit auf derselben Deutungsebene. Aber bei *kur* steht der Todesgedanke im Hintergrund: Denn wer stirbt, steigt in die Unterwelt hinab. Tod und Schwangerschaft, Tod und Geburt liegen immer nahe beieinander, mit jedem Geburtskampf ist ein Todeserleben des Babys verbunden. Jeder Tod ist ein Übergang in eine neue Welt, eine »Geburt« in eine jenseitige Welt. Wir ahnen nur, daß es sie gibt, aber wir können uns keine Vorstellung darüber machen.[24] Aus Erfahrung wissen pränatale Therapeuten, daß bei jedem Sterbeprozeß das Schwangerschafts- und Geburtstrauma des betreffenden Menschen nochmals intensiv durcherlebt wird. Hier liegt auch die Quelle der Angst vor dem Sterben und dem Tod verborgen.

Die dritte Bedeutung von *kur* – *kur* als Feindesland – liegt somit nahe: Ich meine, damit wird der Ursprungs- oder Geburtskampf eines jeden Menschen beschrieben, Ausdruck für all die Ängste, Schmerzen und die Panik bei seiner Geburt.

Auf dem Hintergrund der pränatalen Interpretation wird uns die dreifache Bedeutung des *kur* verständlich: 1.) als Berg, 2.) als Unterwelt und schließlich 3.) als Feindesland. Lugal-e kann als Ninurtas Geburtskampf interpretiert werden: Das Monstrum Asag wäre die Personifikation des Geburtsvorganges. Daher rührt auch die große Ähnlichkeit der beiden Figuren. Ihr Kampf gegeneinander, so glaube ich, ist eine Darstellung und ein Symbol für das gefährliche und schreckliche Erleben, das ein Baby während der Geburt erleiden und durchstehen muß.[25]

Es könnte eingewandt werden, daß dies alles nur Phantasien und Spekulationen im Kopf und im Herzen eines pränatalen Psychologen und Psychotherapeuten am Anfang des 21. Jh. sind. Aber zum Glück besitzen wir umfangreiche mesopotamische Literatur über die reale Geburt. Es sind medizinische Texte – medizinisch nach der Auffassung der Sumerer, Assyrer und Babylonier –, Beschwörungsformeln, um einer Frau während der Wehen die Geburt zu erleichtern, um eine schwierige Geburt doch noch zu einem guten Ende zu bringen.[26]

Geburtsbeschwörungen – medizinische Texte aus dem alten Mesopotamien

In diesem Abschnitt will ich ausgewählte Geburtsbeschwörungen – noch längst nicht alle Texte sind übersetzt – näher darstellen, um ihre Bilder und Symbole bei der Deutung der Mythen berücksichtigen zu können. Die Texte zeigen, wie wichtig Schwangerschaft und Geburt im Bewußtsein der alten Kulturen gewesen sind.

Eine zentrale Rolle im Kontext der ersten beiden Texten spielt Enki, der Gott der Weisheit, der List und der Bewässerung. Er gibt seinem Sohn Asarluchi Anweisungen, wie er der Gebärenden helfen kann.

1) »Aus den Wassern des ehelichen Aktes entstehen die Knochen und die Muskeln der jungen Pflanze.[27] – Im aufgewühlten Meer und in den gefährlichen Wassern des weit entfernten Ozeans, dort wo die Arme des kleinen Kindes gefesselt sind und dessen Tiefe die Augen der Sonne nie erleuchten. Dort hat Asarluchi, der Sohn Enkis, seinen Blick hinrichten können, und er hat das Band aufgeknüpft, welches den Schoß verschlossen hielt. Asarluchi hat dem Baby den Weg vorbereitet und eröffnet. Und die Muttergöttin, welche das Wachstum des Kindes unterstützte, das Wachstum von uns allen, sagt: ›der Weg ist frei, Schloß und Riegel sind losgebunden. Die Türen sind offen. Lieblingskind, komm von allein heraus.‹ Dies ist eine Formel für eine Frau während der Geburt.«[28]

2) »Der schöne Stier hat in der reinen Hürde, im reinen Pferch seine Kuh bestiegen[29] und er hat in sie den Samen der Menschheit eingepflanzt.[30] Aus dem Samen ist der Fötus entstanden. Diese Frau ißt ihre Lieblingsspeise, das Süßholz, und wird dick davon. Als die Wehen einsetzen, hat sie sich auf die Erde gebeugt – ihre Schreie erreichen Himmel und Erde. Und wie bei einem Schiff hat sie die Segel entfaltet. Dabei ist die Barke beladen mit kostbaren Gütern, mit den Schmucksteinen Karnolin und Lapislazuli.«

Asarluchi berichtet seinem Vater Enki genau, was vorgefallen ist. Der Vater weist seinen Sohn an, das Geschlecht der Frau mit dem Fett und der Milch einer reinen Kuh einzureiben. Die Beschwörung endet: »Mögen die Wasser ihren freien Lauf nehmen wie der Regen des Himmels, möge es übermäßig fließen wie das Wasser einer Dachrinne, möge es sich entladen wie ein Wolkenbruch, möge es sich ergießen wie ein Fluß in einen See. Und der Schoß zerbreche wie ein Topf. Wenn es ein Knabe ist, soll er eine Keule und Axt in die Hand nehmen als Zeichen seiner Männlichkeit. Wenn es ein Mädchen ist, eine Spindel oder Haarspange. Und die Muttergöttin Gula möge die Nabelschnur durchschneiden und so das Schicksal festlegen.«[31]

Im Text 1 wird vom Lösen des Knotens, des Bandes gesprochen, welches den Schoß verschlossen hielt: Schloß und Riegel, das Tor ist offen – gemeint ist der Muttermund, damit der Weg, der Geburtskanal für das Kind frei ist. In diesem zweiten Text wird beschworen, wie das

! initseite=1931,3.512,4.392,0,0,0," "," ",31 Wasser reichlich fließen soll: wie der Regen des Himmels, wie das Regenwasser einer Dachrinne oder wie ein Fluß, der sich ins Meer ergießt. Offensichtlich sind dies Bilder für das reichlich fließende Fruchtwasser, für eine leichte Geburt. Und dieses Wasser ist im Atramchasis-Mythos gar zu einer Flut angewachsen. »Und die Erde zerbreche wie ein Tontopf«, heißt es im Flutmythos. Es sind dies Bilder, die darstellen, wie der schwangere Bauch einer Frau wie ein Topf zerbricht im Moment, wo das Wasser aus ihr herausbricht und ihr Baby das Licht der Welt erblickt.[1]

Speziell hinweisen will ich auf das Durchschneiden der Nabelschnur, was im Alten Mesopotamien bedeutet: Das Schicksal des betreffenden Menschen wird festgelegt und bestimmt.

3) Die wohl bekannteste Geburtsbeschwörung trägt den Titel *Die Kuh des Mondgottes Sin.*

Der Mondgott verliebt sich in die wunderschöne Kuh Geme-Sin. Verborgen vor den Viehhütern besteigt er als wilder Bulle seine Geliebte. Als der Tag der Geburt nahekommt, fängt Geme-Sin an zu zittern, und ihre Schreie dringen bis zum Himmel. Der Mondgott Sin hört sie und sendet zwei Gehilfen zur Erde, die ihr behilflich sind. Als die beiden sie zum dritten Mal mit dem »Wasser der Wehen« berühren, fällt das junge Kalb wie eine *Gazelle* auf den Boden. »Und so wie Geme-Sin normal geboren hat, so möge diese junge Frau in Wehen jetzt gebären.« Es gibt verschiedene Variationen dieser Beschwörungsformel wie etwa: »Möge das Baby herauskommen wie eine kleine *Schlange*, möge es nicht seine Wangen zurückziehen, sondern herauskommen wie jemand, der von einer Mauer herunterfällt.«[2]

Das Motiv der Schlange ist uns bereits im 3. Kapitel begegnet: Dumuzi versucht sich den ihn bedrohenden Dämonen zu entziehen, die ihn als Ersatz für Inanna in die Unterwelt verschleppen wollen. In der letzten Not wendet er sich an den Sonnengott Utu mit der Bitte, ihn in eine Schlange oder aber in eine Gazelle zu verwandeln, damit er den Dämonen entfliehen kann. Auf dem Hintergrund der Geburtsliteratur möchte ich interpretieren: damit er den Schmerzen und der Panik der Geburt entfliehen kann.

Die ersten drei Beispiele belegen Beschwörungsformeln für Frauen, die eine normale Geburt haben. Der folgende Text zeigt eine Frau, die offensichtlich an heftigen Schmerzen leidet – sie hat Koliken, ihre Eingeweide sind blockiert, sie ist vom Tod bedroht.[3]

4) »Die Frau in der Geburt hat heftige Schmerzen bei der Entbindung. Ihr Baby steckt fest, der Riegel ist sicher – sein Leben droht zu Ende zu gehen, die Tür ist verschlossen gegen das Kind. Und die Mutter ist eingehüllt in den Staub des Todes. Wie ein Kriegswagen ist sie eingehüllt in den Staub des Kampfes. Wie ein Krieger in der Schlacht liegt sie in ihrem Blut. Ihr Augenlicht nimmt ab, sie kann nicht mehr sehen. Ihre Lippen sind bedeckt, und sie kann sie nicht mehr öffnen. Auch ihre Ohren können nicht mehr hören. Ihr Schicksal ist vom Tod gezeichnet.« Nun wird Marduk[35] angerufen, dieser Frau zu helfen: »Bring es hervor, das Eingeschlossene, eine Schöpfung der Götter, eine Schöpfung der Menschen. Laß es hervorkommen, um das Licht zu sehen.«[36] In einem verwandten Text heißt es: »Laß es schnell herauskommen, damit es das Licht der Sonne erblickt.« Oder nochmals ein vergleichbarer Text: »Das Schiff wird festgehalten am Kai des Todes, es ist festgehalten am Kai der Bedrängnis und Qual.«[37]

Im Text 2 ist die Mutter mit einem Schiff verglichen worden, welches die Segel entfaltet – ihre Wehen haben eingesetzt, sie ist zur Geburt bereit. Und diese Mutter hat auch kostbare Güter an Bord, Karnolin und Lapislazuli, die ganz offensichtlich ihr Baby symbolisieren. Im vierten Text wird das Baby *selbst* mit einem Schiff verglichen, welches am Kai der Bedrängnis festgehalten wird: Es möchte geboren werden und schafft den Durchbruch nicht. Es sind dies die Todesängste eines Kindes während einer schwierigen Geburt. Es kommt somit auf den Bedeutungszusammenhang an, auf den Kontext, wie ein Boot als Symbol zu verstehen ist: bald kann es die Mutter, dann aber auch das Kind selbst darstellen. Sicher jedoch ist das Bild vom Schiff, welches einen gefährlichen Fluß oder den stürmischen Ozean überquert, immer auch ein Symbol für den Fötus im Amnion, im Fruchtwasser. Wenn das Schiff dabei das Kai verläßt, ist das gleichbedeutend mit der Bereitschaft des Kindes, den mütterlichen Schoß zu verlassen.[38] Und vergessen wir nicht: Atramchasis und auch Noah haben die Flut mittels eines Schiffes, einer Arche überlebt.

5) Das folgende Gedicht schildert den Todeskampf einer Frau während der Geburt.[39]

»Warum bist du wie ein Schiff, das hilflos in der Mitte des Flusses herumtreibt?

Warum sind deine Hoffnungen zerbrochen, die Schiffstaue durchschnitten?

Warum ist dein Augenlicht verhüllt und du überquerst den
Fluß der Stadt?«
»Wie soll ich nicht hilflos sein, mein Seil nicht zerschnitten?
Als ich die Frucht getragen habe, war ich glücklich.
Ich war glücklich und glücklich war mein Gatte.
Als die Wehen einsetzten, da verfinsterte sich mein Gesicht.
Am Tag der Geburt wurden meine Augen trübe.
Mit offenen Händen betete ich zu Belet-ili:
›Du bist die Mutter für die Gebärenden, errette mein Leben.‹
Aber Belet-illi verhüllte ihr Gesicht:
›Warum betest du zu mir?‹
Mein Gatte, der mich liebte, tat einen Schrei:
›Warum nimmst du mir meine Frau, an der ich
mich erfreue . . .‹
In all diesen Tagen war ich mit meinem Gatten zusammen,
Ich lebte mit ihm, und er war mein Geliebter.
Dann aber zog der Tod in mein Schlafzimmer.
Er trieb mich weg von meinem Haus.
Er trennte mich von meinem Gatten.
Und ich richtete meinen Gang in das Land ohne Wiederkehr.«

Ninurtas Geburtskampf ist ein kosmologischer Krieg

Die medizinische Geburtsliteratur dienst als Schlüssel, um die Mythen als Geburtstexte zu verstehen. Doch weil ich Dumuzi bisher vor allem auf der Ebene der Trennung zwischen Mutter und Baby verstanden habe, will ich den Geburtsaspekt zuerst in dieser Literatur herausarbeiten. Vor allem in: »Dumuzi und Gestinanna« und »Dumuzis Traum« wird konkret beschrieben, was ein Baby körperlich während der Geburt erlebt: Angst und Panik. Die Dämonen, die auf das Schiff kommen, um den »König« zu holen, stellen die einsetzenden Wehen der Mutter und die Geburtsschmerzen dar. Und diesen Dämonen, diesen ihn tödlich bedrohenden Gestalten möchte Dumuzi entfliehen, indem er den Sonnengott Utu bittet, ihn entweder in eine Gazelle oder in eine Schlange zu verwandeln. Genau diese Tierbilder werden in der Geburtsliteratur als Darstellung einer leichten und einfachen Geburt gebraucht (siehe Text 3): Ein Baby möge wie ein Gazellenkitz aus dem Körper seiner Mutter gleiten oder wie eine kleine Schlange, die in Natura aus einem Ei hervorkriecht. Sicher haben die Menschen damals immer wieder beobachten können, wie einfach ein Junges bei den Gazellen oder bei den Schlangen das »Licht der Welt« erblickt.

Doch der Gefangennahme kann Dumuzi nicht entfliehen, er wird schließlich in die Unterwelt verschleppt – kein Kind kann der Geburt entrinnen. In eindrücklichen Bildern wird das Körpererleben während seiner Geburt beschrieben: Dumuzi wird gefesselt, sein Körper wird von den mörderischen Waffen der Dämonen bedroht. Von hinten wird er festgehalten, während er von vorn krumm und lahm geschlagen wird. Sein Butterfaß liegt zerbrochen auf dem Boden[40], seine Trinkschale ebenfalls, und die Milch ist auf dem Boden ausgeflossen: Symbole seines Todes. Auch sein Schafstall liegt zerstört, dem Wind überlassen – ein Bild des »zerbrochenen« Mutterschoßes. Dumuzi befindet sich in den Mythen meist im Schafstall seiner »Geliebten« Inanna, und auf dieser tiefsten Ebene bedeutet dies: im Bauch seiner Mutter. Sein Schafstall ist von den Dämonen vernichtet, dorthin gibt es kein Zurück – Dumuzi ist abgestiegen ins »Land ohne Wiederkehr«.

Bevor wir uns mit den Geburtsbildern bei Ninurta im einzelnen vertraut machen, eine Vorbemerkung zu dieser Heldengestalt. Dumuzi haben wir soeben kennengelernt als völlig passives Baby, welches den Dämonen und d. h. den Wehen hilflos ausgeliefert ist. In Atramchasis gibt es eine Spaltung zwischen dem überlebenden Helden einerseits und der gesamten Bevölkerung andererseits, welche durch die Flut vollständig vernichtet worden ist – es sind dies die Vernichtungsgefühle eines Babys während der Geburt. Oder anders ausgedrückt: Im Flutmythos werden die Ängste und Schmerzenszustände eines Babys vor allem in kosmologischen Bildern dargestellt, mit Bildern der Entstehung und Entwicklung der Welt oder besser: mit Bildern eines Weltunterganges. Ninurta ist eine Mischung aus beiden Elementen, den Körpererfahrungen des Dumuzi mit den kosmoligischen Flutbildern aus Atramchasis. Die Erlebnisse eines Babys während der Geburt werden hier wie ein Kampf, wie eine kosmologische Schlacht beschrieben, diese kämpferische, ja todesmutige Haltung ist das Wesen eines Helden.

Ninurta ist in erster Linie die Verkörperung eines *Sturmes*: ein explodierender, das Rebellenland zerstörender Sturm, der die Feinde verschluckt, all sein Gift über sie schleudert und so die Bevölkerung vernichtet. Ein Sturm, der die Berge wie Mehl zermalmt.[41]

Und dieser Sturm mit all seinen mächtigen und unwiderstehlichen Winden kann jederzeit in eine *Flut* umbrechen. Mit dieser Flut zerstört Ninurta die Berge, die Städte im Gebirge plündert er. Ich habe oben die Berge als Bild des schwangeren Bauches von Mutter Erde verstanden (siehe S. 92 ff.). Genauso kann eine Stadt, umgeben von einer Ringmauer, Symbol für einen schwangeren Mutterschoß sein.[42]

In diesem Zusammenhang sei zur Ergänzung aus dem alten indischen Kulturkreis der Kampf des Indra gegen das Ungeheuer Vritra erwähnt. Indra ist der König der Götter, ein Sturm- und Wettergott, ausgerüstet mit Blitz und Donner – vergleichbar dem Zeus im alten Griechenland. Und Indra ist geschaffen worden, um Vritra zu bekämpfen, den Feind der Götter, vorgestellt als unermeßlich große Schlange auf einem Berg, welche alle Wasser in sich gefangenhält. Indra reißt im Kampf den Vritra auseinander, er spaltet den Berg und befreit das darin festgehaltene Wasser. Gleichzeitig mit dem Wasser hat Indra auch die Sonne befreit.[43] In diesen Mythen wird klar ausgedrückt: Das Baby sprengt den »Berg« auf, das Wasser stürzt sich hervor, und die Sonne, das Baby, ist geboren.

Zurück zu Ninurta: Wenn er die Städte in den Bergen vernichtet oder das Gebirge unter Wasser setzt, sind dies die Darstellungen seiner Geburt. Wiederholt wird gezeigt, daß er nicht nur mit Wasser kämpft, sondern genauso Glut und Feuer vom Himmel herunterregnen läßt. Vermutlich ist das ein Symbol des brennenden Hautgefühls für ein Baby während der Geburt.

Ninurta – als der große Kämpfer – hat schon zehn Helden erschlagen, jetzt aber steht ihm der größte Kampf seines Lebens bevor, die Schlacht gegen *Asag*. Asag ist als die Personifikation des Geburtskampfes fast wie Ninurtas Spiegelbild: genauso stark, ebenso unwiderstehlich, genauso tödlich bewaffnet wie unser Held. Aber Ninurta erleidet immer wieder Niederlagen – er bleibt im Geburtskanal stecken und kommt nicht weiter.

Er wird von Asags fünfzig helfenden Steinen, die ihm seinen Kopf zerquetschen wollen, bedrängt und aufgehalten. Aber Ninurta läßt sich nicht entmutigen. Nach einer Pause nimmt er die Schlacht wieder auf. Und in seinem Kampf wird er mit verschiedenen und erschrekkenden Tieren verglichen, etwa mit einem wilden *Bullen*, der mit seinen Hörnern die Berge ins Wanken versetzt[44], oder Ninurta ist wie ein *Löwe*, durch dessen Brüllen die Berge erzittern. Oder er ist eine *Schlange*, deren Leib mit Gift gegen das Feindesland gefüllt ist.[45] Auch diese wilden Tiere: der Stier mit seinen wilden Hörnern, der brüllende Löwe und die Schlange mit ihrem Gift gehören zu den Symbolbildern der Geburt.

Zudem geht ein furchteinflößendes Licht, der Schreckensglanz *melam*, von Ninurtas Kopf aus – wie von allen bedeutenden Göttern.[46] Auch Asag ist von einer solchen Lichterscheinung umgeben. Im entscheidenden Schlußkampf entkräftet Ninurta den *melam* Asags und bedeckt die Berge mit dem eigenen Schreckensglanz. Dies ist die entscheidende Niederlage des Asag, damit ist sein Untergang besiegelt.[47] Es bleibt somit nur noch die Zerstückelung und Aufschichtung seines Gegners zu einem Haufen. Und nach vollbrachter Heldentat – nach vollendeter Geburt – kann Ninurta endlich atmen; es ist das wohl entscheidende Erlebnis eines Babys nach der Geburt, wenn seine Lungen sich zum ersten Mal in seinem Leben mit Atemluft füllen.[48]

Ninurtas Kampf gegen Asag ist ein Geburtskampf in den Bildern einer kosmologischen Schlacht. Asag etwa reißt den Himmel herunter und benutzt ihn als Waffe, oder Ninurta erschlägt und vernichtet seinen Gegner mit der Flut, womit er die Berge, die ganze Welt unter Wasser setzt. Dies ist das zentrale Motiv im Atramchasis, im Flut-Mythos, in welchem die Geburt auch durch eine absolute Dunkelheit symbolisiert wird: Sonne und Mond verhüllen ihr Gesicht oder verschwinden ganz.[49] Es herrscht ein tödliches Schweigen. Die Menschen können einander nicht mehr erkennen – sie haben die Orientierung verloren – ein wichtiges Symbol, wie wir heute aus den Geburtsträumen unserer Patienten wissen. Sogar die Götter sind in Panik versetzt und leiden Hunger und Durst – alles Gefühle eines Babys während der Geburt.

Diese Kriegssymbolik haben wir bereits in der Geburtsliteratur kennengelernt: wenn der Schoß verschlossen ist, das Baby feststeckt, d. h. wenn eine Totgeburt bevorsteht oder die Mutter stirbt (siehe Text 4, S. 97). Die Gebärende liegt hier in ihrem Blut darnieder, sie wird mit einem Krieger auf dem Schlachtfeld verglichen. Und diese Kriegsbilder hat auch Stanislav Grof bei Menschen gefunden, die unter LSD-Einwirkung und später mittels holotropem Atmen in Geburtserfahrungen regrediert sind. Kein Bild ist zu grausam, um die Angst und Panik dieser Zustände auszudrücken.[50] Und die Schreie einer Frau in Wehen – so hören wir bei den Geburtsbeschwörungen – erreichen Himmel und Erde. Deswegen auch hört der Mondgott seine Geliebte Geme-Sin und ihre Hilfeschreie auf der Erde. Oder als Gestinanna ihren Bruder in seinem beklagenswerten Zustand sieht, schreit sie so heftig, daß Himmel und Erde erzittern. Genauso läßt Ninurta mit seinem Schrei den Himmel erzittern.[51]

Doch nicht nur die Schreie bei der Geburt erreichen Himmel und Erde: Das Haus Eschumescha, der Tempel des Ninurta selbst erstreckt sich vom Himmel bis zur Unterwelt[52], und Ninurta wird als Band zwischen Himmel und Erde bezeichnet[53], oder er erhebt seinen Kopf und stößt damit an den Himmel.[54] So kann Ninurta direkt mit einem kosmischen Baum verglichen werden: Auch er verbindet den Himmel mit der Erde; seine Wurzeln reichen bis zur Unterwelt. Und wir erinnern uns, die Einheit von Fötus und Plazenta ist ein *kosmischer Baum*.[55] Dieses kosmische Band wird bei der Geburt für immer gelöst. Die Nabelschnur wird durchschnitten. Die Zeder – als Bild des kosmischen Baumes – wird gefällt, so werden wir später bei Gilgamesch hören.[56]

Nach der Geburt ist ein Baby überwältigt von den vielen Eindrükken und Erlebnissen – Ninurta schafft die Welt neu: Als erstes baut er einen Damm, einen eigenen Hügel, damit das Wasser nicht mehr in die Berge zurückfließen kann – er will nie mehr wiedergeboren werden. Er erfindet die Bewässerung, die Landwirtschaft mitsamt dem Pflug. Er bringt Fruchtbarkeit und »Fülle« ins Land – eine Bezeichnung, die die Sumerer gebrauchen, wenn sie den Wohlstand ihrer Heimat meinen.

Während Ninurta sich so bemüht eine neue Ordnung in dieser Welt herzustellen, fühlt sich seine Mutter vereinsamt. Sie beschließt, ihr Kind zu besuchen und es nie mehr zu verlassen. Nach all den traumatischen Trennungen, wie wir sie bei diesen ersten Hochkulturen kennengelernt haben, drückt dies wohl eher eine Wunschphantasie aus.

Das Urteil über die fünfzig Steine, die Asag in seinem Kampf gegen Ninurta unterstützt haben, kann als Schmerz und Ängste eines Babys während des Durchtritts durch den Geburtskanal gedeutet werden. Und alle »Steine«, die ihm den Durchtritt versperrt und erschwert haben, werden verdammt.

Zum Schluß des Epos wird Ninurta von seinem Vater Enlil gesegnet: »Krieger, gegen das Rebellenland habe ich dich mit einem übernatürlichen Sturm ausgestattet. Mit der Flutwaffe hast du die Berge in Feuer versetzt. Vor deinem Sturm war der Weg zu eng. Aber ich hatte immer volles Vertrauen in deinen Kampf. Und der Berg, den du besiegt hast, wird niemals wieder hergestellt werden.« Kann eine Geburt klarer beschrieben werden? Dieser Geburtskampf muß nie mehr wiederholt werden, ein Sieg für immer. Und Ninurta erhält von seinem Vater eine blühende Herrschaft und das ewige Leben: der »verdiente« Lohn nach der unendlichen Anstrengung.

Ninurtas Kampf gegen Anzu

500 Jahre später wird das zweite große Kampf-Epos mit dem Helden Ninurta in akkadischer Sprache aufgeschrieben; es ist seine Schlacht gegen den löwenköpfigen Adler Anzu. Obwohl inhaltlich die beiden Erzählungen völlig verschieden sind – seine Kriege gegen Asag und schließlich gegen Anzu –, ist auch in diesem Mythos der Geburtskampf sofort erkennbar.[57]

Damals, als es noch kein Wasser in den Flüssen gab, bringen die Götter die Neuigkeit zu Enlil, daß in den Bergen Anzu geboren ist, begleitet von einem Sturm, von vielen Winden und von einer großen Wassermasse. Enlil wundert sich über das merkwürdige Aussehen dieses neuen Wesens. Doch Ea[58] empfiehlt dem obersten Gott, Anzu zum Torwächter seines größten Heiligtums, dem Ekur, zu erheben.

Während Enlil sich wäscht, erblickt Anzu die Schicksalstafel[59], die Grundlagen der Weltherrschaft, und es drängt ihn, über die Geschicke der Götter und der Welt zu bestimmen. Er ergreift die Tafeln des Schicksals und flieht damit ins Gebirge.

Daraufhin herrscht Totenstille und Schweigen, Enlil ist wie gelähmt. Sein Heiligtum hat den Strahlenglanz verloren. Die Ordnung der Welt ist zusammengebrochen. An, der höchste Gott, fragt daraufhin verschiedene Götter, den Sturmgott Adad, dann den Feuergott Girra und schließlich den Sohn der Ischtar, Sara, ob sie bereit wären, gegen Anzu zu kämpfen, und er verspricht ihnen großen Ruhm und Heiligtümer, die über die ganze Welt zerstreut sind. Doch alle drei lehnen ab mit der Begründung, die göttlichen Kräfte, die *me* seien zerfallen. Die Weltherrschaft liegt nun in den Händen des Anzu und wen dieser verflucht, der wird zu Lehm.

Wiederum ist es Ea, der eine Lösung weiß: Er fragt die Mutter aller Götter, Belet-ili[60], ob sie ihren Sohn Ninurta um Hilfe bitten würde. Und Belet-ili fordert ihn auf, mit all seinen Winden in die Berge zu fahren, um gegen Anzu zu kämpfen und dabei die Berge zu überfluten, die Erde unter Wasser zu setzen.

So zieht Ninurta mit den sieben Sturmwinden und den sieben Sandstürmen in die Berge. Am Rande des Gebirges treffen Ninurta und Anzu zusammen. Und Anzu knirscht wütend mit seinen Zähnen wie ein Sturmdämon, sein Schreckensglanz (*melam*) bedeckt die Berge. Und er brüllt wie ein Löwe: »Ich bin im Besitz aller göttlichen Kräfte. Wer bist du, daß du mit mir kämpfen willst?« Und Ninurta antwortet: »Ich komme von Enlil, um dich auszulöschen.«

Als der Kampf mit einem Schrei des Anzu einsetzt, wird es dunkel, und die Sonne verschwindet. Der Sturmgott Adad brüllt wie ein Stier. Eine Flut entleert sich, ein Blutbad entsteht, Wolken des Todes regnen, Pfeile blitzen. Zwischen den beiden tost die Schlacht. Als Ninurta schließlich einen Rohrpfeil abschießt, schreit Anzu: »Rohrpfeil, der du herkommst, werde wieder zu Röhricht.« Und weil Anzu die Schicksalstafeln in der Hand hält, kann der Pfeil ihn nicht erreichen und kehrt wieder zurück. So wird die Schlacht zunächst angehalten, und die Waffen schweigen.

Scharur, der getreue Gefährte und Waffe Ninurtas, berichtet all dies dem Gott Ea, der für Ninurta eine genaue List entwirft: Der Held soll beim nächsten Kampf zuerst den Anzu ermüden, um ihm dann beide Flügel zu stutzen. Wenn Anzu seine Federn fallen sieht, wird er sofort rufen: »Flügel zu Flügel« und genau in diesem Moment muß Ninurta seinen Pfeil abschießen. Genauso wird es beim zweiten Kampf ausgeführt. Als Anzu ruft: »Flügel zu Flügel«, kommt ihm Ninurtas Pfeil entgegen und durchdringt sein Herz und seine Lungen. In seiner Wut erschlägt Ninurta das Gebirge und überschwemmt die ganze Erde, er tötet Anzu. Die Tafel des Schicksals nimmt er an sich und trägt sie zurück zum Heiligtum des Enlil, zum Ekur in Nippur. Zum Schluß wird die große Freude und Dankbarkeit aller Götter beschrieben, und Ninurta wird mit vielen Ehrennamen »gekrönt«.[61]

Ich meine, daß die Geburtssymbolik dieses Heldenkampfes gut erkennbar ist. Deshalb will ich hier nur ein Detail herausgreifen. Im Kampf gegen Anzu unterliegt Ninurta beim ersten Angriff – erst beim zweiten Angriff und mit Hilfe der List des Gottes Ea/Enki, des Gottes der Amnionflüssigkeit, kann er siegen. In diesem Zusammenhang sei auf ein Klagelied über Ninurta hingewiesen, in dem es heißt: »Als du, Ninurta, nicht herauskommen wolltest aus dem Schoß einer Frau ...«[62] Ninurta ist hier ein Baby, das in der Gebärmutter bleiben wollte! Die List eines Gottes war nötig, um ihn herauszulocken. In »Ninurta und die Schildkröte«[63] heißt es ausdrücklich, Ninurta wollte den *apzu* nicht verlassen. Aber im »Barton-Zylinder«, einem fragmentarisch überlieferten Text, dagegen steht: »Er kam heraus, er kam heraus, als der Tag anbrach, da kam Ninurta heraus und kleidete seinen Körper mit dem Fell eines Löwen«.[64] Ninurta hat es dann doch noch geschafft und kleidet sich wie Herakles in ein Löwenfell, dem Symbol der embryonalen Hüllen.[65] Der griechische Held Herakles bleibt ein Leben lang in diesem Kleid – der »ewige« Fötus und die populärste Gestalt in den griechischen Sagen.[66]

Enuma Elisch, der akkadische Schöpfungsmythos[67]

Eine enge innere Verwandtschaft mit der Ninurta-Mythologie zeigt der berühmte akkadische Schöpfungsmythos »Enuma Elisch«: der Kampf des Gottes Marduk gegen die Urmutter Tiamat. Mit der Darstellung dieses Mythos will ich das Thema Heldenkampf abschließen.[68]

Als es noch keinen Himmel und keine Erde gibt, existieren nur die beiden Ureltern: der Vater Apzu, das Süsswasser, und die Urmutter Tiamat, das Salzwasser. Aus ihrer Vereinigung entstehen die Götter. Aber die jungen Götter machen einen solchen Lärm, daß der Urvater Apzu nicht mehr schlafen kann, und er beschließt, die Götter wieder zu vernichten. Deswegen faßt Ea[69] den Plan, Apzu einzuschläfern und ihn umzubringen. Nach vollbrachter Tat errichtet er auf dem Apzu eine Wohnung, sein neues Heiligtum. Mit seiner Frau Damkiana zeugt er den Marduk – ein Wunderkind, aus dem *apzu* geboren, mit vier Augen und vier Ohren, und wenn er seinen Mund öffnet, schießt Feuer daraus hervor. Der Schrekkensglanz von zehn Göttern begleitet Marduk. Die verstörte Urmutter Tiamat bedroht er mit der Flut, so daß sie außer sich gerät.

Aufgereizt durch ihre Freunde beschließt Tiamat,[70] den Krieg gegen die Götter vorzubereiten. Sie gebiert Riesenschlangen und elf schreckliche Dämonen[71]. Ihren Sohn und Gatten Kingu macht sie zum Anführer dieser schrecklichen Horde und übergibt ihm die Schicksalstafeln, durch die seine Befehle nicht mehr verändert werden können.

Ea berichtet den obersten Göttern, daß die Urmutter, ihre Kinder, die Götter, zu hassen beginnt. Der oberste Gott fragt schließlich Ea und dessen Vater Anu, ob sie bereit wären, gegen die Tiamat zu kämpfen. Aus Angst lehnen beide ab. Doch Ea ist bereit, seinen Sohn Marduk zu fragen. Unter der Bedingung, daß ihm nach dem Sieg alle Macht übertragen wird, ist Marduk zum Kampf bereit.

Mit seinen Blitzen und mit all seinen Winden besteigt Marduk den Kriegswagen. Er selbst ist in einen Panzermantel gekleidet, auf seinem Kopf liegt der Schreckensglanz. Doch als er sich dem Rachen der Tiamat nähert[72], verläßt ihn der Mut, sein Blick wird trüb. Erst als er seine starke Waffe, die Sturmflut ergreift, findet er den Mut, zum Zweikampf mit Tiamat, die laut brüllend den Verstand verliert. Marduk breitet das Netz über sie aus[73], und entläßt den bösen Wind gegen sie. Ihr Inneres bläht sich auf, Marduk schießt seinen Pfeil ab, der ihre Eingeweide durchbohrt, und so löscht er ihr Leben aus. Er stellt sich auf den Körper der Tiamat und zerschmettert ihren Schädel. Ihren Leichnam spaltet er wie einen Stockfisch in zwei Teile[74].

Aus dem oberen Teil des Körpers der Urmutter erschafft Marduk den Himmel mit allen Sternen. Er bestimmt das Jahr und die Monate, er erschafft den Mond und die Nacht, die Sonne und den Tag sowie die zwei Himmelsportale, durch die die Sonne am Abend unter- und am Morgen wieder aufgeht. Aus dem unteren Teil ihres Körpers erschafft Marduk die Erde. Er öffnet Tiamats Augen und läßt darauf den Euphrat und Tigris fließen, auf ihrer Brust häuft er die Berge auf. Ihren Schwanz braucht er als »kosmisches Seil«, um Unterwelt und Himmel fest miteinander zu verankern.[75] Dann nimmt er Tiamats Heerführer Kingu die Schicksalstafeln ab und gibt sie Anu zurück.

Nach dieser Heldentat wird Marduk zum König aller Götter, zum obersten Gott gewählt. Aus Dankbarkeit bauen sie ein ganzes Jahr an seinem neuen Heiligtum, an der Stadt Babylon. Und Babylon – so bestimmt Marduk – sei ein ewiger Ruheplatz für die Götter, wenn sie vom Himmel herunter oder von der Unterwelt heraufkommen. Als Gegenleistung beschließt er, den Menschen zu schaffen und zwar aus dem Blut des erschlagenen Anführers Kingu, damit die Götter von ihrer Arbeit für immer befreit werden. Zum Schluß wird Marduk mit fünfzig göttlichen Namen verehrt[76], die seine Machtfülle repräsentieren. Das Epos endet mit den Worten: »Dies ist das Lied von Marduk, der die Tiamat vernichtete und die Königswürde annahm«.[77]

Marduks Kampf gegen die Urmutter Tiamat, das Meer, ist eine weitere Darstellung einer Geburt. Die Erschaffung von Sonne und Mond, Tag und Nacht, Monat und Jahr bis hin zur Schöpfung unserer gesamten Welt, beschreibt – so meine ich –, wie ein Baby die Welt völlig neu erlebt, nachdem es das Licht der Welt erblickt hat. So gesehen erschafft jedes Baby nach seiner Geburt ein völlig neues Universum – wunderschön beschrieben durch das Erleben und Wirken des Gottes Marduk, vergleichbar mit der Neuschöpfung der Welt und dem Geburtskampf des Gottes Ninurta, nach seinem Kampf mit Asag. Marduk wird zum König aller Götter gekrönt, ausgestattet mit Allmacht. Aber wenn wir uns an die Trennung zwischen Mutter und Kind erinnern und welche Trennungstraumata und Schockerlebnisse es erleiden muß, dann besteht die reale Situation eines Babys viel eher in einer völligen Ohnmacht. Marduk dürfte somit als Kompensation dieser ursprünglich traumatischen Hilflosigkeit verstanden werden.

Abschließend will ich auf Parallelen zwischen dem Schöpfungsmythos Enuma Elisch und dem Flutmythos hinweisen. Schon beim Atramchasis haben wir erkennen können, wie auf der tiefsten Ebene das Erleben eines Babys im Bauch seiner Mutter dargestellt wird (siehe der Kampf des Enlil gegen Enki S. 82). Bei Enuma Elisch und Atramchasis bildet der Geburtskampf: der Kampf des Gottes Marduk gegen die Urmutter Tiamat und derjenige des Atramchasis ums Überleben der Flut den Schluß oder vielmehr Höhepunkt dieser beiden ganz verschiedenen Mythen. Doch beide Geschichten beginnen durch den gestörten Schlaf der »Urväter«: durch die gestörte Ruhe des Enlil, nach der Schaffung der Menschen im Flutmythos und durch den gestörten Schlaf des Urvaters Apzu nach Erschaffung der Götter im akkadischen Schöpfungsmythos. Auf der ersten Deutungsebene habe ich diesen Lärm als das Kinderweinen nach der Geburt verstanden – bedingt durch die Trennung zwischen Mutter und Kind (siehe S. 75 ff.). Auf dieser tiefsten Ebene, dem Erleben eines Babys während der Schwangerschaft, geht es um den Beginn seiner Existenz, um seine Zeugung – damit werden wir uns im Gilgamesch-Kapitel (siehe S. 190 f.) eingehend beschäftigen: Kaum sind die Menschen beziehungsweise die Götter erschaffen, wird der Schlaf des Urvaters gestört, und er will die neu erschaffenen Wesen wieder vernichten. Auf dieser tiefsten Ebene – so glaube ich – wird die das Leben vernichtende Energie beschrieben, die beide Wesen durchleben müssen: sowohl die neu geschaffenen Menschen im Flutmythos – als auch die neu geschaffenen Götter in Enuma Elisch. Atramchasis und Marduk sind das Bild des neu erschaffenen, des soeben gezeugten Babys.

Es scheint die Urambivalenz, die Urzwiespältigkeit zu sein, die jedes Baby durchleben muß, die hier den sie vernichten wollenden Vätern zugeschrieben ist. Aus der heutigen Arbeit mit Schwangeren, Babys und Kleinkindern wissen Psychotherapeuten, daß solche zwiespältigen Gefühle auch alle Mütter in sich tragen. Es ist wichtig, daß Eltern diese das Kind ablehnenden Gefühle, ja unter Umständen ihre Feindseligkeit dem Kind gegenüber, nicht verdrängen, sondern als ein Teil ihres Schattens erkennen und annehmen lernen. Wie ich glaube, ist diese Ablehnung ihres Babys ein Spiegel oder eine Wiederholung ihrer eigenen Bedrohung, als sie im Bauch ihrer Eltern entstanden.

Ist diese Urambivalenz ein »natürlicher Prozeß« – oder vielmehr Erbe jeder Hochkultur? Ich glaube, diese Urambivalenz dürfte bei den ursprünglichen Jägern und Sammlern zehn bis zwölftausend Jahre v. Chr. noch nicht in dieser Schärfe vorhanden gewesen sein. Ich glaube, diese ambivalenten Gefühle sind erst mit der Seßhaftigkeit entstanden, und erst in der entfremdeten Lebensweise der Menschen in den Städten wurde sie zu einem brennenden Problem.

Das Wesen des Helden

Helden gibt es in der ganzen Geschichte der Menschheit unzählige – vom Altertum bis heute. Joseph Campbell hat in *Der Heros in tausend Gestalten* gezeigt, daß es eigentlich nur einen Archetypus Held gibt, allerdings in beliebig vielen Ausformungen, Gestalten und Nuancen.

Was ist das Wesen eines Helden? An erster Stelle kommt Campbell nach all seinen Studien zum Schluß, ein Held ist ein Mensch, der eine *Schwelle* übertritt, der eine Vision hat und sich auf die Suche macht. Allerdings kann er auch, ohne daß er es will, in sein Abenteuer hineingerissenwerden. Immer ist es ein Aufbruch in ein neues Reich, zu etwas gänzlich anderem, zu einem neuen Bewußtsein. Dieses Überschreiten der Schwelle ist mit viel Mut und einer notwendigen inneren Stärke verbunden. Beim Überschreiten der Schwelle muß der Held mit einem Drachen, mit einem Ungeheuer oder Monstrum kämpfen. Oder er ist passiv und wird in die Unterwelt, in die Finsternis, ins Chaos hinabgerissen. Unter Umständen leidet er unendliche Qualen, oder er wird gar zerstückelt – oder aber er landet im Bauch eines Wals.[78]

Nach all diesen Abenteuern und den Prüfungen wird der Held zum *Sieger* über die dunkeln Mächte – er hat ein neues Bewußtsein erreicht, beim Überschreiten der Schwelle hat er eine Erleuchtung oder Verwandlung erlebt, eine neue Freiheit errungen. Und zum Schluß kehrt er aus dem Reich des Schreckens wieder empor und bringt Segen und Heil in die Welt zurück. Als Sieger über die Welt des Schreckens macht er den Menschen Mut, gibt ihnen Kraft und Selbstvertrauen. Die Schwelle ist für immer überschritten! Oder wir könnten es mit Otto Rank auch einfach formulieren: Während der Geburt wird jeder Mensch zu einem Helden.[79]

6. Kapitel
Der Kampf des Babys um sein Überleben im Mutterleib – Baals Kampf gegen Yamm und Mot

Im Kampf des ugaritischen Gottes Baal gegen Mot ist die Geburt eines Babys dargestellt. Zuerst aber muß Baal einen langwierigen Kampf mit dem Meer, mit Yamm austragen – das Urmeer am Anfang aller Zeiten ist symbolisch immer die Amnionflüssigkeit. Baals Auseinandersetzung mit Yamm, dem Meer, ist somit ein Kampf des Babys ums Überleben während oder zu Beginn der Schwangerschaft.

Die Stadt Ugarit lag am nördlichen Ende der Ostküste des Mittelmeeres (siehe Abb. S. 28), in einem Landstrich, der in der zweiten Hälfte des zweiten Jt. eine Blütezeit erlebte, und zwar im Brennpunkt von vier Völkern: den Hethitern im Norden[1], den Ägyptern im Süden, den Babyloniern und Assyrern im Osten und den Völkern des ägäischen Raumes im Westen. Das ugaritische Volk war ein Seefahrervolk. Es betrieb Handel über den Mittelmeerraum und mit den anderen umliegenden Völkern, vor allem mit Kupfer und Bauholz. Ugarit wurde 1200 v. Chr. durch ein fremdes Volk zerstört – ihre Nachfahren waren die uns vielleicht bekannteren Phönizier, die den gesamten Mittelmeerraum durch ihre Schiffahrt beherrschten, Karthago gründeten und für das Römische Reich eine ernsthafte Bedrohung darstellten.

Ugaritisch gehört zur westsemitischen Sprachfamilie[2] und wird auch als Kanaanäisch bezeichnet. Ugarit ist durch zahlreiche archäologische Funde, darunter viele gebrannte Tontafeln bekannt geworden, welche der altorientalischen Forschung neue Impulse gegeben haben.[3]

Der Baal-Zyklus[4]

Die zentrale Heldenfigur in Ugarit ist der König Baal, eine Wetter- und Vegetationsgottheit, Sohn des Getreidegottes Dagan. Der Baal-Zyklus erzählt, wie Baal nach der Königsherrschaft strebt und wie diese eng verbunden ist mit dem Bau eines eigenen Palastes und d. h. eines

Tempels für ihn. Doch zuvor muß er Yamm, das Meer, besiegen. Dann steigt er in die Unterwelt ab und wird dort von Mot, dem Tod, vernichtet. Von seiner Schwester und Geliebten Anat »erlöst«, stellt Baal seine Königsherrschaft wieder her. Doch nach sieben Jahren kehrt der Tod zurück und will einen Ersatz für Baal, wodurch der Kampf zwischen ihm und Mot von neuem beginnt und nur durch das Einschreiten der Sonne zugunsten von Baal entschieden werden kann.

Und die Wahrscheinlichkeit ist groß, daß Mot alle sieben Jahre wiederkehren wird. Vielleicht kann der Leser gewisse Parallelen zum sumerischen Vegetationsgott Dumuzi erkennen, der alle halben Jahre in die Unterwelt absteigt um dann für ein halbes Jahr wieder auf der Erde zu erscheinen.

Die erste Tafel: Vorbereitungen des Göttervaters El[5]

II) El, der oberste Gott im ugaritischen Pantheon und Vater aller Götter (mit Ausnahme von Baal), läßt seiner Tochter, der Liebes- und Kriegsgöttin Anat, eine Botschaft übermitteln. »Lege Liebesfrüchte in den Boden, gieße Frieden ins Erdinnere und Ruhe inmitten der Felder«. El, der auch als Stier bezeichnet wird, fordert sie auf, so schnell wie möglich zu ihm, zu seinem Wohnsitz auf dem Götterberg zu kommen.[6]

III) Auch Koschar und Chasis, dem Architekten und Schmied der Götter[7], läßt El eine Botschaft zukommen: »Ich verstehe die Worte der Bäume und das Flüstern der Steine, das Gespräch des Himmels mit der Erde, der Flut in der Tiefe mit den Sternen am Himmel. Ich verstehe etwas von Blitz und Donner, was die Menschen nicht begreifen.« Und El bittet sie, zu ihm zu kommen, da er ihnen sein Geheimnis offenbaren will. Und als Koschar und Chasis bei ihm, auf seinem Götterberg, ankommen, gibt er ihnen den Auftrag, einen Palast auf dem Berg Zaphon, dem Berg des Baal zu bauen.[8]

IV) Der Göttervater El sagt zu seinem Sohn, dem Meer: »Dein Name sei nicht länger Yaw, sondern Yamm, Geliebter des El.« Und er übergibt ihm ein Haus aus Silber, einen Palast aus Gold. Er werde diesen Palast den Händen des allmächtigen Baal entreißen. Und El ermahnt ihn: »Verjage Baal von seinem Thron des Königtums, sonst wird er dich schlagen.« Und El veranstaltet ein Fest zur Namensnennung seines Sohnes und läßt dafür viele Tiere schlachten.

V) Baal spricht zu El: »Ich weiß, daß du mich gefangennehmen willst zwischen den Steinen des Flußbettes.«

Die zweite Tafel: Der Kampf zwischen Baal und Yamm

I) Nachdem El seinen Sohn Yamm deutlich bevorzugt und ihm den Palast zugesprochen hat, kommt es zur offenen Auseinandersetzung zwischen Yamm und Baal, die sich gegenseitig bedrohen.[9] Dann schickt Yamm seine Boten zum Göttervater El und zur Götterversammlung und weist sie an, sich nicht demütig zu zeigen und sich nicht niederzuwerfen vor den Göttern. Seine Botschaft lautet: »Gebt auf denjenigen, den ihr beschützt. Gebt Baal und seine Diener auf!« Und während die Boten von Yamm dies vortragen, steht Baal unmittelbar neben El. Da beugen die Götter ihre Köpfe bis auf die Knie, und El befiehlt: »Baal sei dein Sklave, dein Gefangener, Yamm. Und er soll dir Abgaben bezahlen.« Da wird Baal wütend und ergreift seine Schlachtaxt. Doch seine beiden Frauen Anat und Aschtart fallen ihm in die Arme und ermahnen ihn, ein Bote dürfe niemals geschlagen werden.[10]

III) Koschar und Chasis kommen zum Wohnsitz des El, zu den Quellen der beiden Flüsse[11]. El erteilt ihnen den Auftrag, den Palast für Yamm inmitten des Meeres, im Dunkeln zu bauen, und El verfügt: »Laßt Baal im tiefsten Meer sterben.«

Da protestiert Aschtar, der Gott der Bewässerung, und droht Feuer an diesen Palast zu legen. Er wirft Yamm vor, daß er weder Frau noch Kind hat. Doch Aschtar wird durch den Sonnengott Schapasch in Schranken gewiesen, der Göttervater El habe nun Yamm seine Gunst erwiesen. Und sollte er, Aschtar, sich die Königswürde anmaßen, würde El seinen Königsthron umstürzen und seinen Richterstab zerbrechen.

IV) Im Kampf mit Yamm durchleidet Baal ein Todeserleben, denn Maden und Würmer sollen ihn im Meer verfaulen lassen. Schließlich gerät er unter den Thron des Meergottes. Baals Niederlage scheint sicher. Da wenden sich Koschar und Chasis, der Architekt und Schmied der Götter, an Baal: »Vernichte deinen Gegner und ergreife dein ewiges Königtum, deine immerwährende Herrschaft«. Und die beiden überreichen ihm eine magische Waffe, welche Yamm von seinem Thron vertreiben soll. Wie ein Adler bewegt sich diese Waffe in der Hand von Baal und schlägt Yamm auf Schulter und Rücken. Aber Yamm ist stark, er sinkt nicht nieder, seine Gelenke zittern nicht, und seine Gestalt wankt nicht.

Da übergeben Koschar und Chasis Baal eine zweite Waffe, und diese schlägt Yamm auf den Schädel, genau zwischen die Augen, so daß er zur Erde fällt, und Baal zerstört und zerstückelt ihn. Da schreit Aschtart: »Yamm ist unser Gefangener.« Und Koschar und Chasis fügen hinzu: »Yamm ist tot, Baal herrsche als König.«

Die dritte Tafel: Das Blutbad der Anat – der Wunsch des Baal nach einem eigenen Palast

I) Für Baal wird ein großes Bankett mit geschlachtetem Vieh gegeben. Er erhält einen heiligen Becher, den er wegen seiner Größe mit beiden Händen halten muß. Den Becher darf keine verheiratete Frau ansehen, nicht einmal die Göttermutter Aschirat. Baal trinkt tausend, ja zehntausend dieser mit Wein gefüllten Becher. Auf dem Berg Zaphon, dem Berg des Baal, trägt ein jugendlicher Sänger mit süßer Stimme seine Lieder vor.

II) Die schön geschmückte Anat, die Schwester und Geliebte des Baal, verläßt ihr Haus, um gegen zwei Städte zu kämpfen. Sie erschlägt die Bevölkerung und bekränzt sich mit den abgeschlagenen Köpfen und Händen. Sie kämpft so lange, bis sie knietief im Blut waten kann. Dann kehrt sie in ihren Palast zurück, noch immer nicht vom Kampf gesättigt. Sie richtet Stühle her für die Krieger, Tische für die Soldaten und beginnt ein zweites Blutbad. Ihre Leber schüttelt sich vor Lachen, ihr Herz ist erfüllt von Freude. Bis zu den Oberschenkeln steht sie im Blut, dann endlich ist sie gesättigt. Anschließend wird eine rituelle Waschung durchgeführt mit dem Tau des Himmels und dem Fett der Erde.

III) Anat schmückt sich, nimmt ihre Leier in die Hand und besingt die Liebe des allmächtigen Baal und seiner drei Töchter Pidray, Tallay und Arzay.[12] Doch dann sieht sie die beiden Boten des Baal, und sie wird von Angst überfallen, ihre Füße beginnen zu schlottern, ihr Rücken verbiegt sich, Schweiß tritt auf ihr Gesicht und ihr Becken beginnt zu zittern. Und sie ruft: »Welcher Feind hat sich gegen Baal erhoben? Habe ich nicht Yamm vernichtet?« Und Anat zählt eine ganze Reihe von Begleitern des Yamm auf, welche sie zerstört und vernichtet hat.[13]

IV) Doch die Boten des Baal beruhigen Anat: »Kein Feind hat sich erhoben gegen Baal, den Wolkenfahrer.« Im Gegenteil, sie sind gekommen, um ihr eine Botschaft des Baal zu überbringen: »Lege Liebesfrüchte in den Boden, gieße Frieden ins Erdinnere und Ruhe inmitten der Felder«. Und er will ihr ein Geheimnis anvertrauen: »Ich verstehe die Worte der Bäume und das Flüstern der Steine, das Gespräch des Himmels mit der Erde, der Flut in der Tiefe mit den Sternen am Himmel. Ich verstehe etwas von Blitz und Donner, etwas, was die Menschen nicht verstehen.« Und er bittet Anat so schnell wie möglich zu ihm auf den Berg Zaphon, in sein Heiligtum zu kommen. Da äußert Anat den Wunsch, Baal möge einen Blitz am Himmel erscheinen lassen.

Als Baal seine Schwester und Geliebte kommen sieht, läßt er einen Ochsen für Anat schlachten. Und er klagt zu ihr, er habe keinen Palast wie all die übrigen Götter. Er müsse sich im Haus des Göttervaters El aufhalten, zusammen mit seinen drei Töchtern Pidray, Tallay und Arzay.

V) Da verspricht Anat dem Baal, daß sie sich direkt zum Wohnsitz des El an der Quelle der beiden Flüsse begeben werde. Und als sie dort erscheint, verdunkelt sich die Sonne. Anat droht, den Göttervater zu schlagen, bis sein Blut über die grauen Haare und den Bart rinnen werde. Da antwortet El aus den sieben Kammern und den acht verschlossenen Räumen heraus: »Ich weiß, meine Tochter, daß du wie ein Mann bist. Niemand kennt einen solchen Zorn wie du. Was wünscht du, Jungfrau Anat?« Sie antwortet: »Deine Weisheit, El, möge ewig gelten.« Und sie weist El darauf hin: »Der allmächtige Baal ist unser König und Richter, niemand steht über ihm. Wir alle bringen ihm Gaben und den Becher.« Doch da beginnen El und seine Frau Aschirat und ihre Söhne zu klagen und zu schreien: »Es gibt kein Haus für Baal, weder für ihn noch für seine drei Töchter.«

Die vierte Tafel: Erlaubnis und Bau des Palastes

I) Anat und Baal beschließen nun einen Umweg über Aschirat, der Gattin des El einzuschlagen. Bei Koschar und Chasis bestellen sie Geschenke für die Göttermutter. Viel Silber und Gold wird geschmolzen, damit ein Thron, ein Bett, ein Tisch und schließlich eine Schale hergestellt werden können.

II) Aschirat »vom Meer« – so wird sie meist genannt – macht sich zurecht, um ihrem Mann, dem Göttervater El, zu gefallen. Als sie Anat und Baal kommen sieht, wird sie von Angst überfallen, sie schlottert und zittert am ganzen Körper und fragt sich: »Sind sie gekommen, um mich und meine Söhne zu erschlagen?« Doch als sie all das Gold und Silber sieht, freut sie sich über die Geschenke und gibt ihren Fischern den Auftrag, ein großes Netz ins Meer, in Yamm, zu hängen.[14]

III) Doch Aschirat möchte wissen: »Warum beschenkt ihr mich, die Aschirat vom Meer? Habt ihr schon El, den gütigen Stier, beschenkt?« Worauf Anat antwortet: »Wir wollen erst einmal dich beschenken, um dich gütig zu stimmen.« Und gemeinsam essen sie und trinken Wein.

IV) Aschirat vom Meer reist zusammen mit ihren Dienern auf einem Esel zu El, begleitet von Anat. Baal kehrt auf seinen Berg Zaphon zurück. Als El Aschirat sieht, lösen sich die Falten seiner Stirn, und er lacht. Er stampft mit seinen Füßen auf dem Schemel und schnalzt mit seinen Fingern. Und da sie schon lange unterwegs ist, bietet er ihr ein großzügiges Mahl an sowie Wein aus goldenen Bechern – das Blut aus den Weinreben. Und Aschirat preist seine Weisheit und seinen Gerechtigkeitssinn und fügt hinzu: »Der allmächtige Baal ist unser König und Richter. Alle bringen ihm Geschenke und den Becher.« Doch El reagiert brüsk, indem er erklärt, es gebe kein Haus für Baal und seine drei Töchter: »Bin ich etwa der Sklave und Diener der Aschirat?«

V) Doch dann besinnt sich El und verfügt: »Man baue für Baal ein Haus wie sonst für die Götter.« Und Aschirat bestimmt, daß Baal in Zukunft über Regen und Sturm, über Wolken und Blitze verfügen soll. »Das Haus der Zedern soll man für ihn vollenden.« Aus den Bergen sollen Silber, Gold und feinste Edelsteine für diesen Palast hergebracht werden.

Da freut sich Anat, stampft mit ihren Füßen und fliegt von der Erde weg zum Berg Zaphon, dem Aufenthaltsort des Baal. Baal freut sich über diese Botschaft, läßt Koschar und Chasis kommen und gibt ihnen den Auftrag, daß schnell ein Palast gebaut werden soll auf seinem Berg Zaphon. Die beiden fragen ihn, ob sie nicht ein Fenster einbauen sollen. Doch Baal will einen fensterlosen Palast.

VI) Eine zweite Frage der beiden wird gleich beantwortet: Baal will kein Fenster in seinem Palast, damit seine Töchter nicht entfliehen und nicht geraubt werden können. Und während der ganzen Zeit des Baus, während sieben Tagen, brennt ein Feuer, tagsüber wie nachts. Und als am siebten Tag der Palast beendet ist, da wird das Feuer entfernt.

Baal schlachtet viel großes und kleines Vieh und lädt die siebzig Söhne der Aschirat zu einem Fest ein.

VII) Während die Götter sich an Speise und Wein erlaben, verläßt Baal seinen Berg Zaphon, er geht von Stadt zu Stadt, um sie zu erobern: 66 Städte, 70 Orte erschlägt er, 80, ja 90 Städte vertreibt er. Siegesgewiß kehrt er in seinen Palast zurück und erklärt dem Koschar und Chasis triumphierend: »Noch heute soll ein Fenster eingebaut werden in meinem Haus.« Als die Öffnung mitten im Palast angebracht ist, öffnet Baal einen Spalt in den Wolken und läßt seine heftige Stimme erschallen, die die Erde erzittern läßt. Baal ruft: »Ich möchte zum Verschlossenen eilen!« Und seine Feinde suchen Zuflucht in den Wäldern und in den Abhängen der Berge. In seinem Übermut beschließt Baal, seine Diener zum göttlichen Mot, dem Tod, dem Geliebten des El, zu schicken. Mot möge ihn einladen in seinen Schlund, er möge ihn verbergen in seiner Speiseröhre. »Ich allein herrsche als König über die Götter. Ich allein kann die Menschen sättigen auf der Erde.«

VIII) Baal gibt seinen Dienern genaue Anweisungen, wie sie in die Unterwelt gelangen können. Dort sollen sie Mot in seiner Stadt Humaraya aufsuchen – was wörtlich »ein tiefes Loch« bedeutet. Sein Thron befindet sich in einer Grube voller Schmutz. »Aber hütet euch, dem Mot zu nahe zu kommen, sonst werdet ihr wie ein Zicklein in seinem Rachen zerrissen.« Und Baal will, daß Mot von der Beendigung seines Palastes informiert wird: »Ich möchte ihn einladen zu einem Fest, gemeinsam mit meinen Brüdern.«

Die fünfte Tafel: Abstieg in den Rachen des Mot und die Niederlage Baals

I) Als die Diener aus der Unterwelt von Mot wieder zurückkehren, bringen sie Baal die Botschaft: »Du hast die flüchtig gewundene Schlange mit den sieben Köpfen geschlagen und vernichtet.[15] Ich aber will dich gefangensetzen, dich verzehren und in Stücke reißen. Und du wirst hinabsteigen in den Rachen des göttlichen Mot.« Und dieser Schlund wird wie derjenige eines Löwen in der Wüste beschrieben, wie derjenige eines Wals im Meer. Wie die Quelle, welche die wilden Tiere anzieht.

II) Während der Rachen des Mot geöffnet ist, berührt eine Lippe die Erde, die andere den Himmel, die Zunge die Sterne. Und jemand prophezeit, wenn Baal sein Inneres betreten wird, in seinen Rachen steigt, wird er wie eine feuergetrocknete Olive verschlungen werden. Baal wird dem göttlichen Mot zurufen: »Mach dich auf, Geliebter des El. Beeil dich, oh göttlicher Mot. Ich bin dein Sklave auf ewig.«[16]

V) Vor dem endgültigen Abstieg in die Unterwelt gibt die Sonne dem Baal die letzten Anweisungen, er solle seine Regenwolken, seine Blitze und Winde mitnehmen. Und ebenso seine Töchter. »Wende dich zum Zwillingsberg, heb ihn hoch und steig ein ins ›Haus der Freiheit‹. Sei gezählt zu denjenigen, die in die Unterwelt hinabsteigen. Und die Götter werden wissen, daß du tot bist.«[17]

Und Baal gehorcht, doch bevor er absteigt, liebt er als Stier eine junge Kuh im »Feld des Todesflusses«. Er beschläft sie 77mal, 88mal läßt sie ihn aufsteigen. Und die Kuh empfängt und gebiert ein Stierkalb.

VI) Nun kommen zwei Diener zu El und berichten, wie sie das ganze Land durchstreiften und schließlich zum »Land des Glücks«, dem »Feld des Todesflusses« gekommen sind. Dort haben sie Baal getroffen, wie er zu Boden gefallen war. »Baal ist tot.« Da steigt El von seinem Thron herunter, streut Asche auf seinen Kopf, bekleidet sich mit Linnen und zerkratzt die Haut mit einem Stein. Er fügt seinem Kinn und seinen Wangen tiefe Wunden zu und zerpflügt Oberarme, Brust und Rücken wie einen Garten. Und dann schreit er: »Baal ist tot.« Und er beschließt, zu ihm in die Unterwelt abzusteigen.

Die sechste Tafel: Erlösung aus der Unterwelt und »Sieg« des Baal über Mot

I) Wie El fällt auch Anat in tiefste Trauer und Verzweiflung – sie trinkt sich satt an ihren Tränen wie am Wein. Mit der Sonne Schapasch steigt sie in die Unterwelt hinab, und Schapasch hilft ihr, die Leiche des Baal auf ihre Schulter zu heben. Und Anat begräbt ihren Bruder auf dem Gipfel des Berges Zaphon. Weil Baal unrein ist, läßt sie eine große Anzahl von Tieren für ihn schlachten. Anschließend begibt sie sich zu El und ruft: »Aschirat und ihre Söhne können sich freuen, denn Baal ist tot.« El will nun einen der Söhne der Aschirat zum König machen. Die Göttermutter schlägt Aschtar vor[18], dessen Füße allerdings nicht den Fußschemel, dessen Kopf nicht das Ende des Thrones erreichen. Und Aschtar meint:

»Ich will nicht herrschen auf dem Berg Zaphon« und steigt wieder vom Thron herunter.

II) Der »Mutterschoß« Anat[19] ist immer noch untröstlich über den Verlust ihres Geliebten: »Wie das Herz der Kuh an ihrem Kalb, das Herz des Mutterschafes an ihrem Lamm, so hängt das Herz der Anat an Baal.« Und abgestiegen in die Unterwelt packt sie den Mot an seinem Kleid und ruft: »Gib mir meinen Bruder wieder zurück.« Mot antwortet und erzählt, wie er nach Menschenfleisch hungernd in der Unterwelt umhergestreift ist. Doch als er das »Land des Glückes«, das »Land des Todesflusses« erreichte, da traf er den allmächtigen Baal und hat ihn wie ein Lamm mit seinem Rachen zerrissen. Und wiederum verdunkelt sich die Leuchte der Götter, Schapasch. Da spaltet die Anat den Mot mit einem Schwert. In einem Sieb schüttelt sie ihn, mit Feuer verbrennt sie ihn, mit einem Mühlstein zermahlt sie ihn, und sät ihn schließlich auf das Feld aus. Und sein Fleisch wird von den Vögeln gefressen.

III) Anat befragt ein Traumorakel und erhält als Auskunft: Wenn El, der Gütige, träumen wird, daß es im Himmel Öl regnet und in den Bächen Honig fließt, dann sei Baal noch am Leben. Und genau einen solchen Traum hat El, und er freut sich, daß Baal noch am Leben ist.

IV) Anat geht mit Hilfe der Sonne Schapasch auf die Suche nach Baal.

V) Baal sitzt wieder auf seinem Königsthron[20]. Doch nach sieben Jahren kehrt Mot zurück und beklagt sich bitter über sein Schicksal und wie er zerstückelt worden ist, über die Felder zerstreut und ins Meer ausgesät – all dies hat er wegen Baal erleiden müssen. Und er fordert von ihm seinen Bruder zum Fraß, damit sein Zorn sich beruhigen könne.

VI) Doch Baal gibt ihm sieben eigene Brüder. Als Mot dies zu spät merkt, entbrennt der Kampf zwischen den beiden aufs neue. Und beide sind sie stark. Wie zwei Wildstiere stoßen sie aufeinander. Wie zwei Schlangen verbeißen sie sich ineinander. Beide gehen zu Boden. Doch dann greift die Sonne Schapasch in den Kampf ein und ermahnt den Mot, sich nicht zu erdreisten und gegen den allmächtigen Baal zu kämpfen. El würde die Stütze seines Thrones umstürzen und seinen Richterstab zerbrechen. Da wird der Mot von Angst und Furcht ergriffen und ruft: »Baal soll auf dem Königsthron Platz nehmen, ewig soll er König sein.« Mit einer Hymne der Anat auf die Sonne Schapasch endet das Epos.

Der Tod als Symbol für die Geburt – der Kampf gegen Mot

Eine Geburt wird im alten Ugarit somit als Sterben erlebt. Der Abstieg Baals in Mots Rachen, also in den Tod, ist ein Symbol für die Geburt. Vor diesem Hintergrund kann der Palastbau als die Zeit der Schwangerschaft verstanden werden. Denn ein Raum, ein Haus, ein Tempel oder ein Palast ist immer ein Symbol für den schwangeren Bauch, wie Fodor, Mott und Stricker nachgewiesen haben. Eine Öffnung in einem Haus oder einem Raum bedeutet die Geburtsöffnung, und es wird verständlich, warum der göttliche Architekt Koschar[21] ein Fenster in den Palast einbauen will. Doch ein Baby hat Angst vor der Geburt, es möchte nicht zu früh geboren werden. Deswegen wehrt sich Baal vehement gegen den Einbau des Fensters.[22] Anschließend begibt er sich auf die Erde und erobert »66 Städte, 70 Orte erschlägt er, 80, ja 90 Städte vertreibt er«. Die Zahlen entsprechen der Zählung der Schwangerschaftsmonate.[23] Nach neun Monaten wird es einem Fötus im Schoß seiner Mutter zu eng, so daß die Geburt unmittelbar bevorsteht: Koschar und Chasis erhalten den Befehl, ein Fenster in den Palastneubau einzubauen. Siegesgewiß schickt Baal seine Boten zu Mot und bittet ihn, er möge ihn in seinen Rachen einladen: Der Fötus ist bereit zur Geburt.

Nun werden uns auch die Anweisungen der Sonne Schapasch verständlich, die dem Baal erklärt, wie er in die Unterwelt eindringen soll. Er muß sich zuerst zum Zwillingsberg begeben. Ein Baby erlebt immer einen großen Druck, einen »Kampf«, wenn es sich mit seinem Kopf in das Becken der Mutter zu schieben beginnt. Aber der Kopf hat nicht immer genug Platz zwischen den beiden Beckenschaufeln oder -knochen. Es muß seinen Kopf um 90 Grad drehen, um durch die enge Beckenöffnung zu gelangen – eine harte Arbeit. In mythischen Erzählungen gibt es fast immer einen Zwillingsberg dort, wo die Sonne am Abend unter- und am Morgen wieder aufgeht – auch in Sumer und Babylon: Er stellt die beiden Beckenknochen des mütterlichen Schoßes dar, wie ich glaube. Und Schapasch gibt dem Baal weitere Anweisungen: Heb den Zwillingsberg hoch und erreiche so das »Haus der Freiheit«! – Ich glaube, die Symbolik muß nicht weiter gedeutet werden.

Mot wohnt in der Stadt Humaraya, was übersetzt »tiefes Loch« bedeutet. Sein Thron befindet sich in einer Grube voll Schmutz, voll wäßrigem Morast. Und Baal rät seinen Boten, die Mot aufsuchen, ihm nicht zu nahe zu treten, sonst würden sie von ihm wie Lämmer verspeist. Mot selbst beschreibt seinen umersättlichen Hunger nach Menschenfleisch. Der Abscheu und der Ekel und die tiefsitzende Angst der damaligen Völker vor diesem Geburtsvorgang wird damit eindrücklich geschildert.

Baal – wie jedes Baby bei der Geburt – muß in diesen Schlund absteigen, der als Rachen eines Löwen beschrieben wird oder als Rachen eines Wals. Eine Lippe berührt dabei die Erde, die andere den Himmel[24], und die Zunge des Mot berührt die Sterne.[25]

Baal wird von diesem Rachen wie eine feuergetrocknete Olive verschluckt. Aber als er in diesem Rachen eingestiegen ist, erwacht seine Angst und Panik, und er ruft dem Mot zu: »Ich bin dein Sklave für immer«. Dies ist die Angst eines Babys: »Da komme ich nie mehr raus. Ich stecke fest.«

Wir können nun den Sieg des Baal über die flüchtig gewundene Schlange mit den sieben Köpfen verstehen (Beginn der 5. Tafel): Sie ist ein Symbol der Nabelschnur, vergleichbar mit der Schlange Apophis, die von Re geköpft wird (siehe S. 17). Die drei Töchter des Baal, die alle mit Tau, Wasser und Regen in Verbindung stehen, sind Symbole für die drei Blutgefäße in der Nabelschnur.

Auf ein weiteres Detail möchte ich noch besonders hinweisen: Als Baal in die Unterwelt absteigt – »ins Land des Glückes, ins Feld des Todesflusses« –, da sieht er eine junge Kuh, und er verwandelt sich in einen Stier und begattet die Kuh 77mal, die Kuh läßt ihn 88mal aufsteigen. Und die Kuh gebiert einen Zwilling, ein Stierkalb.[26] Dieser Abstieg in die Geburtsöffnung bedeutet nicht nur den Ausgang ins »Haus der Freiheit«, sondern es ist auch die weibliche Geschlechtsöffnung, nach der die Männer ewig begehren, wieder einzudringen. Entsprechend repräsentiert der »Schlund« oder »Rachen« des Mot als »Land des Glückes« auch die Sehnsucht des Mannes nach der Rückkehr in den Mutterschoß während des Geschlechtsaktes – dargestellt durch die sexuelle Gier des Baal, der 88mal seiner Kuh beiwohnt. Im Schlund des Mot ist die Sehnsucht des Mannes nach »ewiger Ruhe«, nach dem ozeanischen Gefühl des Getragenwerdens, nach dem Erleben von Wärme und Geborgenheit im Mutterschoß gestillt.

In der Traumdeutung stellt eine sexuelle Begegnung auf der tiefsten Ebene immer die enge Verbindung des Mannes mit der Plazenta dar –

sein Geschlecht ist auch ein Symbol der Nabelschnur – so erläutert Francis Mott 1964.

Der Abstieg in die Unterwelt ist ein Ereignis größtmöglichen Glücks – aber gleichzeitig ist dies auch das »Feld des Todesflusses«: Dort wo ein Mensch die tiefsten Ängste erlebt, ja Todespanik ausgestanden hat, als er während der Geburt dort herausgekommen ist, als er sich wie ein »Sklave für immer« in den Händen des Todes empfunden hat. Das »Land des Glücks«, das »Feld des Todesflusses« ist ein treffendes Bild für die tiefste Ambivalenz eines Mannes: für sein sexuelles Begehren der Frau und gleichzeitig seine größtmögliche Angst vor ihr.

Mot besiegt Baal. Aber unser Held kehrt schließlich aus der Unterwelt zurück, nachdem der Tod durch seine Schwester und Geliebte Anat bezwungen worden ist. Doch seine »Königsherrschaft« dauert nicht ewig: Mot kehrt nach sieben Jahren zurück und wird auch in Zukunft immer wieder kommen, um seinen Tribut zu fordern. Ich meine, dieser Schluß des Mythos ist eine Darstellung, durch die alle Menschen immer wieder in der einen oder anderen Form – ein Leben lang – an ihr Trauma der Geburt erinnert werden, mehr oder weniger heftig.

Die Bedeutung der Anat

Anat, die Schwester und Geliebte des Baal, trägt den Beinamen »rhm«, was Mutterschoß oder Uterus bedeutet.[27] Mott (1964) hat zudem gezeigt, daß die beiden Begriffe »Schwester« oder »Frau« auf der tiefsten Ebene als Plazenta verstanden werden können. Zwischen Plazenta und Mutterschoß haben die alten Völker letztlich nicht so genau unterschieden, die beiden sumerischen Begriffe können für dasselbe stehen. Anat, die in ihrer fürsorglichen Liebe keinen Schritt von ihrem Geliebten Baal weicht, kann als nährender Mutterschoß gedeutet werden, und Baal ist ihr Baby.[28]

Die alten Völker wußten natürlich, daß mit dem Einsetzen der Schwangerschaft die Regelblutung einer Frau aufhört. Durch das Blut wird jetzt die Nahrung dem wachsenden Baby zugeführt. Damit bekommt das Blutbad der Anat einen anderen Sinn, eine neue Bedeutung: Anat, welche unermüdlich gegen zwei Städte kämpft und sich mit den abgeschlagenen Köpfen und Händen der Krieger schmückt, bis sie knietief im Blut waten kann: Ein Baby muß während der Schwangerschaft ernährt werden – sein Hunger und sein Durst sind unersättlich. Deswegen wird zu Beginn der dritten Tafel erzählt, daß Baal einen so großen Becher bekommt, den er mit beiden Händen halten muß. Er trinkt tausend, ja zehntausend solcher Becher voll Wein, »das Blut des Rebstockes« – ein Bild für den unersättlichen Hunger und Durst eines Babys im Bauch seiner Mutter.[29]

In der Mythologie der Völker gibt es zahlreiche solche Anatgestalten, wie etwa die aztekische Coatlicue, deren berühmte Statue im Museum für Anthropologie von Mexico City steht. Coatlicue, die Mutter Erde[30], ist mit einem Rock aus gewundenen Schlangen bekleidet und trägt ein Halsband mit den abgeschlagenen Händen und Herzen ihrer Feinde. Ihre Hände sind wie zwei Schlangenköpfe, ihre Füße zwei mächtige Jaguarpranken. Ihr Kopf ist abgeschnitten und aus dem Halsstumpf ragen zwei Klapperschlangen, deren Köpfe gegeneinander gerichtet sind – ein Symbol für die aus dem Kopf pulsierenden Blutströme. Coatlicue ist die Mutter des Kriegsgottes Huitzilopochtli, Symbol der Sonne, oberster Gott der Azteken, und für diesen sind all die Menschenopfer dargebracht worden zur Erhaltung der Götter und der kosmischen Ordnung.

Der Mythos der Coatlicue

Coatlicue reinigt eines Tages den Tempel oder den Schlangenberg. Da fällt ein Büschel Federn in ihren Schoß. Als sie die Federn nach der Reinigung des heiligen Ortes sucht, findet sie sie nicht mehr. Jetzt weiß sie, daß sie schwanger ist. Dabei hat Coatlicue schon 400 Söhne, die Sterne und eine Tochter, Coyolxauhqui, geboren. Bedingt durch ihre erneute Schwangerschaft wird Coatlicue von ihren Kindern gedemütigt und bedroht. Ein Komplott, sie zu töten, wird geschmiedet. Huitzilopochtli beruhigt seine Mutter aus dem Innern des Bauches heraus. Doch dann erfolgt der Angriff: Coatlicue wird enthauptet – die beiden Klapperschlangen bedeuten die zwei Blutströme, die aus ihrem Kopf herausschießen. Huitzilopochtli springt bewaffnet aus ihrem Schoß und tötet als erstes mit seiner Waffe Xiuhcoatl – wörtlich: *feurige Schlange*, eine Darstellung der Nabelschnur – seine Schwester

Coyolxauhqui. Dann tötet er die meisten seiner 400 Brüder – im gängigen Verständnis der Mythologie: die Sonne, welche die Sterne zum Verschwinden bringt.

Wenn auf den aztekischen Pyramiden Kriegsgefangene geopfert wurden, indem man ihre Herzen bei lebendigem Leib herausriß, galt das als Besänftigung, als notwendiges Opfer für den Sonnengott. Das Herabstürzen des toten Körpers über die steilen Treppen der Pyramide wurde von den Azteken als öffentliche Demütigung und Fall der Coyolxauhqui erlebt, der Schwester des Huitzilopochtli und als ein Symbol der Plazenta.[31]

Die Menschenopfer bei den alten Azteken haben somit eine starke innere Verbindung zur Geburt. Vergessen wir nicht, daß die Sonne ein verbreitetes Symbol für den Fötus darstellt[32] – und diese Menschen wurden dem Sonnengott Huitzilopochtli geopfert. Das Herausreißen des Herzens bei lebendigem Leib ist eine Symbolhandlung für das »Herausreißen« des Babys aus dem Mutterschoß bei der Geburt. Der Körper der geopferten Menschen wurde häufig mit weißer Farbe angemalt, ihr Haar wurde abgeschnitten, und statt dessen wurden ihnen weiße Flaumfedern auf den Kopf geklebt: Symbol des weißen Kaseins, mit dem ein Baby auf die Welt kommt.

Wie groß muß ursprünglich die Angst und als Reaktion darauf die Wut und das Gefühl des Verletztseins bei den Azteken gewesen sein, daß sie bei ihren Opferriten immer wieder ihrer Geburt gedachten. Wieviel Panik müssen die aztekischen Babys beim Durchtritt durch den Geburtskanal und während ihrer Schwangerschaft erlebt haben, daß sie eine ewige Quelle ihrer »Kriegslust« geworden ist?[33]

Yamm, das Urmeer als Symbol für das Fruchtwasser

Dem Kampf gegen Mot geht die Auseinandersetzung und der Streit mit Yamm voraus. Yamm ist kosmogonisch gesehen das Urgewässer, das Urmeer am Beginn aller Zeiten, als unsere Welt entstanden ist. Und dieser Kampf mit Yamm ist eng verbunden mit dem Palastbau, mit dem Entstehen des Tempels für Baal. El hat zu Beginn den Befehl an den göttlichen Architekten Koschar – die weibliche Form davon ist Koscharat: die Geburtsgöttin – gegeben, schnell einen Palast zu bauen. Doch kaum ist der Befehl erteilt, da läßt der Göttervater El den Baal im Stich und übergibt den offensichtlich erst im Bau befindlichen Palast seinem geliebten Sohn Yamm mit dem Auftrag, Baal vom Thron seines Königtums zu vertreiben wie ein Vogel aus seinem Nest (vgl. erste Tafel). Darauf antwortet Baal dem El: »Ich weiß, du willst mich einsperren, mich binden zwischen den Steinen.«

Zu Beginn der zweiten Tafel eskaliert dieser Streit, so daß El in der Götterversammlung zu den Boten des Yamm öffentlich erklärt: »Baal sei dein Sklave, Yamm, Baal sei dein Gefangener.« In der nächsten Szene scheint der alte Palastbau – auf dem Berg Zaphon – aufgegeben zu werden: Yamm möchte einen neuen Palast im bitteren Feld, in der Mitte des Meeres, im Dunkeln. Und El fügt an: »Laß Baal sterben im tiefsten Meer.«

Es geht in all diesen Textpassagen um den Beginn des Palastbaus, in meiner Deutung: um den Beginn der Schwangerschaft, während Yamm als Urgewässer ein Bild für die Amnionflüssigkeit ist, in der das Baby während neun Monaten im Bauch der Mutter heranwächst und die bei der Geburt wie eine Flut von Wasser hervorbricht. Die alten Völker müssen sich immer wieder Gedanken gemacht haben über den Beginn der Schwangerschaft, über die Entstehung des Fruchtwassers – so wie sie immer wieder gerätselt haben über den Beginn der Welt, den Uranfang unserer Erde. Und in den Mythologien der Welt taucht die Erde häufig aus einem Urmeer auf. Bei den Indianern Nordamerikas etwa schickt der Schöpfergott verschiedene Tiere, um auf den Grund des Meeres nach ein paar Sandkörnern zu tauchen, aber es gelingt immer erst dem dritten Tier, ein paar Erdkrumen mitzubringen, aus denen dann die Erde entsteht, indem sich die Erdkrumen schnell vermehren und ein Festland im Urmeer bilden. Ganz offensichtlich ist diese Art Schöpfung der menschlichen Entstehung eines

Babys im Mutterbauch, in der Amnionflüssigkeit, nachempfunden. Mikrokosmos und Makrokosmos werden von den alten Völkern immer wieder miteinander verglichen: die Entstehung eines Menschen einerseits und die Entstehung der Erde, unserer Welt andererseits.[34]

Die Menschen von Ugarit scheinen sich offenbar die Frage gestellt zu haben: Was ist zuerst – die Amnionflüssigkeit oder das Baby? Für *wen* wird dieser schwangere Bauch, der Palast gebaut? Natürlich für das Baby, den Fötus, für Baal. Aber scheinbar haben die alten Kanaanäer den Beginn der Schwangerschaft als eine große Hilflosigkeit des Babys erlebt – der Fötus als ein »Sklave, ein Gefangener des Meeres«, der Amnionflüssigkeit. Baal weiß genau: Ich bin jetzt ein »Gefangener im Fluß« – das Meer Yamm wird im Mythos immer wieder mit dem Beinamen »Richter Fluß« genannt. Und El spricht es klar und deutlich aus: »Baal soll sterben in der Mitte des Meeres.«

Baals Kampf ist von Anfang an ein Kampf gegen Yamm, die Amnionflüssigkeit. Sie beide bedrohen sich gegenseitig, und beide kämpfen um die Gunst des El. Baal wird zwar zu Beginn ein Palast versprochen, aber der Göttervater El läßt ihn bald fallen, um seinen eigenen, den geliebten Sohn Yamm, zu unterstützen – Baal ist ja der Sohn des Getreidegottes Dagan. Und im Laufe dieses Ringens wird Baal langsam schwach, er durchleidet einen Todeszustand. Seine Angst und Panik werden immer heftiger – er spürt, daß er im Meer verfaulen soll (vgl. zweite Tafel). Und schließlich landet er völlig unterlegen unter dem Thron des Yamm. Baal ist am Ende seiner Kräfte.

Erst der göttliche Architekt und Schmied Koschar und Chasis bringen ihm dann die beiden magischen Waffen, die sich wie ein Raubvogel in seinen Händen bewegen und auf Yamm einschlagen. Der ersten hält Yamm stand, vor der zweiten Waffe, die ihm einen Schlag auf den Schädel, zwischen die Augen versetzt, geht die Amnionflüssigkeit »auf die Knie«. Yamm wankt und fällt. Und Baal vernichtet ihn.

Natürlich kann ein Baby ohne die Amnionflüssigkeit nicht leben: Es befindet sich bis zur Geburt in diesem »Urgewässer«. Yamm ist zwar besiegt durch die Hilfe der männlichen Gestalt der Geburtsgöttin Koscharat: Koschar hat ihm die Waffe angefertigt, und ohne die »männliche Geburtsgöttin« wäre Baal unterlegen. Aber diese Bedrohung geht nie zu Ende, wie auch die Bedrohung durch Mot, der alle sieben Jahre wiederkommen wird. So ist Yamm zwar besiegt und »zerstückelt«. Aber dieser Sieg ist nicht endgültig. Ein Baby hat wegen all dieser Unsicherheiten im Mutterschoß – in seinem Palast – Angst davor, zu früh geboren zu werden. Deswegen darf auch kein Fenster – keine Geburtsöffnung – gebaut werden. Im Mythos heißt es: Seine drei Töchter könnten sonst fliehen oder von Yamm geraubt werden: sie sind Symbol der drei Blutgefäße der Nabelschnur des Fötus Baal. Die Bedrohung durch die Amnionflüssigkeit ist somit nie ganz behoben: neun Monate lang.[35]

Die Deutung des Baal-Zyklus möchte ich mit einem Detail abschließen: Was mag Els Botschaft an Baals Schwester Anat: »Liebesfrüchte in den Boden zu legen und Frieden ins Erdinnere zu gießen ...« bedeuten? Könnte dies ein Bild für die Zeugung sein (vgl. erste Tafel, II)? Zu Koschar und Chasis sagt er: »Ich verstehe die Worte der Bäume und das Flüstern der Steine, das Gespräch des Himmels mit der Erde, der Flut in der Tiefe mit den Sternen am Himmel.«

Diese poetisch ausdrucksvollen Bilder – sie berühren den Himmel oben und die Erde unten – sind, so meine ich, Ursymbole der Schwangerschaft. Doch möchte ich diese Bilder nicht auflösen, in entsprechenden Mythen anderer Kulturen müßten erst Parallelen gefunden werden. Vielleicht haben wir auch heute noch keinen »Wortschatz«, noch nicht genügend Bilder, um die ersten Tage und Monate einer Schwangerschaft oder um die Zeugung darzustellen und zu verstehen.[36]

Der hurritische Getreidegott Kumarbi

Wir haben gesehen, daß in den Mythen nicht nur der Geburtskampf, sondern auch die gesamte Schwangerschaft dargestellt wird. In Umrissen will ich das auch anhand der hurritischen Göttergestalt Kumarbi zeigen, weil hier die Schwangerschaft in geradezu grotesken Bildern nachgezeichnet wird. Kumarbi ist ein Schöpfergott, der Vater der Götter und auch der Gott des Getreides.

In der Mitte des 3. Jt. im nördlichen Mesopotamien tauchen die Hurriter auf, bilden aber nie ein zusammenhängendes Staatsgebilde. Das bekannteste Fürstentum ist das Mitanni-Reich in der Mitte des 2. Jt. (siehe Abb. S. 28). Die Hurriter sind kulturell eng mit den Hethitern verbunden, ein Volk, das zu Beginn des 2. Jt. nach Anatolien im

Osten der heutigen Türkei eindringt, dort ein mächtiges Reich aufbaut und 1200 v. Chr. wieder erlischt. Die Mythen der Hurriter und der Hethiter sind in Keilschrift aufgezeichnet. Beide Völker sind somit kulturell durch die Sumerer und Babylonier geprägt worden.

Das Königtum im Himmel

Diesen Mythos will ich kurz vorstellen, um mit der Figur des Gottes Kumarbi vertraut zu machen.[37]

Zwischen *Alalu*, dem Himmelskönig, und *Anu*, seinem Diener, entbrennt nach neun Jahren ein Kampf. Alalu flieht in die Unterwelt, und Anu sitzt nun auf dem Königsthron, während er von Kumarbi bedient wird. Doch neun Jahre später entbrennt ein neuer Kampf, Anu flieht in den Himmel, *Kumarbi* setzt ihm nach und beißt ihm seine Genitalien ab. Anu droht ihm, sich nicht zu früh zu freuen, denn er werde mit drei Gottheiten schwanger gehen – unter anderem mit dem Wettergott – und am Schluß seiner Schwangerschaft den Kopf gegen einen Felsen schlagen. Sofort spuckt Kumarbi das Sperma aus, doch er ist bereits schwanger geworden.[38]

Er sucht nun vier verschiedene Götter auf, die alle Kontakt mit den drei Babys im schwangeren Bauch des Kumarbi aufnehmen, um sie »an der richtigen Stelle« herauszulocken. Ein Fötus verläßt Kumarbi durch den Mund. Ein anderer klagt dem Gott Ea[39], er habe Angst, zerstückelt zu werden, wenn er den schwangeren Kumarbi verlasse, und wählt dann dessen zersprengten Schädel als Ausgang. Daraufhin will Kumarbi von Ea sein Kind zurück, um es sofort zu verschlingen. Ea aber gibt ihm einen Stein, der Kumarbis Zähne verletzt. Er beginnt zu weinen und speit den Stein wieder aus. Seither besteht der Brauch, daß die Menschen während einer Geburt Opfer darbringen, damit dieses schwierige Ereignis für eine Frau schmerzfrei verlaufen kann. Der dritte Gott, der Wettergott, kommt dann schließlich – unterstützt durch die Hebammen und Schicksalsgöttinnen – »an der richtigen Stelle« heraus. Das Ende des Mythos ist nicht erhalten. Aber aus den uns bekannten Geschichten über Kumarbi wird deutlich, daß er von seinem »Sohn«, dem Wettergott Tesub, abgelöst wird, bzw. der Wettergott besiegt seinen Vater – oder besser seine Mutter? – Kumarbi und verjagt ihn vom Thron der Götter.[40]

Das »Königtum im Himmel« kann als ein Eifersuchts-Mythos bezeichnet werden. Auffällig daran ist die Herrschaftsabfolge von neun Jahren, die ich als neun Monate einer Schwangerschaft deute, während der ein Baby unumschränkter Herrscher im Himmel – im Mutterbauch – ist. Nach der Geburt verliert ein Baby dann die erhaltene Gunst und seine Vorherrschaft an das nächste Baby. Die Mutter läßt ihr Baby »fallen«, um sich ihrem neuen Herrscher und »König« über die Götter, ihrer neuen Schwangerschaft, zuzuwenden.

Das Lied Ullikummi

Kumarbi hat seine Herrschaft an den neuen, aufsteigenden Wettergott verloren – jedoch will er seinen Machtanspruch noch nicht aufgeben und zeugt deswegen ein Monstrum: den Ullikummi, der ihm helfen soll, seinen Königsthron zurückzuerobern. Und dieser Ullikummi, dieses Baby im Fruchtwasser, im Urmeer, wird als ein Monstrum geschildert, das nichts sieht, nichts hört und nichts wahrnimmt.

Kumarbi will die Herrschaft nicht an den Wettergott abgeben und zeugt deswegen mit einem riesigen Felsen, den er zehnmal beschläft, in einem kalten See einen Sohn. Dieser soll ihm helfen, die Herrschaft dem Wettergott wieder zu entreißen. Von den Mutter- und Schicksalgöttinnen wird schließlich ein Steindämon auf die Welt gebracht.[41] Und das Baby wird Kumarbi auf den Schoß gesetzt, der sich über dieses Kind freut, es säubert und ihm den Namen Ullikummi gibt, was bedeutet, daß er später zum Himmel aufsteigen soll, um die Stadt Kummiya zu zerstören, die Stadt, wo der Wettergott mit seinem ganzen Gefolge wohnt. Ullikummi soll ihn wie die Ameisen mit dem Fuß zerdrücken, Taschmischu, seinen Bruder, wie ein dürres Schilf knicken, und er soll alle Götter wie Vögel vom Himmel herunterschütteln.

Ullikummi wird in der Unterwelt, der »dunklen Erde« verborgen, wo er von keinem Gott gesehen werden und keine Göttin ihn töten kann. Kumarbi setzt ihn auf die rechte Schulter des Riesen Upelluri[42], welcher das Unterweltmeer beherrscht. Ullikummi wächst mit einer unglaublichen Geschwindigkeit: Schon am fünfzehnten Tag kommt er aus dem Wasser heraus, und das Meer reicht ihm nur noch bis zum Knie, so daß er bald schon den Himmel berühren wird.

Doch eines Tages erblickt der Sonnengott vom Himmel her diesen Riesen im Meer und meldet es dem Wettergott und seinem Bruder Taschmischu. Als die beiden zusammen mit ihrer Schwester Ischtar den Steinriesen im Meer erblicken, kommen dem Wettergott die Tränen. Er ist von Zorn erfüllt. Als erstes versucht Ischtar ihn mit ihrer Schönheit zu betören und ihn mit ihrem wunderbaren Gesang aus dem Meer zu locken. Doch eine große Welle klärt sie auf, Ullikummi sei taub, er könne nichts hören, seine Augen seien blind und er besitze keine Gefühle.[43] Ischtar muß unverrichteter Dinge wieder abziehen.

Da rüstet sich der Gewittergott zum Kampf: Er führt seine beiden Stiere Scheri und Tella vor seinen Streitwagen, salbt ihre Hörner mit feinem Öl und nimmt Regengüsse, Sturmwinde, Blitz und Donner mit auf seinen Wagen. Sein Bruder Taschmischu bindet die beiden Stiere draußen vor dem Toreingang fest. Inzwischen ist der Steinriese neuntausend Meilen groß geworden. Mit seinem Kopf berührt er den Himmel, der ins Beben gerät. Siebzig Götter sind ins Meer gefallen. Ullikummi ist bereits so groß geworden, daß er jetzt draußen vor dem Stadttor von Kummiya wie ein Turm steht. Und Hepat, die Göttermutter und Frau des Wettergottes, wäre beinahe vom Dach gefallen. Sie ist ganz ängstlich, ob der Steinriese wohl ihren Mann, den mächtigen König besiegt und töten wird.

Der Wettergott und sein Bruder Taschmischu gehen nun zu Ea in den Apzuwa[44] und fragen ihn um Rat. Ea geht zu Enlil und steigt dann direkt zu Upelluri in die Unterwelt ab, um ihn zu fragen, was er wisse. Upelluri, der Himmel und Erde trägt, antwortet: »Als man Himmel und Erde auf mir gebaut hat, da ahnte ich nichts. Als sie Himmel und Erde mit einer riesigen Kupfersäge voneinander trennten, da habe ich nichts gespürt. Aber jetzt spüre ich einen Schmerz auf der rechten Schulter.«

Als Ea das vernimmt, geht er zu den alten Göttern und bittet sie um die alte kupferne Säge, mit welcher früher Himmel und Erde voneinander getrennt worden sind. Daraufhin übergibt Ea dieses Werkzeug dem Wettergott und rät, die Füße des Steinriesen unten abzusägen. Und er macht dem Wettergott und seinem Bruder Mut, erneut mit dem Krieg anzufangen. Der zweite Kampf beginnt – da brüllen alle Götter im Himmel den Steinriesen Ullikummi wie die Stiere an. Der Wettergott selbst fährt mit seinem Wagen ins Meer, ausgerüstet mit einem Blitz und der Kampf beginnt erneut. Ullikummi bedroht ihn, er werde Kummiya zerstören und die Götter wie Mehl vom Himmel streuen.

Vom Schluß der Geschichte verstehen wir nur noch, daß Taschmischu seinem Bruder, dem Wettergott im Kampf Mut zuspricht – dann bricht der Text ab. Der Kampf selbst ist nicht mehr erhalten – sicher endet der Mythos mit dem Sieg des Wettergottes.

Eine aufregende Geschichte, in der es um die Entstehung eines Babys im Mutterbauch, um eine Schwangerschaft, geht! Ullikummi, der im Meer zum Steinriesen heranwächst, ist der Fötus im Bauch seiner Mutter. Er spricht nichts, hört nichts und ist gefühllos. Der Text ist vor rund 3500 Jahren aufgezeichnet worden, beschreibt aber ein Phänomen, das auch unsere Babys heute leiden läßt, nämlich daß wir glauben, sie hätten kein Seelenleben, sie würden nichts wahrnehmen, nichts spüren, nichts fühlen. Eigentlich seien sie leblos, sie wachsen nur. Oder wir halten sie wie Hedammu[45] für unendlich gefräßig, weil sie mit ihrem Hunger drohen, die ganze Welt zu vernichten.

Von der pränatalen Psychotherapie her wissen wir, daß dies das Schlimmste ist, was ein Baby erleben kann: nicht wahrgenommen zu werden. Sie sind so hungrig danach, gesehen und geliebt zu werden. Sie möchten die Freude ihrer Eltern spüren. Sie möchten als Menschen und Persönlichkeiten ernst genommen werden und nicht einfach nur ein Stück »Fleisch« oder noch schlimmer: ein Stein sein.

Upelluri, der Riese im Meer, der Himmel und Erde trägt, ist ganz offensichtlich eine Darstellung der Nabelschnur, an die Ullikummi angewachsen ist. Beim letzten Kampf wird der Wettergott dann die Füße des Ullikummi auf den Schultern des Upelluri abschneiden, so wie die Nabelschnur bei der Geburt durchschnitten wird. Und bei diesem letzten Kampf nimmt der Wettergott seinen Blitz als Waffe mit. Er sitzt auf dem Streitwagen, der von seinen beiden Stieren gezogen wird. Ihre Hörner werden mit einem speziellen Öl eingesalbt. Im Kapitel über Gilgamesch werden wir hören, daß der Stier mit seinen Hörnern ein Symbol der Geburt ist, ein Bild für die Geburtsschmerzen, wie sie von einer Frau während der Geburt erlebt werden (siehe S. 177).

Schwangerschaft und Geburt des Ullikummi zu Beginn des Mythos ist wohl ein Symbol für die Zeugung, die Entstehung des Babys. Es wird dann ins Meer der Unterwelt gebracht und dem Upelluri auf die Schultern gesetzt: In der Amnionflüssigkeit des Mutterbauches wird es an die Nabelschnur angeschlossen. Vielleicht könnte der Fels im kalten Wasser eine Darstellung der »Frigidität«, der Gefühlskälte der damaligen Frauen gewesen sein – gesehen durch die Augen der Mythen schreibenden patriarchalen Männer.

Bisher haben wir den Kampf des Helden gegen das Monstrum als einen Geburtsprozeß kennengelernt: Ninurta gegen Asag oder Anzu, Marduk gegen Tiamat. Hier, im Ullikummi-Lied, kämpft der Wettergott mit Blitz und Donner gegen das Monstrum Ullikummi. Den Wettergott mit Regen und Wind, Blitz und Donner haben wir als Symbol des Fötus kennengelernt. Ullikummi selbst ist aber *auch* ein Baby im Bauch seiner Mutter, das während der neunmonatigen Schwangerschaft heranwächst und vor dem Himmelstor steht – vor dem Tor der Stadt Kummiya, in der der Wettergott wohnt: Es steht am Eingang des Beckens und möchte jetzt geboren werden. Und genau dies hat mich zu Beginn verwirrt, der Kampf eines Fötus, des Wettergottes, gegen ein Baby im Bauch der Mutter, gegen Ullikummi. Ein Widerspruch in sich? Ich glaube, wir müssen bereit sein, mit Bildern zu spielen, sie in neue Zusammenhänge zu stellen, je nachdem, welche Geschichte der Mythos uns erzählt. Ganz offensichtlich ist Ullikummi die Darstellung der Schattenseite eines Fötus oder genauer: der Schattenseite der Eltern, seines Vaters. Denn Ullikummi wird nicht geliebt und wertgeschätzt. Er hat nur eine Funktion: seinen Vater Kumarbi zu *rächen*, die Macht, die ihm weggenommen worden ist, wieder zurückzuerobern. Ullikummi wird von seinen Eltern nicht als eine eigenständige Persönlichkeit gesehen und erlebt. Und dieses Kind ist ein Monstrum, ein Ungeheuer aus Stein, das nichts sieht, nichts hört und nichts empfindet.

Im Gegensatz dazu steht der glänzende und strahlende Wettergott, Herrscher über alle Götter und die Welt – die positive Seite eines Fötus. Es ist das Baby, das von seinen Eltern geliebt und wertgeschätzt wird. Und es verkörpert auch den Aspekt eines Babys, das Angst hat vor der bevorstehenden Geburt. So gesehen ist das Lied von Ullikummi ein Mythos über die gespaltene Gefühlswelt eines Babys im Bauch seiner Mutter. Vergleichbar mit Dumuzi, dem Sohn einer gespaltenen Mutter, der verletzten Inanna, Göttin der Liebe und des Krieges. Ullikummi als Mythos stellt die beiden Persönlichkeitsanteile eines Babys während seiner Schwangerschaft dar. Es ist ein Kampf zwischen der strahlenden Seite und der verletzten, traumatisierten und damit »gefühllosen« Seite. Es ist auch der Kampf des Babys ums Überleben.[46]

7. Kapitel
Die Schwangerschaft als Gefängnis – Geburt als Zerstörung und Vernichtung

Fast alle Kulturen kennen eine spezielle Form der Gerichtsbarkeit: das Gottesurteil. Wir kennen es in unserer Kultur vor allem aus den Hexenprozessen im 16. und 17. Jh. Eine der Hexerei angeklagte Frau wird gebunden in einen Fluß geworfen. Ist sie unschuldig, sinkt sie unter; ist sie eine »Hexe«, treibt sie an der Oberfläche. Bei anderen Formen des Gottesurteiles muß ein Angeklagter glühend heiße Gegenstände berühren, ein Objekt aus kochendem Wasser oder Öl herausnehmen oder über glühende Kohlen laufen.

Schon im alten Mesopotamien ist ein solches Gottesurteil durch den Fluß bekannt. Hier nun wollen wir die Nungal-Hymne kennenlernen, welche über eine solche Stätte des Gerichtes handelt. Und eindrücklich ist die Nungal-Hymne deswegen, weil sie praktisch ein Todesurteil über ein Baby und über eine Frau mit einer schwierigen Geburt ist.

Nungal-Hymne[1]

Die Göttin Nungal ist die Herrin des *Ekur*-Tempels, des Heiligtums des obersten Gottes Enlil in seiner Stadt Nippur. Doch in der Hymne wird noch eine zweite Göttin erwähnt, die Ninegalla in ihrem Heiligtum *Egal*. Ninegalla ist häufig ein spezieller Name für Inanna. Und Egal bedeutet königlicher Wohnsitz, Palast, heiliger Ort oder Haus des Lebens.[2] Dabei sind Ekur und Egal wahrscheinlich zwei Namen für ein und dasselbe Heiligtum, sie sind ein Symbol für die Gebärmutter, für den Mutterschoß. Den ersten Teil dieser Hymne werde ich wortgetreu wiedergeben. Die zweite Hälfte, die teilweise nur bruchstückhaft überliefert ist, fasse ich erzählend zusammen.

Haus, wütender Sturm über Himmel und Erde, welcher gegen die Feinde wütet /[3] Ekur, Haus der Götter/ dessen Inneres Dunkelheit und Furcht verbreitet/ wütendes Meer und Flut, welche hoch emporsteigen/ Falle, welche auf den Bösen wartet/ Haus, welches den Guten beschützt – aus welchem der Schlechte nicht entfliehen kann/ Fluß des Gottesurteils, welches den Gerechten nicht tötet, wohl aber den Bösen aussondert/ Haus, großes Heiligtum, Berg von welchem der Sonnengott Utu sich erhebt und in dessen Inneres niemand eindringen darf/ Gefängnis, welches Strafen zumißt dem Schuldigen/ hier werden Gut und Böse entschieden/ sein *Tor* trägt einen furchteinflößenden Glanz/ seine Schwelle ist ein großer Drachen mit weit offenem Rachen, welcher auf die Menschen wartet/ seine Türpfosten sind wie zwei große Dolche/ sein Laubwerk ein Skorpion, welcher schnell zuschlägt aus dem Staub/ ... sein Tor öffnet sich nicht für den Bösen/ Riegel und Schloß sind wie ein herumwandernder Löwe und eine giftige Schlange/ seine »hohe« Frau ist die strenge Göttin *Nungal*, deren Arme Himmel und Erde bedecken/ sie hat ihre Augen auf dem König in der Versammlungshalle geworfen/ ihre Wachsamkeit hört nie auf./

Egal, Falle, welche auf den Bösen wartet/ erschreckende Flut, welche die Ufer überschwemmt/ die Menschen können nicht seinem Schrekkensglanz (*melam*) widerstehen/ zum Ort, wo Recht gesprochen wird, beugen sich die Götter des Himmels und der Erde herab/ zu *Ninegalla* auf ihrem Hochsitz aus Lapislazuli/ sie lenkt ihre Augen auf den Richter, der die Entscheidungen fällt – sie unterscheidet das Falsche vom Wahren/ der Böse entweicht ihr nicht/ das Tor des großen Hauses ist ein zorniger Sturm, eine Flut, welche jedermann erreicht/ wenn ein Mensch, welcher von seinem Gott mißbilligt wird, dieses Tor erreicht/[4] dann wird er von der Ninegalla der Nungal ausgeliefert, der Aufseherin des Gefängnisses/ dieser Mensch wird mit hartem Griff festgehalten wie ein wilder Bulle/ er geht zum Haus der Klagen/ er wandert in Dunkelheit und verliert die Orientierung/ er ist ohne jede Freundschaft und Hilfe/ sein Tor öffnet sich über eine völlig zerstörte Stadt/ solche Menschen sind wie Sperlinge in den Klauen einer großen Eule/ sie schauen zur Öffnung wie zur aufgehenden Sonne/ sie kennen sich selbst nicht mehr, sie sind sich selber fremd geworden/ das Innere des Tempels ist voll Weinen, Klagen und Schreie/ seine Backsteinwände zerquetschen den Bösen, aber sie gebären den Guten./ Wenn die Zeit des Prozesses im Ekur gekommen ist/ sind die Götter anwesend am Ort der Befragung, am Fluß des Gottesurteiles/ der Gerechte wird vom Bösen getrennt und der Gute wird geboren/ Nungal klammert sich fest am Feind, er hat keine Chance zu entfliehen.

Dann preist sich Nungal selbst[5] und sie erzählt, wie ihr ein großes Schicksal bestimmt ist von den beiden obersten Göttern An und Enlil. Sie hat ihr Heiligtum dort errichtet, wo die Sonne sich erhebt, und sie ist die Herzensfreude der Inanna. Sie hilft der Nintu bei der Geburt eines Babys.[6] Und für das Durchtrennen der Nabelschnur, für das Bestimmen des kindlichen Schicksals kennt sie das günstige Wort. Nungal bezeichnet sich selbst als die Göttin des Landes und als eine mitleidvolle Mutter. Sie beruhigt zornige Herzen und rettet die Menschen vor dem Rachen der Katastrophe.[7] Sie schenkt den Menschen das Leben. Aber ihr Haus des Lebens und der Dunkelheit gebiert nur den Gerechten, der Böse jedoch wird ausgelöscht.[8] Wer diesen Prozeß durchsteht, geht wie durch einen Schmelzprozeß, es ist ein kostbares Metall, gereinigt von jedem Schmutz. Und Nungal gibt einen solchen Menschen an seinen Gott zurück und beide sollen sie loben und von ihrer Größe berichten.

Ein verheerender Text. Doch nähern wir uns dem Inhalt dieser Hymne langsam. Er handelt von der Göttin Nungal, ihrer Helferin Ninegalla und ihren beiden Heiligtümern Ekur beziehungsweise Egal. Stricker hat in *De Geboorte van Horus* gezeigt, daß die beiden Göttinnen und Zwillingsschwestern Isis und Nephtys den weiblichen Schoß, die Gebärmutter symbolisieren.[9] Hier in der Nungal-Hymne geht es um den Tempel Egal: das Haus des Lebens, das auch mit dem Heiligtum Ekur identifiziert werden kann, dem »Haus Berg« (e-kur), hinter dem die Sonne aufgeht. Und der Ekur ist der Tempel und Sitz des Gottes Enlil, den wir als »Gott Nabelschnur« kennengelernt haben.[10] Schließlich sei daran erinnert, daß in der Hymne Nungal der Geburtsgöttin Nintu hilft, ein Baby auf die Welt zu bringen, und Nungal kennt ebenfalls das richtige Wort, um beim Durchschneiden der Nabelschnur ein günstiges Schicksal für den betreffenden Menschen zu bestimmen. Ich glaube, die Symbolik ist eindeutig und klar.

Dieses Heiligtum Egal/Ekur – der mütterliche Schoß – wird schon in der ersten Zeile als wütender Sturm, als Ort der Dunkelheit und Furcht bezeichnet. Natürlich spielt das Tor dieses Tempels eine zentrale Rolle – die Geburtsöffnung, durch welche ein Baby geboren wird. Dieses Tor, so die Hymne, trägt einen furchteinflößenden Glanz, einen Schreckensglanz (*melam*), seine Schwelle ist der weit geöffnete Rachen eines großen Drachen. Seine Torpfosten sind wie zwei große Dolche. Und diese Öffnung – wo die Sonne aufgeht! – wird mit einem Skorpion verglichen, der schnell und unvorhergesehen aus dem Staube zuschlägt. Riegel und Schloß schließlich sind wie ein Löwe oder eine giftige Schlange – Tierbilder, die uns beim Geburtsvorgang immer wieder begegnen. Und dieser zornige Sturm und die tobende Flut erreicht alle Menschen – sie alle müssen durch dieses Tor. Dort wird ein Mensch wie ein Bulle festgehalten,[11] hier herrscht Dunkelheit und Orientierungslosigkeit. Ein Mensch in einer solchen Geburtssituation wird sich selber fremd, er ist wie ein kleiner Sperling in den Klauen einer großen Eule: chancenlos der Vernichtung preisgegeben. Und sein Tor wird geöffnet, zu einer völlig zerstörten Stadt! Das Innere dieses Tores, dieses Rachens, dieses verschlingenden Schlundes ist voll Weinen, Klagen und Schreie.

Warum habe ich diese Hymne als einen verheerenden Text bezeichnet? Die Geburt wird hier mit dem Ort des Gerichtes, mit dem Fluß als »Richter« beim Gottesurteil verglichen. Es ist der Ort, wo Recht gesprochen wird, wo zur Zeit des Prozesses alle Götter anwesend sind, wo das Gute vom Bösen geschieden wird. Der Gerechte wird beschützt, der Schlechte hat keine Chance zu entfliehen, wie mehrmals betont wird. Das Heiligtum Egal/Ekur ist wie eine Falle, die auf den Bösen wartet. Hier wird dem Schuldigen seine Strafe zugeteilt. Vor allem aber: Das Tor öffnet sich nicht für den Bösen! Die Backsteinmauern zerquetschen ihn, der Gute dagegen wird geboren. Wenn somit im alten Mesopotamien ein Baby ohne oder mit nur wenig Komplikationen auf die Welt kommt, dann wird es als ein »guter Mensch« betrachtet, es ist begleitet von seinem persönlichen Gott. Umgekehrt ist die Situation bei einer schwierigen Geburt oder gar wenn ein Baby feststeckt: ein solches Kind wird von seinem Gott »mißbilligt«, es ist »von seinem Gott verlassen«. Seine schwierige Geburt ist so die gerechte Strafe für sein Schlechtsein – der mütterliche Schoß wird zu einem Gefängnis.

Entsprechend zwiespältig und d. h. ambivalent wird die Göttin Nungal geschildert. Einmal ist sie die Göttin des Landes, die mitleidvolle Mutter, die Menschen vor dem Rachen der Katastrophe rettet, sie beschützt und ihnen das Leben schenkt. Ein andermal hält sie den Bösen fest, gibt ihm keine Chance zur Flucht, verkrallt sich in seinen Körper, er wird wie durch Backsteinmauern zerquetscht und erhält seine gerechte Strafe: die Vernichtung.

Ich möchte diesen Text vergleichen mit dem Bild des Wechselbalges im Mittelalter. Ein Baby, das damals viel geschrien hat und so eine Mutter unter Umständen bis an den Rand der Erschöpfung brachte, ein solches Kind wurde nicht länger als das seiner Mutter erachtet. Es hieß, der Teufel hätte das richtige Baby gestohlen und einen Wechselbalg in die Wiege gelegt. Heute bezeichnen wir ein solches kleines Menschenkind als ein »Schreibaby« und wissen, daß es möglicherweise unter einem Schwangerschafts- oder Geburtstrauma leidet. Im Mittelalter wurde ein solches Baby unter Umständen als ein Teufelskind, als ein Wechselbalg bezeichnet. Seine Existenz war bedroht, eventuell wurde es erschlagen.[12] In der Nungal-Hymne nun geht es nicht um das Weinen des Kindes, sondern um seine Geburt – aber mit einem ähnlichen Hintergrund. Ist ein Kind bei der Geburt bedroht, so wird es als schlecht bezeichnet, es erhält seine gerechte Strafe. Hier gibt es kein Entrinnen. Das Böse muß ausgelöscht und vernichtet werden. Die Geburt als Ort des Gottesurteiles, wo der gute Mensch geboren und der Böse oder Schuldige vernichtet werden muß. Wie ich glaube, eine verheerende Deutung, nahezu ein Todesurteil für eine Frau mit extrem schmerzhaften Wehen, bei einer schwierigen Geburt.[13]

Wir haben in der Nungal-Hymne gehört, wenn das Tor, der Mutterschoß sich endlich öffnet, dann wird das Baby für eine zerstörte Stadt freigegeben. Über diese zerstörten Städte wollen wir nun Näheres hören, darüber gibt es eine umfangreiche Literatur von Sumer bis hin zur Kultur der alten Assyrer.

Klagen über die zerstörten Städte

Schon im 5. und 4. Jt. gibt es die ersten Städte: Eridu und später Uruk. Aber erst im 3. Jt. entsteht in Sumer ein eigentliches Städtezentrum (siehe Abb. S. 28). Zwischen diesen miteinander rivalisierenden Städten kommt es zu Spannungen, zum Kampf um die Vorherrschaft, und der Krieg wird zum treuen Begleiter der zukünftigen Zivilisationen. Städte werden deswegen mit Mauern dick umschlossen und geschützt. Trotzdem ist es immer wieder vorgekommen, daß eine Stadt ihre Vorherrschaft verloren hat. Fremde Truppen sind von außen eingebrochen – Städte wurden zerstört, ein Trauma für eine Bevölkerung, die einem solchen Ereignis zum Opfer fiel.[14]

Klage über die Zerstörung von Sumer und Ur[15]

Wenn die Menschen damals die Eroberung ihrer Stadt haben erleben müssen – mit all den damit verbundenen Ängsten, Panikreaktionen und einer Desorientiertheit –, dann wird damit sofort *auch* ein *altes* Trauma geweckt. Das Trauma der Geburt als völlige Vernichtung und die Traumata eines Babys schon in der Schwangerschaft: seine Verlassenheit und Verzweiflung, seine totale Vereinsamung und schließlich seine tobende Wut. Doch wollen wir zuerst wieder mit den Texten selbst vertraut werden. Diese erste Sumer- und Ur-Klage dreht sich vor allem um die Gestalt des Königs Ibbisin einerseits und die Vernichtung der gesamten Bevölkerung – unterbrochen durch die Bitten des Mondgottes Nanna Sin um die Schonung seiner Stadt beim Gott Enlil.

An, Enlil, Enki und Ninhursag haben das Schicksal für Sumer bestimmt, und ihre Entscheidung kann nicht mehr geändert werden:[16] Die göttlichen Kräfte (*me*) des Landes Sumer sollen umgestoßen werden, ein Sturm soll das Land wie eine Flut verschlingen, Städte und Häuser zerstören, Hürde und Pferch einebnen, Rinder und Schafe sich nicht mehr vermehren. In den Kanälen wird nur noch bitteres Wasser fließen, nur noch Unkraut auf den Feldern wachsen. Die Mutter sorgt sich nicht länger um ihr Kind, der Vater nicht mehr um seine Gemahlin, die Nebenfrau erfreut sich nicht mehr im Schoß des Mannes. Kinder wachsen nicht mehr auf den Knien heran, die Ammen singen keine Schlaflieder mehr. Die Königsherrschaft wird geändert, sie wird außer Landes getragen. Alle großen Götter ziehen ihre Gunst vom Lande *Sumer* zurück, und die Hauptstadt *Ur* soll nicht länger regieren. Es gibt keine Speiseopfer mehr, die Bewohner werden auf feindliches Land vertrieben, Fremde[17] wohnen in ihren Häusern. Ibbisin[18] wird in Gefangenschaft nach Elam verschleppt, und er wird nicht mehr in seine Stadt zurückkehren. Es wird kein Treiben mehr geben auf den Straßen, die Städte und ihre Umgebung werden in Ruinen verwandelt, zahlreich sind die Opfer unter der Bevölkerung. Die Produktion von Milch und Butter wird eingestellt, die Tiere der Städte werden dezimiert, Lebewesen verenden. In den Obst- und Gemüsegärten wird jedes Wachstum zusammenbrechen. Die Stadt Ur, einst ein stolzer und selbstbewußter Bulle, wird ihren Kopf durch das Joch zur Erde beugen.

Damals ließ Enlil einen bösartigen Sturm über das Land ziehen, die Geburtsgöttin Nintu verschloß die Türen der Vorratshäuser, Enki ließ das Wasser von Euphrat und Tigris versiegen, der Sonnengott Utu entfernte jede Form von Gerechtigkeit und Gericht, und Inanna vergab den Sieg im Krieg dem Feinde. Auf das Land Sumer fiel eine Verzweiflung, etwas, das noch niemand gekannt hatte, etwas Namenloses, das nicht zu ergründen war. Das Land war verwirrt durch Angst. Der Gott verließ seine Stadt Ur, sein Schäfer verschwand. Die Leute konnten aus Furcht kaum noch atmen, der Sturm lähmte sie. Und Enlil, der Schäfer, sandte die Gutäer aus den Bergen hinunter, um die Häuser zu zerstören und die Gerechten zu vernichten.[19] Ihre Ankunft im Land Sumer war wie ein Sturm, wie eine Flut, eine dunkle Zeit, Hagelkörner und Flammen. An jenem blutigen Tag wurden die Schädel zertrümmert, Himmel und Erde erzitterten, die Sonne verschwand hinter dem Horizont, Staub legte sich über die Berge. Große Bäume wurden ausgerissen, ganze Wälder entwurzelt. Die Ernte vernichtet, Leichen füllten den Euphrat. Der Vater verließ seine Frau, die Mutter ihr Kind, die Reichen ihren Besitz. Das Königtum wurde geschändet, Ibbisin[20] saß ängstlich und ganz allein in seinem Palast und weinte bitterlich. Die Flut (*amaru*) zerstörte alles, der Sturm brüllte über das Land, wer konnte da noch entfliehen?

Im zweiten Gesang werden etwa dreißig Götter, die ihre Heiligtümer und Städte verlassen, beschrieben. Enlil beispielsweise zerstört seinen Stufenturm Duranki selbst mit einer Streitaxt. Nintu weint bittere Tränen um ihre Geschöpfe, die sie einstmals geschaffen, oder Inanna verläßt ihre Stadt Uruk und läuft über ins Feindesland. Eine endlose Aufzählung von Namen – eine endlose Verlassenheit des Landes Sumer durch die Göttinnen und Götter. Zum Schluß wird auch Dumuzi erwähnt, der wie ein Kriegsgefangener abgeführt wird.

Im dritten Gesang öffnet Enlil dann das große Tor von Ur für den Wind. Niemand mehr sorgt sich um die Ernährung, eine katastrophale Hungersnot entsteht. Tempel und Städte werden zerstört, wogegen keine Waffen helfen. Es herrscht Unzufriedenheit und Verrat. In den Kanälen gibt es kein Wasser, keine Schiffe fahren mehr, dort wächst nur noch Unkraut. Die Kühe sind von ihren Kälbern getrennt und ins Feindesland verschleppt. Es gibt weder Milch noch Butter und Käse. In dieser Situation bittet der Mondgott Nanna Sin weinend seinen Vater Enlil ein erstes Mal: »Oh, Vater, warum hast du dich abgewandt von Ur, der Stadt, welche für dich gebaut worden ist? Die Stadt Ur wurde zu einem Ruinenhügel, deine Stadt Nippur zu einem Ödland. Die Einsamkeit ist unerträglich. Nimm meine Stadt wieder in deinen Arm. Möge Sumer wieder aufgebaut werden.«

Doch Enlil antwortet seinem Sohn Nanna Sin im vierten Gesang: »Zwar höre ich die Klagen in der heimgesuchten Stadt. Aber warum kümmerst du dich um dieses Schreien? Der Wille von An und Enlil können nicht mehr geändert werden. Keine Königsherrschaft dauert unendlich, diese nun ist vollendet. Nanna, verlaß deine Stadt.«

Verzweifelt gehorcht der Mondgott. Zusammen mit seiner Frau Ningal verläßt er Ur – die großen Götter, die Anunna folgen ihnen nach. Die Bäume und das Schilf von Ur sind krank. Plagen erheben sich überall entlang den Stadtmauern, und vor den Mauern herrscht ein Blutbad. Zwar werden alle möglichen Waffen bereitgestellt, Äxte, Speere, Bogen und Schild. Doch nachdem der böse Wind täglich die Stadt angreift, können die Einwohner den Waffen der Feinde nicht länger widerstehen. Wer dadurch nicht umgekommen ist, der stirbt an Hunger. Die Menschen, umgeben von Wasser, ringen nach Atem. Und der König atmet schwer ganz allein in seinem Palast. Da beginnen die Einwohner zu klagen: »Wie lange wird es dauern, bis wir alle sterben durch die Katastrophe? In der Stadt herrscht der Tod, drinnen durch Hunger, draußen durch die feindlichen Waffen. Der Feind hat uns unterdrückt, wir sind verlassen.«

Doch all diese Klagen sind vergeblich. Schließlich wird der Palast durch das heranbrausende Wasser zerstört, die Türriegel herausgerissen. Die Feinde, die Elamiter, sind wie eine heranstürmende Flut, und Ur wird zertrümmert wie ein Tontopf. Die Flüchtlinge sind unfähig zu fliehen, sie werden innerhalb der Mauern gefangen. Und die Feinde zerstören den Ekischnugal, das Heiligtum des Mondgottes Nanna Sin. Die Götterstatuen werden in Stücke gehauen. Den mächtigen Kühen werden die Hörner abgeschnitten, die Bullen werden geschlachtet, gefällt wie Dattelpalmen. Die mächtige Palme wird ausgerissen und wie Schilf zerstört. Das große Tor des Tempels, früher wie ein offenrachiger Drachen und furchteinflößender Löwe – sie sind jetzt mit Seilen gefesselt und wie wilde Bullen werden sie ins Feindesland verschleppt. Der heilige Sitz von Nanna Sin ist wie ein Zedernhain zerstört. Die Türen, Schloß und Riegel sind herausgerissen. Es gibt keine Rechtsprechung mehr. Der heilige Raum des Mondgottes, auf dem nie jemand seinen Blick richten durfte, auf ihn hat der Feind geschaut. Da richtet Nanna Sin seine zweite Bitte an Enlil und fragt ihn, wie lange er noch gedenke, feindlich auf seine Stadt zu blicken, und dazu zieht er seine Trauerkleidung an. Doch diesmal verspricht ihm Enlil, daß Ur wieder aufgebaut werden soll mit Glanz und einem großen Reichtum. Und so kehren der Mondgott und seine Gattin Ningal in ihr Heiligtum zurück.

Im fünften Gesang wird der Sturm gebeten, sich dorthin zurückzuziehen, woher er gekommen sei. Und der Sturm, welcher Sumer zerstört hat, wird gebeten, nun das Feindesland zu zerstören. Und ebenso wird der Hunger gebeten zu verschwinden. Umgekehrt möge es wieder Regen geben und Ernte, Wasser in den Kanälen, Fische im Sumpf. Es möge wieder langes Leben herrschen im Palast, Überfluß im Land. Die Städte mögen wieder hergestellt werden, und die Menschen mögen sich wieder vermehren. Und die Hymne endet mit einem Lob an den Mondgott Nanna Sin.

Fluch über Akkad[21]

Bei diesen Klagehymnen steht der König Naramsin im Zentrum: zuerst ist er – zusammen mit seiner Bevölkerung – glücklich über all den Reichtum und Überfluß, bedingt durch die Anwesenheit der Götter. Nach dem Rückzug ihrer Gunst versinkt die Stadt in Armut, Naramsin in eine Depression, aus welcher er verzweifelt versucht auszubrechen.

Enlil kat Kisch und Uruk zugrunde gerichtet und die Königsherrschaft anschließend an Sargon, König von Akkad übertragen. Gleichzeitig baut Inanna dort ihr Heiligtum und ihren Thron auf, sie überschüttet das Land mit Reichtum, Überfluß und genügend Nahrung und schenkt den kleinen Kindern ein fröhliches Herz. Im ganzen Land herrscht Zufriedenheit und Glück. Auf dem Thron von Akkad sitzt der strahlende König und Schäfer Naramsin.[22] Und Inanna öffnet die Stadttore weit, damit all die umliegenden Völker ihre Güter in die Stadt bringen können. Aber Inanna versteht es nicht, diese Opfergaben anzunehmen. Darauf antwortet Ekur, das Heiligtum von Enlil, mit Schweigen. Zittern und Angst herrschen in der Stadt Akkad – und Inanna verläßt ihr Heiligtum. Nach ihr ziehen auch die anderen großen Götter ihre Gunst und ihr Wohlwollen von der Stadt zurück. So geht das Leben im Heiligtum Akkad zu Ende.

Damals träumt Naramsin, daß seine Stadt wie ein Elefant seinen Nakken auf den Boden legt, wie ein mächtiger Bulle erhebt sein Heiligtum die Hörner, doch läßt er schließlich den Kopf auf den Boden fallen wie ein sterbender Drache. Dem Königtum ist nicht länger ein gutes Schicksal beschieden. Die Tempel zittern, und der Inhalt der Vorratshäuser wird vernichtet. All dies sieht Naramsin klar in einem Traum – aber er spricht mit niemandem darüber, und sieben Jahre verharrt er in dieser Depression. In der Verzweiflung führt er zweimal eine Orakelbefragung durch, um seinen Tempel wieder neu aufbauen zu dürfen, aber das Orakel schlägt seinen Wunsch aus. Um die Meinung von Enlil umzustimmen, versammelt er schließlich seine Truppen und setzt Leitern an gegen den Tempel Ekur, welchen er wie ein großes Schiff zerstören will. Und er bricht dieses Heiligtum auf wie einen Berg, aus welchem kostbare Metalle oder Lapislazuli gewonnen wird. Wie der Sturmgott Ischkur überflutet er die Stadt. Gegen den Tempel setzt er Äxte ein, daß er wie ein toter Soldat zu Boden fällt. Das Heiligtum Ekur wird völlig zerstört, bis die Menschen ins Innere sehen, wo kein Tageslicht je hingefallen ist. All die Reichtümer und Schätze, welche Naramsin findet, läßt er in ein großes Boot verladen und verläßt damit die Stadt.

Daraufhin rächt sich Enlil bitter, indem er die Gutäer aus den Bergen (*kur*) führt, welche das Land wie eine Sturmflut überschwemmen. Ziegen und Kühe werden aus ihren Ställen gerissen. Die Türflügel der Stadt liegen schließlich im Schmutz. Innerhalb der Stadtmauern stoßen die Bewohner bittere Schreie aus. Es herrscht Hunger – Leichenberge türmen sich auf. Klagegeschrei ist überall zu hören. Und Enlil legt sich nieder, ohne zu essen.

Damals versuchen die großen Götter[23] das Herz von Enlil zu beruhigen, indem sie einen furchtbaren Fluch ausstoßen, und zwar wünschen sie, daß die Stadt, welche den Ekur zerstört hat, ein gleiches Schicksal erleidet und bis auf die Grundmauern vernichtet wird. Möge der Lehm dieser Stadt durch Enki verflucht werden und in den *apzu* zurückkehren. Mögen die Menschen sich gegenseitig umbringen, die Eltern ihre Kinder. In dieser Stadt herrsche Hunger, Depression und Angst. Und der Hymnus endet: »Akkad ist zerstört – Inanna sei Preis.«

Klage über die Zerstörung von Ur[24]

Auch in diesem Klagelied verlassen die Götter die Stadt Ur, womit ihre Vernichtung besiegelt ist. Vergeblich versucht die Frau des Mondgottes, die Ningal das Urteil von ihrer Stadt abzuwenden.

Hürde und Pferch wurden aufgegeben, dem Wind überlassen. Alle Städte und Heiligtümer sind im ersten und zweiten Gesang von ihren Göttern verlassen worden.[25] Mehrmals wird dabei wiederholt: »Bitter ist die Klage um dich meine Stadt, wie lange noch muß um dich getrauert werden?« Oder: »Stadt, wie von einem guten Mutterschaf sind deine Lämmer von dir getrennt. Ur, wie von einer guten Ziege sind deine Zicklein umgekommen.«

Im dritten und vierten Gesang beklagt sich die Göttin Ningal[26] bitter darüber, wie ihre Stadt Ur durch den Sturm zerstört worden ist, so daß sie aus Angst nachts nicht mehr schlafen kann. Nur Tränen, Zorn und Verzweiflung sind ihr geblieben. Ur, ihre Stadt und ihr Heiligtum, ist wie ein Viehstall eingerissen und zerstört, alle ihre Reichtümer sind zerstreut. Und Ningal betont, trotz des Beschlusses der Götter zur Zerstörung habe sie ihre Stadt Ur niemals verlassen. Im Gegenteil, sie hat versucht ihr Schicksal nochmals abzuwenden, indem sie An, Enlil und schließlich die ganze Götterversammlung bittet, ihre Stadt zu verschonen, sie nicht zu zerstören, ihre Einwohner nicht zu töten – vergeblich. Das Wort von An und Enlil kann nicht geändert werden.

Im fünften und sechsten Gesang nimmt Enlil den Wind des Überflusses vom Land weg und schickt statt dessen den bösen Wind hin, welcher das Land zerstört. Und dem Sturm geht ein Feuerregen voran. Die Sonne verschwindet. Keine Tränen können diesen Sturm aufhalten, er legt sich wie ein tödliches Schweigen über das Land und zerstückelt es. Schließlich wird die Stadt durch den Sturm allmählich in eine Ruine verwandelt. Im großen Tor liegen Leichen, in den Gassen und auf den Plätzen sind überall tote Menschen aufgeschichtet. Die Männer liegen in ihrem Blut wie damals, als ihre Mütter sie geboren haben. Wer den Waffen des Feindes entfliehen kann, der stirbt an Hunger oder wird durch Flammen umgebracht. Kleine Kinder im Schoß der Mutter werden wie Fische fortgeschwemmt, sie werden den starken Armen der Amme entrissen. Alle Arten von Beziehungen brechen auseinander, Kinder werden von ihren Eltern verlassen. Besitztümer liegen überall zerstreut. Und auch die Göttin Ningal verläßt wie ein ängstlicher Vogel ihre Stadt. Die Vorratshäuser stehen in Flammen. Ekischnugal, das Heiligtum des Mondgottes, ist gänzlich zerstört, und die Feinde hinterlassen die Stadt als einen Trümmerhaufen.

Bitter und bis zum äußersten verzweifelt klagt Ningal im siebten Gesang über das Schicksal ihrer Stadt. Sie sei gezwungen gewesen, ihr

Heiligtum zu verlassen, und habe keine Ruhestätte mehr. Wie ein Fremdling sitze sie jetzt in einer ihr entfremdeten Stadt. Und nochmals wird im Detail diese Zerstörung, wie sie Ningal erlebt hat, beschrieben.

Und ein drittes Mal wird die Zerstörung im achten Gesang beschrieben, nun aus den Augen der Überlebenden oder mit den Worten des Dichters, und zwar mit einem anklagenden Unterton: »Warum, Ningal, hast du deine Stadt verlassen?« »Meine hohe Frau,[27] die Stadt weint um dich, wie um eine Mutter, Ur sucht dich wie ein verlassenes Kind ... Du bist aus deiner Stadt weggegangen. Wie lange willst du wie ein Feind außerhalb deiner Stadt bleiben?«

Im neunten bis elften Gesang wird der Mondgott Nanna Sin gebeten, dieser Sturm möge niemals wieder in die Stadt zurückkehren, möge gänzlich vernichtet werden. Und wenn die Stadt wieder hergestellt ist, soll Nanna Sin gepriesen werden.

Es gibt eine ganze Reihe weiterer solcher Klagelieder über Zerstörungen von Städten. Im 1. Jt. wird dies zu einer beherrschenden Literaturgattung. Mark E. Cohen (1988) hat all diese Klageliteratur in zwei umfangreichen Bänden zusammengestellt.[28] Vielleicht erinnern Sie sich: Ich habe schon im 3. Kapitel über Inanna auf die Parallelität der Klagen über die Zerstörung einer Stadt einerseits und der Trauerlieder andererseits hingewiesen: auf all die Muttergöttinnen, welche ihre verlorenen Kinder oder ihren toten Sohn vergeblich suchen (siehe S. 66 ff.).

Um was kreisen diese Klagen? Gibt es ein Grundmuster in der Zerstörungsliteratur? In erster Linie ist der Gott Enlil die zentrale Figur. Und ebenso wichtig ist seine zerstörerische Wut. Ohne Anlaß bricht sie plötzlich los. Dieser unbändige Zorn Enlils ist das zentrale Thema, Ursache für all die folgende Zerstörung und das damit verbundene Elend. Immer wieder wird betont, dieser Zorn Enlils – sein Wort – ist wie ein Sturm, wie eine Flut, die Hürde und Pferch zerstört oder eine ganze Stadt überflutet. Meist läßt er hierfür Feinde aus den Bergen kommen[29], und das von ihm bestimmte Schicksal ist durch nichts zu ändern. Das Wort von Enlil ist Gesetz. Unumstößlich. In der Klageliteratur aus dem 1. Jt. wird zudem beschrieben, daß er nie schläft, daß seine Augen nie zur Ruhe kommen.

Enlil und sein Zorn ist die eine Seite. Die Kehrseite sind die vielen Göttinnen und Götter, die ihre Heiligtümer, ihre Städte verlassen und ihre Gunst von ihnen zurückziehen. Damit stellt sich die Frage, was war zuerst: der Zorn Enlils oder der Rückzug der Götter? Beides ist möglich. Einmal verlassen die Göttinnen ihre Stadt, und als Folge kommt die Zerstörung, der Zorn des Enlil. Oder aber er tobt und beschließt die Vernichtung und hierauf verlassen die Götter ihre Tempel und Städte. Dabei wird häufig eine fast endlose »Litanei« von Muttergöttinnen und Göttern aufgezählt, die sich zur Flucht entscheiden, oder es wird das Schicksal einer einzelnen Muttergöttin näher beleuchtet, sie kann beispielsweise nicht mehr essen, trinken und schlafen. Wie ein gehetztes Tier wandert sie ziellos in ihrer Stadt umher. Immer wird ihre Entfremdung geschildert, sie fühlt sich wie ein Feind in ihrer eigenen Stadt. Endlose Klagen und Zeichen von Trauer und Verzweiflung werden beschrieben.

Und dann erfolgt die Zerstörung: Wie eine Flutwelle brechen die Feinde durch das Tor in die Stadt. Sie sind wie eine Mischung aus einer unendlich großen Wassermasse und Feuer. Häuser, Paläste und Tempel werden in Ruinen verwandelt. Überall türmen sich Leichenberge auf.

Wer nicht durch die Waffen des Feindes umkommt, der stirbt durch Hunger oder wird ein Opfer der Flammen. Die übrigen werden gefangen und verschleppt. In einem solchen Chaos zerbrechen alle menschlichen Beziehungen. Männer verlassen ihre Frauen, der Bruder seine Schwester, die Mutter das Kind. Es herrscht Angst und Trauer, Schmerz und Schrecken, Panik und Verzweiflung.

Wichtig bei dieser Klageliteratur sind die Tierbilder, hier liegt auch die Nahtstelle zu den Trauerliedern. Während im Stall die Mutter und ihr Junges zusammensein dürfen, werden in diesem Chaos von Zerstörung und Panik Mutter und Jungtier immer getrennt. Das Mutterschaf hat sein Lamm verlassen, die Ziege ihr Kitz, die Kuh ihr Kalb, der Esel sein Fohlen. Oder die Jungtiere werden den Mütter entrissen. Die Mütter erkennen ihr eigenes Kind nicht mehr. Immer wieder wird von der Tötung der eigenen Kinder gesprochen.[30]

Endlos sind die Klagen und die Trauergesten – entweder von der Bevölkerung oder aber von einer einzelnen Muttergöttin. Und diese Klagen werden fast immer abgeschlossen mit den endlos wiederholten Fragen: »Wie lange noch dauert dein Zorn Enlil? Wie lange noch bleibst du fern deiner Stadt?« Und diese Klagegesänge enden regelmäßig mit der Bitte um die Wiederherstellung der Stadt. Und meist wird zum Schluß Glück und Reichtum, Überfluß und Nahrung versprochen. Häuser und Städte sollen wieder aufgebaut werden. Der Sturm wird endgültig verbannt, er soll nie mehr wiederkehren.[31]

Zerstörung als Verlassenheit eines Babys nach seiner Geburt – die Ur-Klage

Bevor ich der Frage nachgehe, was diese Klagehymnen über die Zerstörung von Hürde und Pferch, von Tempeln und Städten bedeuten, möchte ich eine kurze Vorbemerkung machen. Ich hatte im Kontext der Geburtssymbolik ein Schiff, das seine Segel entrollt, als eine Mutter, deren Wehen einsetzen, gedeutet. Und ein Schiff, das einen Fluß oder den Ozean überquert, kann auch ein Baby im Fruchtwasser der Mutter darstellen.[32] Ein und dasselbe Objekt kann somit verschiedene Bedeutungen annehmen. Dies ist beim Lesen und bei der Interpretation der folgenden Texte wichtig. Die Rede von einer »Zerstörung« oder von einer »Stadt« erhält ihren Bedeutungshintergrund und Symbolcharakter vom jeweiligen Standpunkt, von dem wir diese Hymnen betrachten. Und wir werden gleich sehen, daß die Zerstörungsliteratur einmal auf der postnatalen Ebene, dann auf der Ebene der Geburt und schließlich auf der tiefsten, der pränatalen Ebene verstanden werden kann.

Nach allem, was ich bisher hergeleitet habe, wird der Aspekt der *Geburt* bei den Klageliedern sofort ins Auge springen. Der Zorn Enlils ist wie ein mächtiger *Sturm*, der sich langsam und immer stärker zusammenballt, bis an der entscheidenden Stelle schließlich die *Tore* einer Stadt aufgerissen werden und die Feinde, von Enlil aus den Bergen gerufen, sich wie eine *Flut* in diese Stadt ergießen. Eine riesige Wassermasse, gemischt mit *Feuerregen*. Und in der Sumer- und Ur-Klage heißt es, die Stadt zerbricht wie ein *Tontopf*. All dies ist uns in der Zwischenzeit gut vertraut, es sind die immer wiederkehrenden Symbole für eine Geburt.

In der *Ur-Klage* steht die Muttergöttin Ningal im Zentrum. Vergeblich bittet sie Enlil und die Götterversammlung, ihre Stadt zu verschonen. Doch trotz des Sturmes verharrt sie in ihrem Heiligtum. Dann aber wird die Zerstörung schließlich so radikal, daß auch sie sich gezwungen sieht, ihre Stadt zu verlassen. Und jetzt folgt die Anklage gegen sie: »Meine hohe Frau, meine Stadt weint um dich wie um eine

Mutter. Ur sucht dich wie ein verlassenes Kind. Du bist zwar aus deinem Haus weggegangen, aber bitte verlaß nicht mehr deine Stadt! Wie lange noch willst du wie ein Feind neben deiner Stadt stehenbleiben?«[33] Die Zerstörung der Stadt ist somit Ausdruck der Verlassenheit eines damaligen Babys. Und dieselbe Ur-Klage wird eingeleitet mit dem Tierbild: »Stadt, wie ein Mutterschaf ist das Lamm von dir getrennt. Das Kitz von der guten Mutterziege ist umgekommen.«[34] Diese Tierbilder sind somit ein Spiegel des Schicksals von Mutter und Kleinkind in der damaligen Zeit.

In diesem Zusammenhang möchte ich an den Abstiegsmythos der Inanna erinnern (siehe 3. Kapitel): Dumuzi steigt für ein halbes Jahr in die Unterwelt, bis er zu seiner Mutter zurückkehren darf – eine Hölle an Vereinsamung und Verzweiflung. Deswegen suchen die Muttergöttinnen in den Trauerliedern immer wieder ihre Babys, die von ihnen getrennt worden sind, vom Feind gefangen oder verschleppt. Der Feind ist ein Bild für die Entfremdung. Die Muttergöttinnen hören ihr Baby zwar weinen, aber die Suche nach dem kleinen Geliebten ist vergeblich, ihre Verzweiflung grenzenlos. In der Uruk-Klage heißt es: »Die Kinder werden wie Fische aus dem Schoß der Mutter geschwemmt, die Kinder, sie werden den starken Armen der Amme entrissen«.[35] Die Klagelieder über die Zerstörung der Städte sind – wie die Trauerlieder – somit auf einer ersten Ebene Ausdruck der Einsamkeit und Verlassenheit eines Babys, das nach der Geburt von der Mutter »verlassen« worden ist. Immer wieder spiegelt sich die Trennung von Mutter und Junges in den Tierbildern.

Wie Inanna in den Trauerliedern ist die Göttin Ningal in der Ur-Klage ein Bild für die sumerische Mutter. Und ihre »zerstörte Stadt« steht für ein völlig verzweifeltes Baby, dessen Klage ich hier mit meinen eigenen Worten zu fassen versuche: »Warum hast du mich verlassen? Wann endlich kehrst du zu mir zurück? Wie lange noch muß ich meinen Zustand der Entfremdung aushalten? Wird dieses Gefühl von zerstört, ja tot sein ewig weiterdauern? Wann endlich darf ich mich wieder geborgen in deinen Armen ausruhen, meine Mutter?!«

In der Trauer- und Klageliteratur erfahren wir umgekehrt, wie verzweifelt die Mütter wegen der Trennung von ihren Kleinkindern gewesen sind.

Zerstörung als Geburt – die Sumer- und Ur-Klage

Im letzten Abschnitt hatte ich erwähnt, daß bei all diesen Klagen über die Zerstörung von Hürde und Pferch, von Heiligtum und Stadt die Geburtsproblematik sofort ins Auge springt: An der zentralen Stelle überfluten die Feinde die Stadt, brechen wie eine gewaltige Wassermasse, gemischt mit Feuer in deren Tor ein und die Stadt zerbricht wie ein Tontopf. Und wenn sich am Tor Leichenberge auftürmen, liegen da die Männer in ihrem Blut wie damals, als ihre Mütter sie geboren haben.[36]

Das Einbrechen der Feinde als Wassermasse, als Flut und Feuerregen ist immer eindeutig und klar: das Herausbrechen der Amnionflüssigkeit während der Geburt. Merkwürdig ist allerdings, daß die Zerstörung in der Klageliteratur schon meist viel früher einsetzt als dieses Hereinbrechen der Feinde durch das Stadttor. Von der erlebten Realität her gesehen, ist dies jedoch unmittelbar verständlich: Die »Zerstörung« setzt schon mit dem Beginn der Geburt ein, sicher jedoch bei den Preßwehen. Und immer wird der Hunger in eindrücklichen Bildern meist über längere Passagen geschildert – die Nahrungszufuhr während der Geburt ist gedrosselt. Und das Baby muß sich umstellen vom Versorgtwerden über das Blut durch die Nabelschnur zum Ernährtwerden über die Brust. Das ist ein enormer Einbruch in seinem Erleben, ausgedrückt in den Bildern vom aufhörenden Wachstum, vom ausbleibenden frischen Wasser, vom Tod der Tiere – als eine wichtige Nahrungsquelle – und vom Niederbrennen der Vorratshäuser.

All diese Zerstörung, die teilweise bis ins kleinste Detail beschrieben wird, ist begleitet von Panik, Schrecken und Verzweiflung. Jede menschliche Beziehung in einer solchen Stadt zerbricht. Besitztümer werden vom Feind geplündert oder liegen zerstreut herum. Jede Gerechtigkeit und Gerichtsbarkeit ist außer Kraft gesetzt, die Stadt versinkt allmählich in einem Chaos. Himmel und Erde erzittern, ein Bild, das selten fehlt. Die Sonne ist verschwunden. Ein tödliches Schweigen legt sich über die Stadt. Und meist wird irgendwann zum Schluß auch eine *mächtige Palme* gefällt – der Lebensbaum, ein Bild für Plazenta und Baby: sie werden nach der Geburt für immer voneinander getrennt.[37]

Sehr häufig wird am Schluß der Zerstörung die Cella, der innerste heilige Raum eines Tempels, in dem die Götterstatuen stehen, erwähnt. Auf diesen innersten, heiligen Raum hat kein Mensch je seinen

Blick richten können – doch der Feind hat diesen heiligen Raum nun entehrt, er hat da reingeschaut. Gemeint ist damit das Innerste des weiblichen Schoßes, dort wo das Baby herkommt, die Gebärmutter. Dies ist das große Mysterium der damaligen Zeit, was kein Auge jemals erblicken darf.

All diese Zerstörung erfolgt durch den unbändigen Zorns des obersten Gottes Enlil. Er ist es, der durch sein Wort den Sturm über die Stadt toben läßt. Er ist es, der die Feinde aus den Bergen (*kur*) kommen läßt, die die Stadt schließlich in eine Ruinenlandschaft verwandeln – Enlil, den wir am Schluß des Atramchasis-Kapitels als Gott Nabelschnur kennengelernt haben (vgl. S. 82 f.).

Auf diesem Hintergrund möchte ich eine Figur aus der Sumer- und Ur-Klage herausgreifen und etwas näher darstellen, den König Ibbisin. Ich habe darauf hingewiesen, daß ein Baby nach der Geburt von seiner Mutter wie ein König erlebt wird (siehe S. 81 f.), oder es erfährt sich selbst im Schoß seiner Mutter als »unumschränkter Herrscher«. In der Sumer- und Ur-Klage hören wir gleich zu Beginn, daß Enlil, der Gott Nabelschnur, beschlossen hat, der König müsse außer Landes gehen und dürfe nie mehr in die Stadt zurückkehren.[38] Und wie der Mondgott Nanna Sin den Vater Enlil bittet, seine Stadt zu verschonen, lautet dessen Antwort kurz und bündig: »Keine Königsherrschaft dauert ewig«. Sein Schicksal ist entschieden.[39] Von der Erfahrung her sind diese Aussagen eindeutig und klar: Jedes Baby muß geboren werden, der König muß sein Heiligtum oder seine Stadt verlassen. Und er darf niemals dorthin zurück! Das ist die Schicksalsbestimmung durch Enlil, sein unbändiger Zorn, sein Wille zur »Zerstörung«, eine Schicksalsbestimmung, die unter keinen Umständen geändert werden kann. Sein Wort ist Gesetz.[40] Und Ibbisin wird in der ganzen Hymne immer wieder erwähnt, etwa wie er ängstlich und allein oder bewegungslos in seinem Palast sitzt und schwer atmet oder bitterlich weint.[41]

Der *König* symbolisiert somit denjenigen Aspekt eines Babys, der den Schoß für immer verlassen muß. Sein Schicksal steht von Anfang an fest. Daran kann nichts geändert werden. Die ermordete oder verhungerte *Bevölkerung* in den Hymnen wären dann umgekehrt der Aspekt des körperlichen Schmerzes und des Gefühls der Vernichtung eines Babys während seiner Geburt.

In der Nungal-Hymne wurde die Schwangerschaft als ein Gefängnis beschrieben und die Geburt als ein Gottesurteil erlebt: eine Frage von

Leben und Tod. In den Städtezerstörungen wird die Geburt als völlige Vernichtung erlebt – die Stadt ist wie ein Mutterschoß, die Stadtmauern sind wie die embryonalen Hüllen. Diese totale Zerstörung haben wir ja schon im Flutmythos kennengelernt. Nur hören wir von dieser Vernichtung dort kaum etwas. Wir erleben die Flut aus dem Blickwinkel desjenigen, der überlebt hat: Atramchasis als Fötus und am Schluß dann als das neugeborene Baby. In den Klagen um die Zerstörung der Städte wird diese Auflösung ins Nichts, das Zerbrechen jeder Ordnung, das Versinken einer Stadt im Chaos, ihre Verwandlung in einen Trümmerhaufen bis ins kleinste Detail beschrieben. Und die Bevölkerung wird entweder ermordet oder versinkt in endlose Klagen, in Schreck und Panik, in Terror und Verzweiflung. Die Erlebnisweisen eines Babys während der Geburt werden mit einer Vielfalt von Bildern immer wieder aufs neue dargestellt.[42]

Die Zerstörung als Vereinsamung des Babys im Schoß der Mutter

Einstimmend in die tiefste Ebene der Zerstörungsliteratur möchte ich zuerst von mir persönlich erzählen. Regelmäßig träumte ich, wie ich mich in einer großen und mir unbekannten Stadt befinde und vergeblich versuche, mich darin zurechtzufinden. Und ich erwache aus diesem Traum immer wieder mit einem Gefühl der großen Einsamkeit und der völligen Desorientiertheit – ein Alptraum. Erst nach langer Zeit habe ich entdeckt, daß es sich dabei um einen Schwangerschaftstraum handelt: die Stadt als Darstellung für den Mutterschoß. Und die Stadtmauern sind ein Symbol für die Eihüllen.[43] In diesem Zusammenhang weist der pränatale Psychotherapeut William Emerson nach, wie in Träumen, Kinderzeichnungen oder -spielen ein kleines Individuum in einem riesigen Raum ein Symbol ist für ein frühes Stadium in der Schwangerschaft – und umgekehrt gilt: Je größer ein Mensch, umschlossen von einem engen Raum, desto eher wird die Zeit unmittelbar vor der Geburt dargestellt.

Der Mondgott Nanna Sin in der Sumer- und Ur-Klage

In der Sumer- und Ur-Klage habe ich bisher den König Ibbisin ins Zentrum gerückt. Wie aber wäre dann die Gestalt des Mondgottes Nanna Sin zu verstehen, der seinen Vater Enlil bittet, seine Stadt Ur vor der weiteren Zerstörung zu verschonen? Die Zerstörung beginnt im 3. Gesang, nachdem im 2. Gesang beschrieben wurde, daß all die Göttinnen und Götter ihre Heiligtümer und ihre Städte verlassen haben.

Bevor ich der Frage nachgehe, will ich diese »göttliche Verlassenheit« – wie ich glaube ein *Schlüsselphänomen* in der Klageliteratur – zum Thema machen. Fast endlos wird aufgezählt, welche Göttin welche Stadt, welcher Gott welchen Tempel verlassen hat. Dies muß eine tiefere Bedeutung haben, weil diese Verlassenheit in fast jeder Klageliteratur erwähnt wird. In der modernen Psychotherapie, vor allem in der Schock- und Traumaarbeit[44] wird die Erfahrung gemacht, daß ein Mensch seinen Körper verlassen kann, wenn entweder seine akuten Schmerzen unerträglich sind oder aber wenn er von alten Verletzungen überflutet ist. Wird durch ein aktuelles Erleben eine solche alte Verletzung und Wunde wieder berührt, so erleben die betreffenden Menschen einen Kontrollverlust über den eigenen Körper, sie verlieren die Orientierung, ihr Gefühl der Entfremdung wird übermächtig, oder ihre innere Vereinsamung ist nicht aushaltbar. All diese Gefühle sind extrem schmerzlich. Nun bleibt ein letzter Fluchtweg offen, indem die Seele unter Schock den Körper verläßt, wir sprechen auch von einer Dissoziation, einer Trennung von Körper und Seele. Und dieser Schutzmechanismus ist äußerst sinnvoll, weil Menschen im Schockzustand ihren Körper nicht mehr spüren. Der Schmerz ist übergroß, ja unfaßbar geworden. So müssen Gefühle nicht länger ausgehalten und verarbeitet werden. Ein Mensch unter Schock ist von seinen unerträglichen Gefühlen entlastet.

Wenn Erwachsene auf diese Weise ihren Körper verlassen, weil die alten Verletzungen, ihre eigene innere Vereinsamung und Panik zu groß sind, dann ist dies sehr wohl sinnvoll und verständlich. Wenn dieses Verlassen des Körpers jedoch im Zustand einer Schwangerschaft auftritt, dann ist dies für ein Baby, für den Fötus katastrophal. Denn ein Baby ist von Anfang an ein voll empfindsames menschliches Wesen, dies ist die Grunderfahrung der pränatalen Psychologie und

Psychotherapie. Ja, noch schlimmer: Während der Schwangerschaft spürt es die ungelebten und unverarbeiteten Gefühle seiner Eltern, wie wenn es seine eigenen wären. Somit übernimmt ein Baby die für seine Eltern unaushaltbaren Gefühle, womit es völlig überfordert ist. Und gleichzeitig ist es mit dieser Überforderung alleingelassen, die Seele seiner Mutter oder seines Vaters ist nicht mehr anwesend, ihre »Seelen sind außer Haus«, außerhalb des Körpers. Ich nenne dies die *innere Vereinsamung*, die *innere Panik* eines Babys im Zustand der Schwangerschaft.

Während der Städtezerstörung verlassen Göttinnen und Götter ihre Heiligtümer und Städte. Endlos lang ist manchmal die Aufzählung, welcher Tempel von wem verlassen worden ist. Wie ich meine sind dies Bilder, die zeigen, wie eine Mutter oder Vater während der Schwangerschaft ihren Körper verlassen, aus ihren Körperhüllen ausgestiegen sind. Und es ist auch verständlich, warum dies geschieht. Es sind nicht etwa »böse« Eltern, sondern besonders sensible Mütter, besonders empfindsame Väter, die schon zu Beginn der Schwangerschaft ahnen, was auf sie zukommt. Denn die Schwangerschaft ist insofern für alle Menschen eine besondere Zeit, weil hier all die alten Schmerzen und Verletzungen mit einer großen Vehemenz und Heftigkeit wieder auftauchen und in Erscheinung treten: Das »innerlich weinende Baby« in den Eltern. Und zwar nicht nur die Trennung von Mutter und Kleinkind nach der Geburt, sondern all die Angsterlebnisse während der eigenen Geburt und besonders die innere Vereinsamung und Panik aus der eigenen Schwangerschaft.[45]

Zurück zur Sumer- und Ur-Klage, zum Mondgott Nanna Sin, der seinen Vater Enlil bittet, seine Stadt zu verschonen, nachdem alle Götter und Göttinnen ihre Heiligtümer verlassen haben. Es ist, wie ich meine, eine Bitte des Fötus während der Schwangerschaft an die Nabelschnur Enlil – nachdem es von seinen Eltern verlassen worden ist, nachdem seine Mutter, sein Vater aus dem Körper ausgestiegen sind. Es ist die Klage eines Babys im Bauch seiner Mutter, es halte diese Einsamkeit nicht länger aus. Es ist gleichzeitig die Bitte um Schonung bei der bevorstehenden Geburt. Denn ein Baby »weiß«, was da kommen wird – es ist innerlich auf das Ereignis der Geburt eingestellt. Nanna Sin bittet also, daß seine Stadt Ur von Enlil nicht länger verlassen bleibt, und es bittet für die Zukunft, daß es bei der Geburt nicht völlig vernichtet wird. Nanna Sin bittet Enlil, seine Stadt wieder wohlgefällig in seine Arme aufzunehmen, er bittet Enlil, endlich wieder gehört und gesehen zu werden. Nanna Sin als Fötus bittet die Seele seiner Eltern, wieder in ihren Körper zurückzukehren.[46]

Enlils Antwort ist eindeutig und klar: Keine Königsherrschaft dauert ewig. Und er gibt Nanna Sin den Rat, auch er solle die Stadt verlassen, um der bevorstehenden und nicht aufschiebbaren Zerstörung, um den Schmerzen der Geburt zu entfliehen. Und der Mondgott Nanna Sin gehorcht seinem Vater, der Nabelschnur, und verläßt zusammen mit seiner Frau – der Plazenta – sein Heiligtum. Auch das Baby verläßt somit den Körper. Es überläßt alle Gefühle von Verzweiflung und Schreck, von Schmerz und Panik dem »König« und das Gefühl der Vernichtung der Bevölkerung seinem Körper. Das Auseinanderbrechen von Körper und Seele beginnt als Schutzmechanismus somit schon früh, schon vor der Geburt. Und kaum ist die Zerstörung vorbei, haben die Feinde die Stadt geplündert, die Bevölkerung getötet und haben auch in den innersten Raum des Heiligtums geschaut – kurz, nach beendeter Geburt tritt Nanna Sin ein zweites Mal vor Enlil und bittet um die Wiederherstellung seiner Stadt. Und diesmal ist die Antwort seines Vaters günstig. Ur soll im früheren Glanz wiederhergestellt werden, mit allem Luxus und Reichtum. Die Menschen sollen sich wieder vermehren. Das Wachstum sei wiederhergestellt. Und der Sturm soll für immer verschwinden: Ein Baby braucht nur einmal geboren zu werden. So gesehen ist Nanna Sin, der Mondgott, in der Sumer- und Ur-Klage die »Seele« des Babys, das den Körper – wie seine Mutter und wie sein Vater – schon vor der Geburt verläßt, weil es diese Einsamkeit – bedingt durch die Depression der Eltern – nicht mehr aushält, weil es den Schrecken und die Schmerzen von der bevorstehenden Geburt nicht ertragen kann.

König Naramsin und der Fluch über Akkad

Inanna baut ihr Heiligtum in Akkad auf, öffnet die Stadttore weit, damit alle umliegenden Völker ihre Güter in die Stadt bringen können – eine Mutter freut sich über den Beginn ihrer Schwangerschaft, auf das neue Baby. Doch dann geschieht etwas Schreckliches, Unvorhergesehenes. Inanna kann all diese Gaben nicht annehmen: sie kann all das, was ihr Baby ihr an Gefühlen geben möchte, nicht annehmen – sie ist überfordert. Darauf antwortet Ekur mit Schweigen. »Zittern und Angst herrscht in der Stadt«. Und Inanna verläßt ihr Heiligtum, und mit ihr verlassen die Mächtigsten, die obersten Götter das Land. Sie ziehen ihre Gunst aus Sumer zurück – Symbol, wie eine Mutter, wie ein Vater aus einer eigenen, inneren, unverarbeiteten Verzweiflung heraus ihren Körper verlassen. »Das Leben in Akkad geht zu Ende«.

Aber ihr König Naramsin bleibt dabei nicht einfach passiv wie Ibbisin in der Klage über Sumer und Ur. Ibbisin läßt alle Panik und jeden Schrecken stumm über sich ergehen, er ist völlig in sein Schicksal ergeben. Ganz anders Naramsin im Fluch über Akkad. Zuerst hat er einen Traum, der ihn klar erkennen läßt, wie gebrochen seine Stadt ist: Sie ist wie ein Elefant oder wie ein einstmals starker Bulle, der nun seinen Kopf auf den Boden fallen läßt, wie ein sterbender Drache. Der Tempel zittert, und das Vorratshaus entleert sich. Dem König ist kein gutes Schicksal beschieden. Und Naramsin verharrt sieben Jahre in seiner Depression. Wir erinnern uns: Sieben Jahre, sieben Monate – sieben Tage – die Begriffe sind beliebig austauschbar. Übersetzt bedeutet dies, Naramsin als Baby versinkt – nachdem seine Eltern ihn, ihren Körper verlassen haben – selber in eine Depression. Sieben Monate lang – eine Ewigkeit.[47] Doch dann entscheidet er sich, Abhilfe zu schaffen, und befragt zweimal ein Orakel. Er möchte den Ekur wieder selber neu aufbauen, sich selber wieder wohl fühlen dürfen in »seinem Haus«, in der verlassenen Gebärmutter[48]. Doch Enlil gibt ihm beide Male eine abschlägige Antwort: Die Mutter wird nicht mehr in ihren Körper zurückkehren. Inanna bleibt fern für immer. Man stelle sich die grenzenlose Verzweiflung eines solchen Babys vor, welches von seinen Eltern einfach negiert wird. Nicht wahrgenommen. Während der meisten Zeit der Schwangerschaft. Wie wir heute wissen, eine der tiefst möglichen Vereinsamung und Verzweiflung eines Babys und Fötus. Können wir so die Reaktion von Naramsin verstehen, nämlich daß er seine Truppen versammelt um den Ekur, das größte Heiligtum, völlig zu zerstören, um die Stadt wie der Sturmgott zu überfluten? Daß er alle Reichtümer plündert und sie in seine Stadt Akkad verschleppt?[49]

Nach einer solchen Tat ist die Rache des Enlil gewiß. Er läßt die Feinde aus den Bergen kommen, um das Land wie eine Sturmflut zu überschwemmen. Das Tor der Stadt wird weit aufgerissen, ein Blutbad ist die Folge. Und Enlil zieht sich in sein innerstes Heiligtum zurück und beginnt zu fasten – hier nicht so sehr das Bild einer Geburt, sondern vielmehr einer Nabelschnur, welche ein Baby am Ende der Schwangerschaft nicht mehr genügend ernährt.

Und zum Schluß belegen die obersten Götter die Stadt des Naramsin mit einem grauenhaften Fluch. Akkad möge zerstört werden, so wie Naramsin den Ekur zerstört hat. Kein Ausblick auf Wiederherstellung, keine Hoffnung. Nur mit diesem Fluch über Akkad ist das zornige Herz des obersten Gottes Enlil zu beruhigen.

Der Kampf zwischen Mutter und Baby hat ihre Wurzeln somit schon in der Schwangerschaft. Geboren aus der Verzweiflung des Babys, geboren aus seinem Nicht-verstehen-Können, warum es von seinen Eltern verlassen wurde. Weil es wegen der Depression seiner Eltern nicht gesehen und nicht gehört wird, weil es nicht in Liebe und Geborgenheit akzeptiert ist. Die Folgen sind eine siebenmonatige Depression – eine Hölle an Unendlichkeit. Bis die Verzweiflung in das Gegenteil umbricht und aus dem Baby im Mutterschoß, aus seiner Depression heraus sein Zorn ausbricht, wie die Lava aus einem Vulkan und es den Ekur bis in die Grundmauern zerstört – die Darstellung einer fötalen Wut. Und die Folgen sind das grauenhafte Gefühl des inneren Zerstörtseins, des inneren Totseins, in diesem Zustand muß das Baby, dieser Mensch nun ein Leben lang verharren, so der Fluch der obersten Götter über Akkad. Vor solchen Gefühlen haben Menschen möglicherweise am meisten Angst. Dieses Gefühl des inneren Totseins wollen sie um alles in der Welt nie wieder erleben. Lieber verlassen sie ihren Körper, als solche Gefühle auch nur *einmal* noch zu spüren – so wissen wir es heute aus der pränatalen Psychotherapie.

Wenn ich die Gefühle des Naramsin, des Babys während der Schwangerschaft, so einfühlsam geschildert habe, ist dies niemals eine Verurteilung seiner Mutter, der Inanna. Denn in den Mythen wird Inanna selbst als eine extrem verletzte Frau geschildert – daher ihre Zwiespältigkeit und Ambivalenz: Sie hat ihr Baby verlassen, ihre Seele ist zu einem anderen Volk übergelaufen, weil sie ihre eigene innere Einsamkeit nicht ausgehalten hat oder weil sie während der Schwangerschaft all ihre eigenen Verletzungen zum Vorschein gekommen sind. Sie selber trägt natürlich auch so ein verletztes und inneres verzweifeltes Baby in sich. Und dieser Prozeß der Verlassenheit und der Vereinsamung tritt nicht erst nach der Geburt, durch die frühe Trennung von Mutter und Kleinkind auf, sondern ihre Wurzeln reichen weit zurück in die Schwangerschaft. Denn die Eltern damals erleben schon beim Beginn einer Schwangerschaft die *innere Verlassenheit* durch ihre eigenen Eltern, als sie selber noch ein Baby im Bauch ihrer Mütter waren. Und diese innere Verlassenheit und Verzweiflung wird sofort geweckt in jeder Schwangerschaft – es ist die Schattenseite in jedem Menschen einer Hochkultur.

Naramsin versinkt während seiner Schwangerschaft in eine siebenmonatige Depression, nachdem seine Mutter Inanna ihren Körper, Akkad, verlassen hat. Und als er aus der Depression »erwacht«, sein »Haus« wieder herstellen will, aber nicht darf, bricht seine Verzweiflung in einen Tobsuchtsanfall um: Er zerstört die Gebärmutter, den Ekur. Die Rache der Götter ist ihm dadurch gewiß. Der Krieg zwischen dem Baby und der Mutter beginnt schon im Mutterleib, der Austausch von Verlassenheit und Wut, Panik, Schmerz und Zerstörung. Mott (1964) hat in seinem Traumbuch gezeigt, wie dieser Gefühlsaustausch vor allem über die Nabelschnur geschieht. Die Verlassenheit erlebt das Baby als eine Aggression, die es von außen, über das Blut durch die Nabelschnur trifft. Und die eigene Wut und Empörung fließt als Antwort ebenfalls über das Blut durch die Nabelschnur zurück. Wenn ein Baby im Mutterschoß tobt, hat es umgekehrt Angst, im nächsten Augenblick von seiner eigenen Mutter umgebracht zu werden: Es wird vom frisch einfließenden Nabelblut erdrosselt, erdrückt oder erschlagen – so seine Phantasie und Befürchtung, wie dies Mott in den Träumen erwachsener Menschen nachweisen kann.[50]

Auf diesem Hintergrund möchte ich nochmals auf den überbordenden Zorn des Gottes Enlil, des Gottes Nabelschnur, hinweisen, dessen Zerstörungswut nur die eine Seite von ihm ist. Enlil begegnet uns aber auch liebenswürdig, Sumer beschützend – letztlich wird er als Schöpfer verehrt. Damit ist er in seinem Wesen genauso gespalten wie die Göttin Inanna. Sie aber ist eher das zwiespältige Mutterbild, ihr Baby Dumuzi ist in der Trauerliteratur einmal das von der Mutter getrennte und verzweifelte Baby, andererseits sucht sie unendlich nach ihm und möchte es trösten.[51] Enlil als Nabelschnur erinnert uns daran, daß diese Zwiespältigkeit schon in der Schwangerschaft beginnt. In den Klagen über die Zerstörung der Städte – so meine ich – geht es in erster Linie nicht um die Trennung von Mutter und Kleinkind nach der Geburt, sondern vielmehr um die innere Verlassenheit eines Babys schon während der Schwangerschaft. Sein unendlicher Zorn und sein Wille zur Zerstörung und Vernichtung sind einmal ein Bild der Ängste eines Babys während der Geburt. Aber noch wichtiger: All diese Bilder aus der Klageliteratur, aus den Zerstörungen der Städte und der Vernichtung der Bevölkerung sind in erster Linie ein Bild für die innere Verlassenheit eines Babys. Sein inneres Zerstörtsein, sein Sich-tot-Fühlen während der Schwangerschaft. Als später erwachsener Mensch darf und will er diese Gefühle unter keinen Umständen jemals wieder spüren. Hier liegt der Ursprung von jeder Form von Destruktivität bis hin zur emotionalen Quelle jeden Krieges. Destruktivität statt Geborgenheit. Und Geborgenheit, gesehen und geliebt werden ist das, was ein Baby und Fötus so sehr wünscht. Diese innere Leere versuchen die Menschen mit irgendwelchen Süchten zuzudecken. Und sie bekommen durch ihr Suchtmittel natürlich nie das, was sie ursprünglich gesucht haben und als spätere Erwachsene so verzweifelt vermissen. In diesem Teufelskreis von innerer Verlassenheit liegt auch die Wurzel von jedem Leiden und Schmerz, von jeder schweren, bedrohenden Krankheit, vom Herzinfarkt bis hin zum Krebs. Hier liegt die Quelle jeder Form von Selbstzerstörung – überliefert durch die Sumerer, Babylonier und Assyrer, fünf- bis dreitausend Jahre vor unserer heutigen Zeit.

Gleichzeitig bietet das alte Mesopotamien ein Beispiel dafür, wie diese Kulturen sich immer stärker und tiefer in den Teufelskreis der inneren Verlassenheit und Destruktivität verstrickt haben. Ein Teufelskreis, der scheinbar nicht durchbrochen werden kann. Die Städtezerstörungsklagen beschreiben auch anschaulich, wie diese destruktiven Gefühle von einer Generation an die nächste »überliefert« worden sind. Ich betone dies deswegen, weil ich davon überzeugt bin, daß nicht die einzelne sumerische Mutter oder der individuelle babylonische Vater verrückt, bösartig oder destruktiv gewesen ist oder gehandelt hat. Die Eltern damals haben womöglich in einer kranken, in einer selbstzerstörerischen Gesellschaft gelebt.

8. Kapitel
Gilgamesch und seine Suche nach der Unsterblichkeit

Gilgamesch ist der älteste und berühmteste Held der Weltliteratur – vergleichbar mit den rund tausend Jahre späteren homerischen Epen Ilias und Odyssee. Die Heldengestalt des Gilgamesch muß schon damals eine enorme Faszination auf die Menschen ausgestrahlt haben, denn von keiner anderen Dichtung haben wir so viele Fragmente in so vielen verschiedenen Städten und Ländern gefunden wie von diesem Epos. Es ist die Geschichte von Gilgamesch und seiner unzertrennlichen Freundschaft mit Enkidu, ihrem gemeinsamen Kampf gegen das Monstrum Chuwawa und dem anschließenden Tod seines Freundes – Ursprung der Todesängste des Gilgamesch. Nur das unsterbliche Leben, wie es der Flutheld einstmals am Beginn aller Zeiten erhalten hat, kann Heilung und Beruhigung bringen – so seine Hoffnung. Dieses Epos ist die Darstellung einer Schwangerschaft und Geburt. Und die unverarbeiteten Gefühle dieses Geburtstraumas lassen Gilgamesch – und damit uns alle – ein Leben lang auf die Suche gehen, um unsere alten Verletzungen heilen zu lassen.

Das 12-Tafel-Epos[1]

Noch eine Vorbemerkung zum Text. Das 12-Tafel-Epos aus der Bibliothek des Königs Assurbanipal in Ninive wird immer wieder durch größere Lücken unterbrochen. Nun gibt es umfangreiche Fragmente der Gilgemesch-Geschichte, welche in ganz verschiedenen Städten im alten Mesopotamien gefunden worden sind und welche zurückreichen bis in die altbabylonische Zeit (siehe letzte Anmerkung). Durch diese Fragmente wissen wir, daß die ursprüngliche Geschichte sehr alt ist und vor allem kann das 12-Tafel-Epos an vielen Stellen ergänzt und erweitert werden. Trotzdem bleiben bis heute größere Lücken bestehen, die ich durch Sternchen im Text signalisiere, wobei (*) bedeutet, daß ca. 15 Zeilen fehlen, (****) entsprechen somit einer Lücke von ca. 60 Zeilen.

Und noch eine Vorbemerkung: Enkidu stirbt in der Mitte des Epos, und in der 12. Tafel erbietet er sich, Gegenstände zurückzuholen, welche dem Gilgamesch in die Unterwelt gefallen sind. Enkidu wäre somit auferstanden, hier liegt ein Fehler in der Niederschrift des 12-Tafel-Epos vor. Ich lasse deswegen diese 12. Tafel weg beziehungsweise behandle sie und ihren Ursprung in einer Anmerkung am Schluß des Textes.

1. Tafel: Gilgamesch und Enkidu[2]

Ich möchte berichten von dem, der alles gesehen und alles begriffen, der den Weg zum Geheimen und Verborgenen eröffnet hat. Er brachte Kunde sogar über die Zeit vor der Sintflut. Als er von der langen Reise zurückgekehrt war, schrieb er all sein Erleben auf eine Steintafel auf. Und er ist es, der die Stadtmauern von Uruk[3] und zudem den heiligen Tempel Eanna, den Wohnsitz der Göttin Ischtar, erbauen ließ.[4] Und diese Stadtmauern hätte kein König so bauen können wie er. Steig hinauf auf die Mauern, prüfe ihr Fundament und ihre gebrannten Ziegel. Öffne das bronzene Schloß der Gründungskapsel dieser Stadt und lies von all den Beschwernissen, welche Gilgamesch durchlitten hat.[5] Überragend ist er, der Held von Uruk, der Stier mit den gefürchteten Hörnern, Beschützer seines Heeres, der die Steinmauern wie eine Flut zerstört, Sohn des Lugalbanda und der heiligen Kuh Ninsun – er, der Ehrfurcht einflößende und vollkommene Gilgamesch hat den Zugang zum Gebirge eröffnet. Er hat dort einen Brunnenschacht gegraben und überquerte schließlich das riesige Meer bis zum Sonnenaufgang, um nach dem ewigen Leben zu suchen bei dem weit entfernten Utnapischtim,[6] welcher die durch die Sintflut zerstörten Heiligtümer wiederhergestellt hat. Unter den Menschen kann sich niemand mit Gilgamesch vergleichen und von sich sagen: Ich bin der König. Sein Name ist berühmt seit dem Tag, an dem er geboren wurde. Zwei Drittel von ihm sind Gott, ein Drittel ist Mensch.[7]

Doch sind die Bewohner von Uruk der übergroßen Macht und Willkür von Gilgamesch ausgeliefert. Nicht mehr darf der Sohn zu seinem Vater, die junge Frau zu ihrem Geliebten. Die ängstlichen Bewohner der Stadt klagen bei den großen Göttern. Und so wird die Muttergöttin Aruru vom obersten Himmelsgott Anu gebeten, einen Mann zu schaffen, der Gilgamesch ebenbürtig ist. Die beiden können dann zusammen kämpfen und so mag Uruk wieder zur Ruhe kommen.

Aruru bricht Lehm ab und wirft ihn in die Steppe. Daraus entsteht Enkidu. Sein ganzer Körper ist von Haaren bedeckt, und diejenigen auf seinem Kopf sind wie die Haare einer Frau. Er kennt weder Heimat noch Familie. Mit den Gazellen ißt er Kräuter, mit den wilden Tieren geht er zur Tränke.

In jenen Tagen sieht ein Jäger die Gestalt des Enkidu in der Steppe und wendet sich verwirrt und verängstigt an seinen Vater. Er habe noch nie einen so mächtigen und starken Mann gesehen. Und dieser »Wilde« würde alle Fallen, die er gegraben hat, wieder mit Erde ausfüllen, seine ausgelegten Fangnetze zerreißen, und die wilden Tiere würden von ihm vertrieben.

Da rät der Vater seinem Sohn, in die Stadt Uruk zu gehen und dort nach Gilgamesch zu suchen. Niemanden gibt es, der stärker wäre als er. Und Gilgamesch wird ihm eine Dirne geben, die diesen Wilden bezähmt. Und wie der Vater vorhergesagt, vertraut Gilgamesch dem Jäger die Dirne Schamchat an. Wenn dieser Enkidu zur Tränke kommt mit seinen Tieren, soll sie ihr Kleid ausziehen und ihre Schönheit zeigen. Er wird sich ihr nähern, und anschließend werden die wilden Tiere vor ihm fliehen.

Genauso wird der Plan ausgeführt: Als Enkidu sich mit den Tieren der Tränke nähert, zieht Schamchat ihr Kleid aus und zeigt ihm ihr Geschlecht. Sechs Tage und sieben Nächte geben sich die beiden der Liebe hin.

Als Enkidu gesättigt ist, wendet er sich wieder seinen Tieren zu. Doch sie laufen vor ihm davon, und er selbst kann nicht mehr so schnell laufen wie früher. Da spricht Schamchat zu ihm: »Enkidu, du bist wie ein Gott geworden. Warum läufst du mit den Tieren durch die Steppe? Komm mit mir in die Stadt Uruk, dem Wohnsitz von Anu und Ischtar. Dort lebt Gilgamesch, der vollkommen ist an Kraft wie ein wilder Stier.« Enkidu ist einverstanden. Er spürt, wie er sich mit diesem Gilgamesch messen, ihn herausfordern möchte, um sich zu rühmen: »In Uruk bin ich der Stärkste.«

Schamchat schwärmt nun von der Schönheit der Stadt Uruk und wie dort täglich Feste gefeiert werden und wie viele schöne Frauen es dort gibt. Weiter sagt sie: »In Uruk lebt Gilgamesch, ein wunderschöner Mann voll Anziehungskraft. Er ist noch stärker als du und er schläft weder am Tag noch in der Nacht. Er ist der Liebling der Götter. Und Gilgamesch hat schon, bevor du aus den Bergen gekommen bist, von dir geträumt.

Und den Traum hat er seiner Mutter erzählt: ›Mutter, ich träumte letzte Nacht, wie der Himmel voller Sterne war. Da fiel ein Steinblock vom Himmel[8] neben mir auf den Boden. Ich wollte ihn aufheben, aber er war zu schwer. Ich wollte ihn umdrehen, aber ich konnte ihn nicht bewegen. Die Menschen von Uruk haben sich um ihn versammelt, und wie ein kleines Kind küßten sie ihm seine Füße‹. Ich selbst liebte ihn wie eine Gattin und legte ihn vor deine Füße. Und die Göttin Ninsun, seine Mutter, die alles weiß, hat ihm seinen Traum als ein günstiges Vorzeichen gedeutet. Er werde einen starken Freund als Beschützer erhalten.«[9] All dies berichtet Schamchat dem Enkidu, und wiederum lieben sich die beiden.

2. Tafel: Ihre Begegnung und Freundschaft[10]

Schamchat zieht nun eines ihrer Gewänder aus und bekleidet damit Enkidu. So führt sie ihn an der Hand in die Hütte der Hirten, und diese bewundern seine Stärke, vergleichen sie mit derjenigen von Gilgamesch. Enkidu sei wie ein Steinblock, der vom Himmel gefallen ist. Und die Hirten setzen ihm Brot und Bier vor, beides kennt er bisher nicht, und seine Stimmung wird heiter. Zudem wäscht er sich mit Wasser und salbt sich mit Öl – Enkidu wird zu einem Menschen. Er vertreibt die Wölfe und Löwen, so daß die Hirten nachts ruhig schlafen können.(*)

Auf dem Weg nach Uruk sieht Enkidu einen rennenden jungen Mann und möchte den Grund für seine Eile kennenlernen. Er sei zu einem Hochzeitsfest eingeladen und bereite das Essen vor. Dann erzählt er vom Brauch in Uruk, daß Gilgamesch als König jeweils zuerst mit der Braut schlafen dürfe, dann erst ihr Mann. Und dieses Privileg sei Gilgamesch vorbehalten, seit seine Nabelschnur durchschnitten ist. Darauf wird das Gesicht des Enkidu fahl.(*)

Als Enkidu in die Stadt Uruk eintritt, wird er ähnlich wie von den Hirten bewundert, und die Einwohner der Stadt küssen seine Füße wie diejenigen eines kleinen Kindes. Als Gilgamesch jedoch ins Haus der jungen Braut hineingehen will, um mit ihr eine Nacht zu verbringen, versperrt ihm Enkidu das Tor.(*)

Sie packen einander und gehen wie zwei Stiere aufeinander los, so daß die Türpfosten zerbrechen und die Mauern wanken. Als Gilgamesch einen Fuß auf den Boden beugt, da besänftigt sich seine Wut.[11] Enkidu erkennt die überragende Stellung des Gilgamesch an: »Als ein einzigartiges Wesen hat deine Mutter dich geboren und hat dir die Königsherrschaft über die Menschen zugewiesen.«[12] (*)

Sie umarmen sich und schließen Freundschaft.(****)[13]

Kaum ist die Freundschaft geschlossen, da schlägt Gilgamesch dem Enkidu vor, zusammen zu Chuwawa[14], dem Hüter des Zedernwaldes, zu gehen. Gilgamesch will ihn vernichten, um dann die Zedern zu fällen. Doch Enkidu warnt ihn: »Chuwawas Gebrüll ist wie eine Sintflut, sein Rachen wie das Feuer, sein Atem der Tod.« Der Kampf mit ihm sei unaushaltbar. Um die Zedern zu schützen und die Menschen in Schrecken zu versetzen, habe Enlil den Chuwawa eingesetzt. Wer in diesen Zedernwald eindringt, werde von einer lähmenden Müdigkeit erfaßt.[15]

Gilgamesch antwortet seinem Freund: »Wer denn kann bis zum Himmel steigen? Nur die Götter leben ewig – die Tage der Menschen sind gezählt. Du wirst von jetzt an den Tod fürchten. Was ist aus deinem Heldenmut geworden?« Wenn er, Gilgamesch, im Kampf mit Chuwawa falle, werde er damit ewigen Ruhm erlangen. So gehen beide zu den Handwerkern und lassen sich ihre Kriegsausrüstung zusammenstellen.

Als Gilgamesch zum Aufbruch bereit ist, wird er auch von den Ältesten der Stadt noch einmal eindrücklich vor seinem Unternehmen gewarnt. Und Gilgamesch gibt zu, daß auch er Angst vor Chuwawa habe. Deswegen bittet er den Sonnengott Schamasch ausdrücklich um seinen Schutz.

3. Tafel: Vorbereitungen zum Abenteuer[16]

Nun segnen die Ältesten von Uruk den Gilgamesch vor seiner Abreise: »Vertraue nicht allein auf deine Kraft, paß gut auf dich auf. Enkidu soll vor dir hergehen. Er kennt den Weg, er hat die Reise schon einmal gemacht. Er kennt die Eingänge zum Zedernwald. Möge er dich beschützen und dir den verschlossenen Pfad öffnen. Und auch dein Vater Lugalbanda möge dir zur Seite stehen. Erreiche so schnell wie möglich dein Ziel. Im Fluß von Chuwawa wasche deine Füße. In deinem Nachtlager grabe einen Brunnen, so daß beständig sauberes Wasser in deinem Schlauch sein möge. Und von diesem Wasser kannst du auch dem Sonnengott Schamasch opfern.«

Gilgamesch führt Enkidu zum Palast seiner Mutter und kündigt ihr an, daß er für die weite Reise zu Chuwawa bereit sei. Er wolle dem unbekannten Kampf entgegentreten. Ninsun, seine Mutter kleidet sich festlich und bringt dem Sonnengott Schamasch ein Opfer dar. Sie bittet ihn ausdrücklich, das unruhige Herz ihres Sohnes gut zu beschützen und all seine großen Sturmwinde dem Gilgamesch zur Verfügung zu stellen – alle dreizehn Winde sollen dem Chuwawa ins Gesicht schlagen.(**)

Vor ihrer Abreise bittet Ninsun auch Enkidu, »der du nicht aus meinem Schoß hervorgekommen bist«, ihrem Sohn gut beizustehen.(****)

4. Tafel: Die Reise zu Chuwawa[17]

Nun beginnt die mühsame Reise, und am Abend nach jeder Wanderung schlagen die beiden ihr Nachtlager auf, graben einen Brunnenschacht, und Gilgamesch bringt vor dem Sonnengott Schamasch ein Opfer dar. Zudem bittet er jeweils um einen günstigen Traum. Doch mitten in der Nacht erwacht Gilgamesch regelmäßig mit Angstgefühlen, mit gelähmten Gliedern und erzählt Enkidu seine Träume. Der Traum der ersten Nacht: »Mein Freund, wir sind durch eine Schlucht gelaufen und da fiel der Berg auf uns und erdrückte uns wie die Fliegen.« In der zweiten Nacht berichtet Gilgamesch, wie er im Traum mit einem Wildstier kämpft, welcher mit seinen Hufen den Boden aufreißt, so daß eine Staubwolke den Himmel verdeckt. Der Held sinkt vor ihm auf die Knie, seine Arme werden umfaßt – doch dann gibt ihm der Stier Wasser aus einem Schlauch zu trinken.[18] Und im Alptraum der dritten Nacht hört Gilgamesch einen schreienden Himmel und eine brüllende Erde, gefolgt von einer bedrohenden Finsternis. Ein Blitz zuckt auf, Feuer bricht aus – der Tod regnet vom Himmel. Da erlischt das Feuer, und alles wird zu Asche.[19] Und immer nach einem solchen Alptraum wird Gilgamesch von seinem Freund Enkidu beruhigt, der ihm versichert, dieser Traum weise auf einen günstigen Ausgang des bevorstehenden Kampfes hin.[20] (********)

Doch dann tritt Gilgamesch mit Tränen in den Augen vor seinen Beschützer, den Sonnengott Samasch, und bittet ihn um Unterstützung. Und der Sonnengott macht unseren Helden darauf aufmerksam, daß das Monstrum Chuwawa von den sieben Panzerhemden jetzt nur ein einziges trage. Und so stoßen die beiden wie zwei kraftstrotzende Stiere aufeinander. Und Chuwawa stößt einen schrecklichen Schrei aus.[21] (*)

Und wiederum ist Enkidu ganz verzweifelt, er fragt sich, wie er in den Zedernwald eindringen soll, wenn seine Arme ganz gelähmt sind. Doch

Gilgamesch ermuntert seinen Freund, der seinen Körper mit magischen Kräutern eingerieben hat: »Du brauchst den Tod nicht zu fürchten. Die Schwäche möge aus dir weichen, zusammen wollen wir in den Kampf. Dein Herz entbrenne im Streit, vergiß den Tod und strebe nur noch nach dem Leben.«

5. Tafel: Der Sieg über das Monstrum[22]

Gilgamesch und Enkidu, am Rand des Zedernwaldes angekommen, bewundern diese großen Bäume. Ebenfalls entdecken sie sofort die gut sichtbaren Spuren des Chuwawa. Und sie sehen den Zedernberg, die Wohnstätte der Götter.[23] (******)

Als Chuwawa auf die beiden Freunde trifft, beleidigt er sie mit der Frage: »Warum bist du zu mir gekommen, Gilgamesch, welcher Dummkopf hat dich beraten?« Und er schmäht Enkidu als den Sohn eines Fisches, der keinen Vater kennt und wie eine Schildkröte nie Muttermilch getrunken hat. Als Enkidu noch jung war, habe er ihn schon gesehen, ohne sich ihm zu nähern. Und Chuwawa bereut, ihn damals nicht vernichtet und den Raubvögeln zum Fraß vorgeworfen zu haben. Enkidu, bisher meist der Zögerer und Warner, ermahnt daraufhin Gilgamesch, den Chuwawa mit der Flutwaffe zu töten.[24]

Der Kampf beginnt. Gilgamesch und Chuwawa ergreifen sich gegenseitig und stampfen mit ihren Füßen so heftig auf den Boden, daß die Berge erzittern. Schwarz werden die weißen Wolken, und der Tod regnet auf sie. Da greift der Sonnengott Schamasch mit dreizehn Sturmwinden in den Kampf ein, so daß sich das Gesicht des Monstrums verdunkelt. Er kann sich nicht mehr nach vorn und nicht mehr nach hinten bewegen, und so erreichen ihn die Waffen des Gilgamesch.

Chuwawa, in großer Bedrängnis, versucht nun den Helden milde zu stimmen, erinnert ihn an die wunderbare Geburt durch seine Mutter Ninsun und verspricht ihm alle Bäume, die er haben möchte, um für sich einen Palast zu bauen. Zweimal bittet Chuwawa anschließend auch Enkidu, Gilgamesch möge sein Leben verschonen. Doch Enkidu bleibt hart und ermahnt seinen Freund, Chuwawa zu töten, bevor der Zorn der großen Götter erwacht, bevor Enlil seinen Hilferuf hört. (**)

Chuwawa verflucht nun die beiden Freunde, sie sollen nie alt werden, und gerade Enkidu soll kein Seelenheil in seinem Leben erreichen. Er kündigt ihm seinen baldigen Tod an. Chuwawa selbst wird dann auf grausame Weise umgebracht.[25] (**)

Die bis zum Himmel gewachsene Zeder wird gefällt, und Enkidu plant, damit ein großes Tor zu bauen. Ihre gesamte Beute binden sie auf ein Floß zusammen, und Gilgamesch trägt das abgeschlagene Haupt Chuwawas.[26]

Teils sehr ähnlich, teils ganz abweichend wird die Begegnung von Gilgamesch und Enkidu mit dem Monstrum Chuwawa in der *sumerischen Fassung* aus dem 3. Jt. erzählt.[27] Nach dem Auszug aus der Stadt müssen die beiden Freunde sieben Gebirgszüge überschreiten, auf dem siebten Gebirge befindet sich Chuwawa in seinem Zedernwald. Kaum angekommen, fällt Gilgamesch die große Zeder, Enkidu schneidet das Astwerk ab. Daraufhin ergreift Chuwawa mit seinem Schreckensglanz (*melam*) an, worauf Gilgamesch in einen todesähnlichen Tiefschlaf versinkt. Enkidu gelingt es nicht, ihn zu wecken, bis er ihm schließlich die Brust mit viel Öl einreibt und ihn massiert.

Auch hier ist Enkidu der große Zögerer, der seinen Freund mehrmals vor diesem Kampf warnt. Aber Gilgamesch läßt sich nicht von seinem Plan abhalten. Schließlich beginnt er mit Chuwawa zu verhandeln und verspricht ihm seine beiden Schwestern, wenn er dafür den Schreckensglanz von ihm erhalte.[28] Chuwawa übergibt dem Helden alle seine Waffen, worauf dieser ihn mit der Faust niederschlägt. Auch hier in dieser Fassung des Epos bittet Chuwawa um Gnade, was Gilgamesch mit Mitleid erfüllt.[29] Doch Enkidu warnt ausdrücklich vor einer Schonung, worauf er von Chuwawa verhöhnt wird. Daraufhin trennt Enkidu Chuwawas Kopf ab und steckt ihn in einen Ledersack. Diesen Sack öffnen die beiden vor Enlil, der über den Mord an Chuwawa wütend wird. Und zum Schluß verteilt Enlil die sieben Auras (*melam*) vom toten Kopf des Chuwawa an die Welt: an die Felder, den Fluß, das Röhricht, den Löwen, an den Palast und die Wälder. Den letzten Schreckensglanz heftet er dem Gilgamesch selbst an. Soweit die sumerische Fassung.[30]

6. Tafel: Der Kampf mit dem Himmelsstier[31]

Nach dem erfolgreichen Kampf wünscht Gilgamesch erstmals seinen Körper zu waschen und seine Waffen zu reinigen, er zieht sich saubere Kleider an und setzt sich seine Krone auf. Da entdeckt die Göttin Ischtar[32] seine Schönheit und bietet ihm an, ihn zu heiraten. Sie verspricht ihm alle Reichtümer dieser Welt, alle Völker werden ihre Abgaben bezahlen, und seine Tiere sollen sich beliebig vermehren.

Doch Gilgamesch antwortet auf dieses Angebot erstmals mit Hohn: »Was muß ich dir alles geben, wenn ich dich heirate? Schöne Gewänder oder Speisen und Trank, wie es sich für die Könige und Götter geziemt?« Und dann spottet er offen über sie: »Du bist wie eine Tür, die den Wind nicht abhält. Ein Palast, der den Helden erschlägt; Pech, das den beschmutzt, der es berührt; ein Wasserschlauch, der seinen Träger durchnäßt, ein Stein, der die Mauer zum Einstürzen bringt, ein Schuh, der seinen Besitzer drückt.« Und jetzt klagt er an: »Nicht einen deiner Partner hast du immer geliebt!« und er zählt sie einzeln auf: »Dumuzi, den Geliebten deiner Jugend, hast du Jahr für Jahr zum Weinen bestimmt. Den bunten allallu-Vogel, den du liebtest, ihn hast du geschlagen und ihm die Flügel gebrochen. Dem kräftigen Löwen hast du immer wieder Fallen gebaut. Dem kampferfahrenen Pferd hast du die Peitsche bestimmt, unendlich langes Laufen und trübes Wasser zum Trinken, so daß sogar seine Mutter weinen mußte. Der Hirte, der dir immer Kuchen und Opferlämmer brachte: ihn hast du in einen Wolf verwandelt, so daß die eigenen Hunde ihn beißen. Und Ischullanu, den Gärtner deines Vaters, der dir jeden Tag Datteln und frische Nahrung brachte, ihn hast du verführt: ›Ischullanu, laß uns deine Kraft genießen, berühre mein Geschlecht.‹ Doch dann sprach Ischullanu zu dir: ›Was verlangst du von mir? Meine Mutter hat mir soeben zum Essen gegeben, und ich will nicht das Brot der Beschimpfung genießen.‹ Darauf hast du ihn geschlagen und in einen Frosch verwandelt. – Und mich würdest du genauso behandeln, wie alle deine früheren Liebhaber.«[33]

Als Ischtar dies vernimmt, steigt sie wutentbrannt in den Himmel und wendet sich mit Tränen an ihren Vater, den Himmelsgott Anu, und beklagt sich, daß Gilgamesch sie mit Beschimpfungen überhäuft habe. Anu entgegnet, daß *sie* es wahrscheinlich gewesen sei, die mit dem Streit begonnen habe. Daraufhin droht Ischtar ihm: »Wenn du mir den Himmelsstier nicht gibst, dann zerschlage ich die Tore der Unterwelt und lasse die Toten herauf, welche die Lebenden fressen werden.« Darauf übergibt ihr Anu an einem Leitseil den Himmelsstier. Als Ischtar mit diesem mächtigen Tier in Uruk ankommt, öffnet sich bereits bei seinem Schnauben eine Spalte, so daß Hunderte von Menschen darin verschwinden. Beim dritten Schnauben fällt auch Enkidu bis zur Hüfte hinein, worauf er seinen Freund Gilgamesch zum Kampf anstachelt. Gilgamesch tötet den Himmelsstier mit seinem Schwert, reißt ihm das Herz heraus und opfert es dem Schamasch.[34]

Ischtar kleidet sich in Trauer und beginnt einen Klagegesang. Als Enkidu dies hört, reißt er das Bein des Himmelsstiers aus und wirft es ihr ins Gesicht: »Wenn ich dich erwische, werde ich dich genauso behandeln wie den Himmelsstier«, und er hängt dessen Eingeweide an ihren Arm. Da versammelt Ischtar all ihre Dienerinnen, und sie weinen zusammen, während die beiden Brüder[35] ein Freudenfest veranstalten und dabei Ischtar verspotten, die niemanden mehr hat, der ihr Herz erfreut.

7. Tafel: Der Tod des Enkidu[36]

(**) Enkidu spricht zu Beginn mit seiner Tür, welche er aus der großen Zeder angefertigt hat. Er erinnert sich daran, mit wieviel Sorgfalt er dieses Portal als Eingang zum Tempel hergestellt hat. Und er klagt darüber, daß ein König *nach* ihm hierdurch eintreten wird und daß sein Name dann aus dem Tor ausgelöscht wird. Gilgamesch – in Tränen aufgelöst – versucht seinen Freund zu beruhigen und verspricht, zu den großen Göttern zu beten und ein Bild von ihm aus Gold herzustellen.

Ebenfalls mit Tränen in den Augen tritt Enkidu vor den Sonnengott Schamasch und verflucht den Jäger[37], seine Stärke solle abnehmen und er solle nicht mehr genügend Beute finden. Vor allem aber gilt sein Groll der Dirne Schamchat, welche durch seinen Fluch niemehr Reichtum, Liebe und Glück in ihrem Leben erleben soll. Statt dessen solle sie durch das Erbrochene der Betrunkenen besudelt werden, und einsam im Schatten der Mauer leben, Disteln und Dornen sollen ihre Füße verwunden. Doch Schamasch weist ihn zurecht: »Schamchat hat dir Brot und Bier der Könige und Götter gegeben, zudem dich mit einem großartigen Gewand bekleidet. Durch sie hast du Gilgamesch als deinen Freund gefunden. Und die Fürsten der Erde küßten deine Füße. Die Menschen von Uruk weinen um dich und nach deinem Tod wird Gilgamesch sein Äußeres vernachlässigen und nur noch mit dem Fell eines Löwen bekleidet durch die Steppe ziehen.« Durch diese Worte des Sonnengottes beruhigt sich das zornige Herz des Enkidu, und er bestimmt der Dirne ein neues Schicksal. Sie soll in Zukunft von Prinzen und Statthaltern geliebt werden. Die Männer sollen sich in Ungeduld verzehren, bevor sie bei ihr sein dürfen. Sie wird mit Geschenken überschüttet, und in die Tempel der Götter soll sie eingeführt werden. Sogar der Vater einer Familie mit sieben Kindern soll seine Frau ihretwegen verlassen.

In seiner Einsamkeit auf dem Krankenlager hat Enkidu den folgenden Traum, den er seinem Freund Gilgamesch erzählt: »Erde und Himmel haben geschrien, und ich stehe dazwischen. Da taucht ein Mann mit düsterem Antlitz auf – wie Anzu – mit den Pfoten eines Löwen und den Krallen eines Adlers. Er reißt mich an den Haaren, ich versuche ihn zu schlagen, doch er springt mit einem Springseil herum. Er trampelt wie ein Stier auf mir und umklammert meinen ganzen Körper. ›Rette mich‹, rufe ich zu dir, doch du hattest Angst. Da verwandelt sich dieser Mann in eine Taube und führt mich ins Haus der Finsternis. Wer dieses Haus betritt, wird es niemals verlassen. Hier gibt es keine Umkehr mehr. Seine Bewohner kennen kein Licht; Staub und Lehm ist ihre Nahrung, wie die Vögel sind sie mit Federn bekleidet – sie sitzen in ewiger Finsternis.« Und Enkidu schildert, wie er in dieser Unterwelt allen ehemaligen Kriegern und Würdenträgern begegnet und schließlich auch dem Gott Etana und der Ereschkigal. (***)

Und die Krankheit von Enkidu wird jeden Tag schlimmer. Zwölf Tage lang liegt er auf seinem Bett, er richtet das Wort noch einmal ängstlich an seinen Freund Gilgamesch: »Ich fürchte den Kampf« und stirbt. (*)

8. Tafel: Die Klagen um den toten Freund[38]

Bei der Morgendämmerung spricht Gilgamesch zu seinem Freund: »Deine Mutter war eine Gazelle, dein Vater ein Wildesel. Wilde Tiere haben dich aufgezogen. Jetzt sollen die Wege des Zedernwaldes dich beweinen und die Ältesten von Uruk. Klagen über dich sollen die Zedern und Zypressen und all die wilden Tiere der Steppe. Beweinen sollen dich die Männer von Uruk, die Bauern und Hirten, klagen sollen um dich die Dirne, Brüder und Schwestern, und sie sollen sich deinetwegen die Haare ausraufen. Wie ein Klageweib weine ich bitterlich um dich Enkidu, meinen Freund.« Und Gilgamesch vergleicht ihn mit einer Axt an seiner Seite, mit seinem Schwert in seinem Gürtel oder mit seinem Schild. »Wir sind zusammen auf alle Berge gestiegen, wir haben zusammen den Himmelsstier erschlagen, und den Chuwawa vernichtet. Was hat dich jetzt für ein Schlaf ergriffen? Du hörst mich nicht mehr!« Gilgamesch berührt das Herz seines Freundes, das nicht mehr schlägt, und er deckt dessen Gesicht mit einem Schleier zu. Wie ein Adler kreist er über ihm. Er fühlt sich wie eine Löwin, die ihre Jungen verloren hat. Er rauft sich die Haare aus und wirft seine schönen Kleider weg. Schließlich fordert er alle Handwerker auf, ein Bild seines Freundes herzustellen. (*)

Sechs Tage und sieben Nächte bleibt Gilgamesch bei seinem Freund. Er wäscht sich nicht mehr und zieht das Fell eines Löwen an.[39] (*****)

9. Tafel: Todesangst und die Suche nach dem ewigen Leben[40]

Gilgamesch weint bitterlich um seinen Freund: »Werde ich auch sterben wie Enkidu? Eine tiefe Verzweiflung und Todesangst erfüllt mein Inneres.« Und Gilgamesch beschließt, zu Utnapischtim zu gehen, dem Überlebenden der Sintflut.[41] Gilgamesch betet zu den Göttern. In der folgenden Nacht träumt er von Kämpfen mit all seinen Waffen. (**)

Als erste Station in seiner Suche kommt Gilgamesch zum Zwillingsberg, welcher den Aufgang und Untergang der Sonne bewacht. Die Spitzen dieses Berges erreichen den Himmel, und sein Fundament ruht in der Unterwelt.[42] Skorpionmenschen bewachen die Eingänge des Zwillingsberges. Ihre Aura ist fürchterlich, ihr Anblick der Tod, ihr Schreckensglanz (*melam*) überzieht die Berge. Und der Skorpionmensch fragt Gilgamesch, weshalb er zu ihm gekommen sei. »Ich bin zu Utnapischtim unterwegs, dem durch die Götter ewiges Leben verliehen worden ist.« Der Skorpionmann gibt ihm zu bedenken: »Noch nie gab es jemanden, Gilgamesch, der diesen Weg beschritten hat – es ist der Weg der Sonne während der Nacht und darin herrscht absolute Finsternis.« (*)

Doch schließlich gibt der Skorpionmensch nach: »Geh, Gilgamesch, der Zwillingsberg steht dir offen. Mögest du heil ankommen. Das große Tor ist offen für dich.« Und Gilgamesch folgt dem Weg der Sonne und tritt in den Zwillingsberg ein. Eine Wegstunde der Sonne geht er in tiefster Finsternis. Eine zweite Wegstunde geht er, eine dritte, da gibt es nichts zu sehen, weder vor ihm noch hinter ihm. Auch während der vierten und fünften Wegstunde der Sonne tappt er im Dunkeln. Die sechste und siebte Wegstunde wird immer noch von absoluter Finsternis beherrscht. Bei der achten Wegstunde schreit er auf. Bei der neunten Wegstunde fühlt er den Nordwind auf seinem Gesicht, immer noch im Finstern. Bei der zehnten Wegstunde fühlt er den nahen Ausgang. In der elften erreicht ihn ein Sonnenstrahl, und nach der zwölften Wegstunde steht er im vollen Tageslicht. Und Gilgamesch befindet sich in einem Wald – voller Früchte und der wertvollsten Edelsteine. (**)

10. Tafel: Das Ziel wird erreicht

Nur mit einem Fell bedeckt, erreicht Gilgamesch die Schenke der Siduri am Ufer des Meeres.[43] Er ist von Kummer erfüllt und sieht aus wie jemand, der von weither gekommen ist. Siduri bekommt Angst vor ihm, sie glaubt, dies könnte ein Mörder sein, und verschließt die Tür vor dem Fremden. Doch Gilgamesch droht: »Wenn du mich nicht einläßt, zerschlage ich die Tür, zerbreche das Schloß.« Und er erzählt, daß er den Himmelsstier umgebracht, den Chuwawa im Zedernwald und Löwen auf den Pässen des Gebirges getötet habe. Siduri fragt zurück: »Warum siehst du so müde, so traurig und verzweifelt aus? Warum siehst du aus wie einer, der von weither gekommen ist? Warum ist dein Gesicht von Hitze und Kälte verbrannt?« Und Gilgamesch antwortet, er habe seinen über alles geliebten Freund Enkidu verloren: »Sechs Tage und sieben Nächte habe ich neben ihm geweint, bis der Wurm ihm aus der Nase fiel. Seitdem fürchte ich den Tod und irre durch die Steppe. Das Schicksal meines Freundes lastet schwer auf mir, er wurde zu Lehm. Werde ich nicht eines Tages liegen wie er und mich nie mehr erheben?«

Darauf antwortet Siduri: »Gilgamesch, wohin läufst du? Das ewige Leben, das du suchst, das gibt es nicht. Als die Götter die Menschen erschaffen haben, wiesen sie ihm den Tod zu, und das ewige Leben haben sie für sich zurückbehalten. Gilgamesch, laß deinen Bauch voll sein, sei fröhlich tagsüber wie nachts. Mache aus jedem Tag ein Freudenfest. Spiele und tanze! Trag schöne Kleider und bade dich. Schenke deine Aufmerksamkeit dem Kind, welches du an der Hand führst und möge sich die Frau in deinem Schoß erfreuen – dies ist der Sinn des Lebens.«[44]

Doch all dies kann Gilgamesch nicht hören. Er ist nur noch von einem Wunsch besessen, das Meer zu überqueren, um zu Utnapischtim zu gelangen. Siduri gibt ihm zu bedenken, daß nur der Sonnengott Samasch das Meer, »das Wasser des Todes« durchschreiten könne. Allerdings gibt es Urschanabi, den Fährmann von Utnapischtim, und mit Hilfe der »Werkzeuge aus Stein« kann er ans andere Ufer gelangen.[45]

Gilgamesch ergreift sofort seine Waffen und verwickelt Urschanabi in einen Kampf, auch er fragt Gilgamesch nach seinem grauenhaften Aussehen, und Gilgamesch erzählt ihm dieselbe traurige Geschichte wie der Schenkin Siduri. Schließlich fragt er ihn, wie er zu Utnapischtim gelangen könne. Und Urschanabi antwortet: »Du selbst hast die Überfahrt verhindert. Du hast die Steinwerkzeuge zerstört. Nun gehe in den Wald und schneide sechzig Ruderstangen ab von sechzig Ellen Länge und trage sie alle zum Schiff.« Gilgamesch führt den Befehl genau aus, und zusammen fahren sie los. Urschanabi warnt: »Deine Hände dürfen das Wasser des Todes nicht berühren«, und so benutzt Gilgamesch alle Ruderstangen, bis auch die letzte verbraucht ist.

Utnapischtim beobachtet aus der Ferne die Ankunft der beiden. Er fragt sich, wer dieser Fremde sei und warum die Werkzeuge aus Stein zerbrochen sind. (*)

Und nochmals wiederholen sich Frage und Antwort um das erschreckende und abgekämpfte Äußere von Gilgamesch. Er habe viele Länder durchwandert, schwierige Berge und schließlich das Meer überquert, um zu ihm, zu Utnapischtim zu gelangen. Dabei habe er sich keinen süßen Schlaf mehr gegönnt, das Tor von Kummer und Angst habe er mit Asphalt und Pech verschlossen.

Utnapischtim fragt ihn, warum er seinen Kummer verlängern wolle. Er weist ihn auf seine Pflichten als König in den Tempeln der Götter und Göttinnen hin. Was habe er umgekehrt durch seine Ruhelosigkeit erlangt? »Des Menschen Schicksal ist wie dasjenige des Schilfs, es wird geschnitten. Niemand sieht den Tod, niemand will seine Stimme hören.« Die Menschen richten sich im Leben ein, als sei es für die Ewigkeit bestimmt – doch in Wirklichkeit sind sie nur wie Eintagsfliegen. »Wie ähnlich ist der Schlaf und der Tod. Als die Muttergöttin das Schicksal festlegte, hat sie dem Menschen Leben und Tod beschieden. Nur den Augenblick des Todes wissen wir nicht.«

11. Tafel: ... und die Verzweiflung bleibt[46]

Nun fragt Gilgamesch den Utnapischtim, wie er denn das ewige Leben erhalten habe. Und Utnapischtim erzählt, wie die Götter einstmals beschlossen, eine Sintflut über die Menschheit zu schicken. Durch Ea, den Gott der Weisheit und den Beschützer der Menschen[47], sei er gewarnt worden, sich ein großes Schiff zu bauen, um dieser Katastrophe zu entkommen. Und Utnapischtim erzählt dem Gilgamesch die ganze Flutgeschichte, wie sie uns aus Atramchasis bereits bekannt ist – da in diesem tosenden Sturm die Erde zerbricht wie ein Topf und Ischtar wie eine Gebärende schreit. Sechs Tage und sieben Nächte dauert die Flut, schlägt das Meer um sich wie eine Kreißende, wie eine Frau während der Niederkunft.[48] Alle Menschen sind darin umgekommen – nur Utnapischtim mit seiner ganzen Familie landet mit seinem großen Boot auf einem hohen Berg, sendet drei Vögel aus und bringt den Göttern ein Dankesopfer dar. Und wiederum kommt es zum großen Streit zwischen den beiden obersten Göttern Enlil und Ea, der damit endet, daß Enlil dem Utnapischtim und seiner Frau das ewige Leben schenkt – sie sollen werden wie die Götter und in der Ferne wohnen, an der Mündung der Flüsse. Und Utnapischtim beendet seine Geschichte damit, daß dies alles *damals* geschehen ist: »Wer wird für dich die Götter versammeln, damit du das ewige Leben findest? Aber versuche mindestens sechs Tage und sieben Nächte nicht zu schlafen.«

Kaum hat Utnapischtim ihn dazu aufgefordert, wird Gilgamesch wie von einem Nebel eingehüllt, und er versinkt in einen todesähnlichen Schlaf. Die Frau des Fluthelden ermahnt ihren Mann, er solle Gilgamesch wieder wecken, und er möge in Frieden zurückkehren zum großen Tor, aus dem er ursprünglich ausgezogen war. Doch Utnapischtim möchte, daß sie jeden Tag ein frisches Brot backt, damit Gilgamesch – wenn er wieder aufwacht – erkennen kann, wie lange er tatsächlich geschlafen hat. Am siebten Tag wird er geweckt und glaubt zuerst, er sei nur für einen kurzen Moment eingenickt, um dann anhand der verschiedenen Zustände der Brote zu erkennen, daß er eine ganze Woche geschlafen hat. Da spricht Gilgamesch voll Verzweiflung: »Wohin soll ich gehen? In meinem Schlafgemach sitzt der Tod, wohin auch meine Füße mich tragen, überall lauert der Tod.«

Utnapischtim gibt seinem Fährmann den Auftrag, Gilgamesch zurückzubegleiten über das Meer. Vorher aber soll er gewaschen werden, soll er sein Tierfell ausziehen und sich mit einem schönen Gewand bekleiden. Doch da erbarmt sich die Frau des Fluthelden und fragt ihren Mann, ob er dem Gilgamesch nicht etwas mitgeben wolle auf seinem Heimweg. Und Utnapischtim verrät ihm ein Geheimnis der Götter, ein Kraut, das voll Dornen und Stacheln sei, durch welches er ein verlängertes Leben finden werde. Sofort bindet sich Gilgamesch schwere Steine an seine Füße und taucht in den *apzu* hinab, ergreift das Kraut, und die Meeresflut wirft ihn ans Ufer zurück. Da spricht Gilgamesch zu Urschanabi: »Das ist das Kraut gegen meine Angst vor dem Tod. Dadurch kann ich das Leben wieder erlangen. Sein Name sei: ›Ein Greis wird wieder zu einem jungen Mann‹. Ich werde es essen und so meine Jugendlichkeit zurückerlangen.«

Nachdem sie einen ganzen Tag gewandert sind, bereiten sie ein Nachtlager vor. Gilgamesch sieht einen Brunnen und steigt hinab, um sich im Wasser zu erfrischen. Da riecht eine Schlange den Duft des Krautes, frißt es und wirft ihre Haut ab. Als Gilgamesch dies sieht, rinnen die Tränen über sein Gesicht. Er erkennt die Aussichtslosigkeit seines ganzen Unterfangens – sein Verjüngungskraut wird er nie mehr finden können. Schließlich gelangen die beiden in seine Heimatstadt, und Gilgamesch führt Urschanabi auf die Stadtmauer von Uruk und empfiehlt ihm, sie genau zu betrachten, die Grundmauern, die gebrannten Ziegel und das weite Land, welches diese Mauer umschließt.[49]

Der Kampf gegen Chuwawa – Todesängste während der Geburt

Gilgamesch ist ein Mensch, der nach dem Tod seines geliebten Freundes Enkidu realisiert: Eines Tages werde auch ich sterben. Von diesem Tag an ist er von Todesfurcht getrieben, ja verfolgt. Aus dieser Angst heraus verpaßt er das Leben, weil er nur noch von einer Idee besessen ist: das ewige Leben zu bekommen. Das ewige Leben ist die Hoffnung, daß er selber nicht sterben muß. Was ist das für ein Mensch, dieser Gilgamesch, daß er so von der Panik zu sterben besessen ist? Was sind die Hintergründe dieser Todesangst – ein Motiv, das die Weltliteratur bis heute beseelt hat.[50]

Gilgamesch bringt uns – so der Mythos zu Beginn – Kunde aus der Zeit vor der Flut. Er kann sich somit zurückerinnern an die Zeit vor der Geburt. Damit wird Gilgamesch zu einem Epos über die Schwangerschaft, Geburt und deren Folgen. Im Epos ist Gilgamesch oberster

Herrscher, er ist der König von Uruk, Erbauer der Stadtmauern dieser Stadt. Das ist sein Werk, das niemand hätte so vollendet herstellen können wie er.[51] Gilgamesch ist aber auch ein Herrscher, der seine Macht mißbraucht: Die Menschen leiden unter seiner Rastlosigkeit und seiner Herrschaft – menschliche Beziehungen werden erschwert oder eventuell sogar unmöglich gemacht. Zudem macht er Gebrauch vom *Jus primae noctis*: von der ersten Liebesnacht bei jeder jungen Frau. Deswegen regt sich der Widerstand der Bevölkerung gegen diesen Herrscher. Gilgamesch ist andererseits ohne eine Beziehung zu einer Frau – nirgends wird eine Lebenspartnerin erwähnt. Die Schenkin Siduri, die ihn zu Glück und Leben ermahnt, benutzt er nur als Informationsquelle, wie er zu Utnapischtim, wie er zum ewigen Leben gelangen kann.

Andererseits ist Gilgamesch durch eine enge Mutterbeziehung charakterisiert: Wenn er einen Traum hat, läuft er sofort zu ihr und möchte eine Deutung. Wenn er etwas unternimmt, dann will er eine Ermunterung, einen Ratschlag oder eine Unterstützung von ihr. Der starke Gilgamesch ist ohne seine Mutter im Hintergrund undenkbar. Sein Vater Lugalbanda existiert nur als der idealisierte Erzeuger, er tritt im Epos nirgends in Erscheinung. Gilgamesch ist abhängig von seiner Mutter – sein Vater ist emotional inexistent: So gesehen eine bis heute moderne Geschichte! Ich verweise auf Alexander Mitscherlich (1963) *Auf dem Weg zu einer vaterlosen Gesellschaft* oder Volker Elis Pilgrim (1988) *Muttersöhne*, der herausgearbeitet hat, daß die Mütter der beiden Diktatoren Hitler und Stalin bereits Kinder verloren hatten, bevor Adolf bzw. Josef geboren wurden. Adolf Hitler und Josef Stalin sind somit die einzig Überlebenden. Da der Vater abwesend oder ein emotionaler Krüppel ist, entsteht eine übergroße, ambivalente Mutterbindung.

Um die unendlich große Kraft von Gilgamesch zu zügeln, bitten die Menschen ihre Götter, einen Ausgleich zu schaffen: Enkidu. Er ist das absolute Gegenteil von Gilgamesch, der die Kultur, Zivilisation, den Stadtmenschen und die Macht darstellt. Enkidu dagegen ist ein Naturmensch, geschaffen in der Steppe, von der Muttergöttin mittels eines Klumpens Lehm. Die wilden Tiere sind »seine Eltern«. Er lebt mit ihnen zusammen, durchstreift mit ihnen die Wüste, gemeinsam suchen sie die Tränke auf. Enkidu verkörpert somit die Natur, den Instinkt, die Gefühlswelt. Und er ist beseelt von einer unbändigen Kraft. Er ist ein Mensch in seinem ursprünglichen Zustand.

Doch dann wird er von einer Frau, von der Dirne Schamchat »gezähmt«. Enkidu wird geblendet durch ihre Schönheit. Sechs Tage und sieben Nächte leben sie zusammen – ein heiliger Zeitabschnitt, der im alten mesopotamischen Raum immer wieder auftaucht. Eine lange Zeit geben sie sich der Liebe hin. Enkidu ist somit auch ein Inbegriff der zärtlichen Liebe zu einer Frau. Doch damit verliert er seine ursprüngliche Kraft und Verbundenheit mit der Natur: Die Tiere meiden ihn, fliehen vor ihm. Und er kann den Tieren nicht länger folgen.

Ich meine, Gilgamesch und Enkidu sind die beiden Teile eines Menschen. Und da die Mythen und Epen von Männern geschrieben worden sind, können wir ruhig hinzufügen: Es sind die beiden Seiten eines Mannes.[52] Gilgamesch und Enkidu sind somit ein und derselbe Mensch, es sind die beiden Seiten einer damaligen Persönlichkeit.

In diesem Zusammenhang möchte ich an Inanna/Ischtar erinnern, die Göttin der Liebe und des Krieges – Urbild einer gespaltenen Persönlichkeit. Ihre Ambivalenz ist Ausdruck einer frühesten und heftigen Verletzung. Inanna mit ihrem Geliebten Dumuzi ist der Inbegriff einer Mutter mit ihrem Baby. Sie überträgt ihre eigene Spaltung auf ihr Kind: Gilgamesch und Enkidu sind das »Resultat« – eine gespaltene Persönlichkeit.

Kaum sind die beiden Teilpersönlichkeiten des damaligen Menschen miteinander verschmolzen – im Epos prallen Gilgamesch und Enkidu in einem heftigen Kampf zusammen und sind anschließend durch eine unzertrennliche Freundschaft miteinander verbunden –, da ist das Baby bereit zum Kampf mit dem Monster Chuwawa. Das kleine Menschenkind im Mutterschoß ist bereit, das Abenteuer der Geburt auf sich zu nehmen. Denn die Geburt wird im Mythos dargestellt als Kampf des Helden mit einem Drachen oder Ungeheuer. Und natürlich befindet sich Chuwawa im Zedernwald des Gebirges – Symbol des schwangeren Bauches.[53] Und daß Chuwawa als Monstrum die Geburt darstellt, erkennen wir sofort an seiner Beschreibung: »Sein Gebrüll ist die Sintflut, sein Rachen das Feuer, sein Atem der Tod« (2. Tafel). Wasser und Feuer werden für die Gefühle des Babys während der Geburt in einer charakteristischen Weise miteinander verschmolzen, eng verbunden mit dem Erleben des Todes. Oder Enkidu ermahnt den Gilgamesch, im Kampf Chuwawa mit der Flutwaffe zu töten (5. Tafel) – ebenso hat Marduk in Enuma Elisch die Tiamat umgebracht. Und die Rede ist auch vom dreifachen Seil, das nicht zerreißen kann (siehe Anmerkung 21 in diesem Kapitel) – die Nabelschnur mit einer Vene und zwei Arterien darf während der Geburt keinen Schaden erleiden.

Auch auf die Alpträume des Gilgamesch während seiner Vorbereitung zum Abenteuer, während seiner Reise zu Chuwawa möchte ich hinweisen (Beginn der 4. Tafel). Einmal laufen sie beide durch eine Schlucht und werden dabei von einem herunterfallenden Berg wie die Fliegen zerdrückt, oder im dritten Traum befindet sich Gilgamesch zwischen der schreienden Erde und dem schreienden Himmel. Ein Blitz zuckt auf, Feuer bricht aus, der Tod regnet vom Himmel. All dies sind eindrückliche Bilder und ängstliche Vorahnungen eines Babys von der bevorstehenden Geburt, Bilder des Zusammengequetscht- und Zerdrücktwerdens oder des brennenden Hautgefühls beim Durchdringen des Geburtskanals. Während des Kampfes selbst, zwischen Chuwawa und Gilgamesch erzittern die Berge, und natürlich dürfen die Sturmwinde nicht fehlen – ein obligater Bestandteil jeder Geburt.

Immer wieder werden Gilgamesch und seine Stärke mit derjenigen eines Stieres verglichen. Er wird etwa als der »Stier mit den gefürchteten Hörnern« beschrieben (Beginn der 1. Tafel). Im Kampf selbst gehen Gilgamesch und Chuwawa wie zwei Stiere aufeinander los (Mitte der 4. Tafel). Schon früher ist uns dieses Stierbild begegnet, zum Beispiel wird von Ninurta gesagt, daß er mit seinen Hörnern die Berge ins Wanken versetzt[54]. Hier sei auf die Darstellung der zahlreichen Stierköpfe in den Heiligtümern der Stadt Catal Hüyük hingewiesen – der ältesten Stadt im Süden der heutigen Türkei aus dem 7. Jt. v. Chr., ausgegraben von James Mellaart. Die Stiere mit ihren mächtig geschwungenen Hörnern sind nahezu ein Wahrzeichen dieser frühen Siedlung. Neben den imposanten Bullen prangen auch immer wieder Reliefs von großen Göttinnen mit ausgebreiteten Armen und Beinen an den Wänden der Heiligtümer von Catal Hüyük – Mellaart nennt sie Geburtsgöttinnen. Bei einigen sind eine ganze Reihe von Stierköpfen unmittelbar unter ihrer Geburtsöffnung sichtbar.[55] Ich glaube, all diese Tierbilder sind eine Darstellung des Geburtsschmerzes, den das Baby der Mutter zufügt – dargestellt durch die Bildwelt der damaligen Zeit.[56]

Als Gilgamesch und sein Freund Enkidu am Rand des Zedernwaldes – am Beckeneingang – ankommen und mit dem Fällen der Zeder beginnen, da greift Chuwawa in der sumerischen Originalversion mit seiner Waffe, dem Schreckensglanz *melam* an. Insgesamt hat er sieben dieser Waffen.[57] Und wiederum möchte ich an Ninurta zurückerinnern – auch er trägt einen Schreckensglanz. Als er den *melam* seines Gegners Asag entkräftet hat, ist der Kampf entschieden. Und Ninurta bedeckt den Berg mit seinem eigenen Schreckensglanz, dies ist das Zeichen seines Sieges, der Niederlage des Asag. Hier im sumerischen Epos bittet Gilgamesch seinen Gegner um die sieben *melam,* erhält von Chuwawa all seine mächtigen Waffen, und in diesem Moment ist der Kampf entschieden. Gilgamesch streckt ihn mit einem Faustschlag nieder, und Chuwawa bittet mehrmals um sein Leben, beziehungsweise er ist bereit, dem Gilgamesch alle seine Wünsche zu erfüllen.

Was ist das für eine mächtige Waffe, dieser Schreckensglanz *melam*? Ich habe schon einmal darauf hingewiesen, daß alle Götter und Göttinnen im alten Mesopotamien von solch einer Lichterscheinung umgeben sind; Elena Cassin hat darüber ein Buch veröffentlicht (1968). Dieser Lichthof um die Göttinnen und Götter hat die Funktion, bei den Menschen Furcht, Angst oder Schrecken einerseits, aber auch Ehrfurcht und Hochachtung andererseits auszulösen. Francis Mott (1960 und 1964) ist der Frage nachgegangen, wie ein Mensch von seiner Zeit als Baby im Bauch seiner Mutter träumt. Wenn ein Mensch von einem Feuer, von einem Glanz oder Strahlen, von irgendeiner Lichterscheinung träumt, dann bedeutet dies der Zustand des primären Selbst, seines fötalen Hautgefühls während der Schwangerschaft.[58] Und beim Kampf des Helden mit dem Drachen oder Monstrum trägt auch der Gegner immer diesen Schreckensglanz. Hat das Monstrum seinen *melam* oder mehrere dieser Waffen wie bei Chuwawa verloren, so ist seine Niederlage besiegelt. Der Held hat einen Sieg errungen. Die Geburt ist vollendet – Gilgamesch oder Ninurta haben das Licht der Welt erblickt.

Ich möchte noch auf ein Detail im Kampf zwischen Chuwawa und Gilgamesch hinweisen: Schon auf der 2. Tafel berichtet Enkidu, daß Chuwawa von Enlil eingesetzt worden ist, um die Zedern zu schützen und um die Menschen in Schrecken zu versetzen: Wer in den Zedernwald eindringt, wird von einer lähmenden Müdigkeit erfaßt. Als Gilgamesch in der sumerischen Vorlage tatsächlich in den Zedernwald einbricht, um die Zeder zu fällen, da greift Chuwawa sofort mit seinem Schreckensglanz *melam* an. Und Gilgamesch fällt in einen todesähnlichen Tiefschlaf, aus welchem er nicht mehr erwacht, aus welchem ihn auch sein Freund nicht mehr wecken kann. Erst als Enkidu auf die Idee kommt, Gilgamesch mit viel Öl auf der Brust zu massieren, kommt er wieder zur Besinnung.

Diesen tranceähnlichen Tiefschlaf wird Gilgamesch noch einmal durchleben, und zwar am Schluß des Epos, wenn in der 11. Tafel Utnapischtim ihm von der Sintflut und d. h. von der eigenen Geburt erzählt: Die Götter haben sich damals für ihn versammelt, um ihm das ewige Leben zu schenken – ihm, dem Fluthelden, dem ursprünglichen Bild des Babys nach der Geburt oder dem Urbild des Babys im Bauch seiner Mutter. Gilgamesch dagegen ist sterblich wie alle Menschen – die Götter versammeln sich nicht mehr bei ihrer Geburt. Aber Utnapischtim möchte dem Gilgamesch doch noch eine Chance geben, das Gefühl dieses »ewigen Lebens« mindestens noch einmal in sich zu verspüren, und er mahnt ihn, sechs Tage und sieben Nächte nicht mehr einzuschlafen. Kaum hat er das ausgesprochen, da fällt ein Nebel über Gilgamesch, er ist seiner Sinne und seines Körpers nicht mehr mächtig und fällt in einen todesähnlichen Tiefschlaf. Aus diesem Schlaf erwacht er nur deshalb, weil er von Utnapischtim geweckt wird.

Wenn das Schlafbedürfnis der Menschen gestört ist, wenn sie Angst haben vor dem Einschlafen, und d. h. symbolisch Angst haben, mit ihrem eigenen Tod in Berührung zu kommen, dann gibt es wahrscheinlich auch Phasen, da sie von einer bleiernen Müdigkeit überfallen werden, gegen die sie sich kaum wehren können. Gilgamesch versinkt zweimal in diesen Tiefschlaf: kurz vor der eigenen Geburt, beim Eintritt ins Becken und dann wieder, wenn ihm Utnapischtim von seiner eigenen Geburt erzählt. Wenn Panik kurz vor der eigenen Geburt geweckt beziehungsweise umgekehrt beim Erwachsenen das Geburtstrauma wieder angesprochen wird. Diese bleierne Müdigkeit oder diese tiefe Bewußtlosigkeit – so zeigt uns das Gilgamesch-Epos – ist eine paradoxe Reaktion, wenn Menschen von Angst und Schrecken überschwemmt werden, wenn sie in einen Schockzustand fallen. Wenn das Ausmaß an Panik so groß wird, daß sie es nicht mehr bewältigen können. Ein gestörtes Schlafbedürfnis und umgekehrt ein todesähnlicher Tiefschlaf weisen somit hin auf ein nicht bewältigtes Geburtstrauma, welches im Leben der betreffenden Menschen jederzeit wieder auftauchen kann. Immer ist all dies verbunden mit einer übersteigerten Todesangst.[59]

Auf einige Begleiterscheinungen in diesem Geburtskampf möchte ich ebenfalls aufmerksam machen. So rät Enkidu seinen Freund, den Chuwawa mit der *Flutwaffe* umzubringen. Im Kampf dürfen natürlich die Sturmwinde nicht fehlen. Und gleich anschließend heißt es, daß Chuwawa sich weder nach vorn noch zurückbewegen kann, ein typisches Erleben für die Ängste und Hilflosigkeit eines Babys während der Geburt. Oder aber Gilgamesch läßt im Kampf die Berge erzittern – das Symbol für den schwangeren Bauch. So heißt es denn auch schon in der 1. Tafel, um die Stärke unseres Helden vorzustellen, daß Gilgamesch den Zugang zum Gebirge eröffnet hat! Oder auf dem Weg zu Chuwawa hat er mehrere Angstträume, unter anderem, daß die beiden wie Fliegen von einem Berg erdrückt werden. All diese Symbole sind uns bekannt seit dem Geburtskampf des Helden Ninurta oder dem Kampf des Gottes Marduk gegen das Urmonstrum Tiamat.

Und am Schluß dieses Kampfes wird die große Zeder gefällt, deren Krone bis in den Himmel reicht. Diese riesige Zeder ist ein Weltenbaum, ein kosmischer Baum – ein Symbol, das in fast allen Religionen vorkommt und Himmel und Unterwelt miteinander verbindet. Dabei ist das Wurzelwerk, die Wurzelscheibe dieses »Lebensbaumes« ein Symbol für die Plazenta; das Laubwerk stellt den Fötus dar, der durch die Wurzel, durch die Plazenta neun Monate lang ernährt worden ist. Wenn die Zeder am Schluß dieses Kampfes gefällt wird, ist das somit eine Darstellung für die Durchtrennung der Nabelschnur.[60]

Nach der Geburt: Die Mutter verliebt sich in ihr Baby

Gilgamesch und Enkidu sind geboren, die Nabelschnur durchtrennt, die Zeder gefällt, das Monstrum Chuwawa besiegt. Was geschieht nach einer Geburt? Nachdem es sorgfältig gewaschen ist, »verliebt« sich die Mutter in ihr neugeborenes Baby – Ischtar[61] entdeckt die Schönheit des Gilgamesch und macht ihm einen Heiratsantrag. Dabei verspricht sie ihm alles, vom üppigen Reichtum bis zur großen Fruchtbarkeit, der reichen Vermehrung seiner Tiere. Und Gilgamesch antwortet voll Hohn zurück: Wer gibt wem? Sie verspreche zwar viel, aber in Wirklichkeit sei *er* es, der sie ernähren, *emotional* ernähren muß. Und dann geht er zur offenen Anklage über und zählt der Ischtar all ihre früheren

Liebhaber auf, die sie wieder verlassen, gezüchtigt, geschlagen oder sonst in irgend einer Form mißhandelt oder mißbraucht hat. Er spiegelt seiner Mutter ganz offen deren zwiespältige Haltung – ihre Liebe, die ganz plötzlich in Ablehnung und Verlassenheit, Haß oder Verachtung umschlagen kann.

Der Zorn der Ischtar ist grenzenlos. *Das* will sie sich nicht bieten lassen. So geht sie zu ihrem Vater, dem Himmelsgott Anu, und fordert von ihm den Himmelsstier, weil sie von Gilgamesch verletzt worden ist. Anu zögert, möglicherweise habe ja *sie* den Streit angefangen. Da erpreßt Ischtar ihren Vater – eine typische Eigenheit dieser Liebes- und Kriegsgöttin: Wenn er ihr den Himmelsstier nicht gibt, wird sie die Tore der Unterwelt öffnen, so daß die Toten bald zahlreicher sind als die Lebenden. Götter sind durch Ischtar erpreßbar, so auch ihr Vater.[62] Die Muttergöttin will ihr Baby somit vernichten. Ihre Verletzung und ihr Zorn sind grenzenlos. Doch als nur schon durch das Schnauben des Himmelsstieres Hunderte von Menschen auf der Erde sterben, da fordert Enkidu seinen Freund auf, den Kampf gegen dieses Tier zu wagen. Er, der große Zögerer zu Beginn des Epos, ist zum scharfen Kriegstreiber geworden. Zum Schluß wirft er der Göttin eine Keule des toten Himmelsstieres vor die Füße und verhöhnt sie: Hätte er sie selbst erwischt, würde er genau so mit ihr verfahren. Damit wird die Drohung ausgesprochen, ein Mensch bringt eine Göttin um. Und zum Zeichen seiner Verachtung hängt er die Eingeweide des Stieres an ihren Arm. Inanna versinkt in Trauer – Gilgamesch und Enkidu feiern ein Freudenfest. In erschreckenden Bildern wird hier geschildert, wie der Kampf und Krieg früh beginnt zwischen einer Mutter und ihrem Baby. Destruktiv schlägt bei Ischtar Liebe in Haß um, sie, die selber eine schwer verletzte und traumatisierte Person ist. Und dies gegenüber einem zwiespältigen Baby, gespalten in die Teile Gilgamesch und Enkidu – entstanden in der Schwangerschaft dieser verletzten Mutter. Hilflos sind sie sich ausgeliefert, ihrem Haß und ihrer Verachtung, sowohl Mutter als auch Baby.

Doch solche Verletzungen und Kränkungen können von den Göttern nicht hingenommen werden. In ihrer Ratsversammlung wird der Tod einem von beiden beschieden. Einleuchtend ist, wer sterben muß: Der naturverbundene Enkidu, welcher die Emotionen und d. h. den »lebenden Teil« im Menschen verkörpert. Aus der Praxis wissen wir Psychotherapeuten: Menschen suchen unsre Hilfe, weil sie ihre Gefühle, ihren lebenden Teil verloren haben – dies ist unser »tägliches Brot«. Einige können damit leben, andere werden krank, süchtig oder asozial. Und ihr Leiden ist kaum aushaltbar.[63]

Gilgamesch gehört zu diesen leidenden Menschen. Er ist zwar König, aber jetzt, beim Anblick des sterbenden Freundes, ist seine Macht wertlos geworden. Sie bedeutet ihm nichts mehr. Vielleicht ist er nie so zärtlich und verbunden mit seinem Freund gewesen wie im Moment, da dieser langsam schwächer wird und schließlich stirbt. Gilgamesch beginnt zu trauern, ja, er ist untröstlich und verzweifelt. Er bleibt sechs Tage und sieben Nächte neben Enkidu, bis diesem die Made aus der Nase fällt, bis sein Körper in Auflösung übergeht. Dann zieht er seine schönen Gewänder aus und bekleidet sich mit einem Löwenfell – wie der spätere Herkules, der große griechische Held. Gilgamesch ist kaum mehr lebensfähig ohne seinen lebenden Teil, ohne seinen über alles geliebten Freund Enkidu. Vor allem wird ihm jetzt bewußt, auch er muß sterben. Auch er selbst wird sich eines Tages in Lehm auflösen. Und seit diesem Tag ist er wie besessen vom Wunsch, nicht sterben zu müssen. Ewig zu leben. Er ist besessen von seiner Todesfurcht.

Die Folgen der frühen Traumatisierung

Gegen die Todesfurcht gibt es nur eine Lösung: Utnapischtim zu suchen, der am Anfang aller Zeiten als einziger Mensch die Sintflut überlebt hat und dem die Götter anschließend das ewige Leben schenkten. Utnapischtim im Gilgamesch-Epos ist dieselbe Person wie Atramchasis im Sintflut-Mythos (siehe das 4. Kapitel). Es ist die »ewige Gestalt« des neugeborenen Babys oder noch besser des Fötus im Bauch seiner Mutter, der ewig lebt, der nie stirbt. Gilgamesch will von diesem Utnapischtim das Geheimnis des ewigen Lebens erfahren. Er ist, wie so viele Menschen, besessen von seiner Todesangst – »geboren« aus einer traumatischen Geburt, »geboren« aus dem frühen und heftigen Krieg zwischen Mutter und Baby. Ein Krieg, der zur Vernichtung des lebenden Teiles in einem Menschen führen muß. Und je radikaler dieser Verlust, je stärker ein Mensch von seinem lebenden Teil, von seinen Gefühlen, von seiner Lebensfreude abgeschnitten ist, desto ausgeprägter ist sein Wunsch nach Kompensation, nach dem ewigen Leben. Auf keinen Fall will und darf er an den Tod erinnert werden. Es sind Menschen, die im Extremfall nicht mehr einschlafen können aus Angst. Im Gilgamesch-Epos wird der Schlaf mehrmals direkt mit dem Tod verglichen.

Gilgamesch macht sich also auf den Weg, den Utnapischtim zu suchen, den ewig lebenden Fötus. Bekleidet mit einem Löwenfell – regrediert auf einen fötalen Zustand. Gilgamesch ist somit ein Mensch, der seine Schwangerschaft und Geburt noch einmal erleben möchte (siehe S. 105).

Im alten Mesopotamien gibt es die Vorstellung, daß die Sonne am Abend durch ein großes Tor im Zwillingsberg untergeht und des Nachts die Unterwelt durchwandert, um am Morgen durch ein ebenso großes Tor diesen Berg wieder zu verlassen.[64] Und diesen Zwillingsberg will Gilgamesch durchdringen: Er möchte noch einmal neu geboren werden, aber jetzt als Held, der das Abenteuer sucht und d. h. aus der Position der Stärke heraus – um ja nie wieder diese alte Hilflosigkeit und erdrückende Ohnmacht erleben zu müssen. Nie wieder ausgeliefert sein, die Kontrolle muß unter allen Umständen in den eigenen Händen liegen. Jeder Heldenkampf mit dem Drachen oder Monstrum, jede Herausforderung einer großen Gefahr ist letztlich eine Wiederinszenierung der eigenen Geburt.

Der Zwillingsberg wird von den Skorpion-Menschen bewacht. Auch sie sind vom Schreckensglanz *melam* umgeben, oder sie überziehen die Berge damit. Wenn Skorpione in den mesopotamischen Texten auftauchen, weisen sie auf eine Geburt hin. Überall leuchtet dieses Motiv wieder auf. Gilgamesch möchte von ihnen den Weg erfahren, um den Zwillingsberg zu durchdringen. Der Skorpion-Mann gibt ihm zur Auskunft, dies sei noch keinem Menschen geglückt, das könne nur der Sonnengott Schamasch. Doch Gilgamesch läßt nicht locker und bekommt schließlich die Erlaubnis.

Im Epos folgt nun eine eindrückliche Sequenz, wie Gilgamesch all die zwölf nächtlichen Wegstunden der Sonne in der absoluten Finsternis durchwandert. Kein Licht, nirgends, weder vor ihm noch hinter ihm. Aber Gilgamesch spürt keine Angst mehr, er hat nur noch *einen* Willen, vorwärts zu gehen. Durchzukommen, um bei Utnapischtim das Geheimnis des ewigen Lebens zu erfahren. Und er schafft es, langsam spürt er das Ende, er spürt einen Widerstand, einen Lichtstrahl. Und schließlich ist er neugeboren, im vollen Tageslicht. Manche Menschen suchen in ihrem Leben dieses Geburtserleben immer wieder aufs neue, um sich zu beweisen, daß sie nicht untergehen, daß sie stärker sind als der Tod.

So kommt Gilgamesch zur Schenkin Siduri, auch sie ein mütterliches Symbol. Sie ist zu Tode erschrocken über das Aussehen des »Neugeborenen« und glaubt, er könnte gewalttätig, er könnte ein Mörder sein. Und sie täuscht sich nicht: Als sie sich einschließt, droht Gilgamesch, ihre Tür einzutreten. Aber eigentlich ist er keine Gefahr, er begehrt sie nicht als Frau. Er will nur sein Geburtserleben wiederholen, um das ewige Leben zu erreichen, um wieder wie ein Fötus im Mutterleib zu werden. Er möchte nicht aus dem Bauch der Mutter heraus, sondern möchte in sie hinein. An einer Frau hat ein solcher Mann kein Interesse.[65]

Siduri ermahnt Gilgamesch jedoch, daß es das ewige Leben nicht gibt. Er soll den Tag genießen, im Hier und Jetzt, sich schön bekleiden und Feste feiern. Jeder Mensch lebt nur einmal. Doch Gilgamesch kann das nicht hören. Diese Worte erreichen ihn nicht, er braucht Siduri nur als Auskunft, um zu hören, wie er zu Utnapischtim gelangen kann. Sie weist ihn auf Urschanabi hin, dessen Fährmann.

Und auch diesen Fährmann bedroht Gilgamesch zunächst, wie zuvor Siduri. Dabei zerstört er die steinernen Werkzeuge, mit welchen die »Wasser des Todes« hätten überquert werden können. Auch hier natürlich eine Anspielung auf das Fruchtwasser. Aber sein Vermögen auszuharren ist so groß, daß Gilgamesch zum Schluß – völlig abgekämpft und ermattet – vor Utnapischtim steht und von ihm das Geheimnis des ewigen Lebens erfahren will. Die ganze Sintflutgeschichte wird noch einmal erzählt. Doch dieser Kampf, das »Urbild« einer Geburt, hat nur einmal stattgefunden, am Anfang aller Zeiten. Unsterblich ist nur er, Utnapischtim, das Urbild des neugeborenen Babys beziehungsweise des ewig in den Fluten des Fruchtwassers lebenden Fötus.[66]

Wie immer nach der Geburt wird das Baby zuerst einmal gewaschen, Urschanabi wird damit beauftragt. Gilgamesch soll nach dem Bad schöne Kleider anziehen und das Löwenfell endlich wegwerfen: Er soll sein frühkindliches Streben, in den Bauch der Mutter zurückzukehren, endlich aufgeben. Für immer. Gilgamesch ist völlig verwirrt. Doch dann wird ihm als Trost ein Verjüngungskraut auf den Heimweg mitgegeben. Doch bei seiner Heimreise wird dieses Kraut von einer Schlange gefressen – Schlangen werfen periodisch ihre Haut ab und bleiben so ewig jung. Gilgamesch hat die allerletzte Chance verloren. Er ist mit leeren Händen in seine Heimatstadt Uruk zurückgekommen. Völlig verzweifelt. Er kann nun noch die Stadtmauern von Uruk, deren Erbauer er ist, seinem Begleiter, Urschanabi zeigen. Es ist das einzige, was ihm geblieben ist. Das einzige, auf das er stolz sein kann, seine Stadtmauern von Uruk – die Panzerung seiner Person. Sein Leben, die Lebensfreude, der Sinn des Lebens, seine Gefühle: sein Freund Enkidu – all das hat er für immer verloren.

Ist es verwunderlich, daß das Gilgamesch-Epos eine so große Faszination auf die Menschen damals wie auf uns heute ausübt?

Von Gilgamesch bis Troia

In den Mythen werden immer wieder die Stadtmauern erwähnt – hier im Gilgamesch-Epos ist *er*, Gilgamesch, der Erbauer. In der Literatur über Städtezerstörungen haben wir die Stadt selbst als Gebärmutter kennengelernt, die Belagerung einer Stadt bedeutet eine Schwangerschaft, die Stadtmauern sind die embryonalen Hüllen. Und das Erstürmen durch die Feinde, die durch das Tor in die Stadt einbrechen wie eine Flut, ist ein Symbol für die Geburt. Im Mythos bricht der Feind in die Stadt hinein, real kommt ein Baby mit einer Flut aus dem Mutterschoß *heraus* – beide Begriffe: hinein und heraus können im Mythos oder Traum leicht gegeneinander vertauscht werden.

In diesem Zusammenhang möchte ich auf einen sumerischen Vorläufer des 12-Tafel-Epos hinweisen: *Gilgamesch und Akka von Kisch.*[67]

Ganz kurz zur Geschichte. Akka ist der Herrscher von Kisch und verlangt von Gilgamesch, daß er mit seinen Leuten die Brunnen des ganzen Landes grabe. Er verlangt Fronarbeit. Gilgamesch weigert sich, und so wird seine Stadt Uruk belagert. Da schickt er einen Boten zu Akka. Kaum verläßt der Unterhändler das Stadttor, wird er von den Feinden zusammengeschlagen. Gleichzeitig betritt ein Krieger die Stadtmauern von Uruk. Akka läßt den Boten fragen, ob der Mann auf der Mauer Gilgamesch sei. Und die Antwort lautet klar: Beim Anblick von Gilgamesch wären alle fremden Truppen sofort überwältigt.

Diese Szene wird wiederholt, diesmal aber steigt Gilgamesch selbst in seinem Schreckensglanz auf die Mauern und Enkidu verläßt als Bote die Stadt. Bei der Frage »Ist dieser da jetzt Gilgamesch?«, ist das feindliche Heer bereits schon besiegt und Akka von Kisch inmitten seiner Truppe gefangengenommen. Das Ende dieses kurzen Epos nimmt eine überraschende Wende. Gilgamesch ruft dem Akka zu: »Du hast mir Atem, du hast mir das Leben geschenkt«. Und für diese früheren Wohltaten läßt er ihn frei, läßt den Herrscher in seine Stadt Kisch zurückkehren.

Auf der pränatalen Ebene bedeutet die Belagerung einer Stadt eine Schwangerschaft. Der Fötus Gilgamesch hat als Gegenspieler Akka von Kisch, der dem Baby im Bauch den Atem und das Leben geschenkt hat. Akka ist somit ganz offensichtlich ein Symbol für die Plazenta; er hat Gilgamesch während seiner Schwangerschaft ernährt.[68]

Gilgamesch läßt Akka von Kisch am Leben. Ganz anders, viel blutiger geht es in dem ca. 1000 Jahre jüngeren Epos zu, in Homers Ilias, dem wohl meistgelesenen Werk in der abendländischen Literatur. Neun Jahre lang belagern die Griechen die Stadt Troia, eine kriegerische Handlung folgt auf die nächste. Schließlich gelingt es den Griechen, die Stadt zu erobern, und zwar durch die List des Odysseus: Die griechischen Krieger werden im Bauch des hölzernen *Pferdes* in die Stadt gezogen. Neun Jahre, neun Monate – neun Tage. Immer ist die neun die Zahl der Schwangerschaft. Neun Jahre führen die Griechen einen Krieg gegen Troia, bis diese Stadt endlich erobert werden konnte. Dann ergießen sie sich wie eine Flut über die Stadt. Und die Odyssee? Sie wäre dann das Erleben eines Babys nach der Geburt – die Suche des Helden nach seiner Frau, die Einsamkeit eines Babys auf der Suche nach seiner Mutter. Es wäre eine reizvolle Aufgabe, Ilias und Odyssee unter diesem pränatalen Gesichtspunkt neu aufzurollen.[69]

In der pränatalen Psychologie und Psychotherapie haben wir die Erfahrung gemacht, daß ein Baby von Anfang an ein voll bewußtes menschliches Wesen ist, ihm bleibt im Bauch seiner Mutter nichts verborgen. Und da seit dem Beginn der Hochkulturen Mutter und Baby nach der Geburt voneinander getrennt werden, sind wir alle traumatisiert.[70] In jedem Menschen ist ein Kern von Panik und Verzweiflung gelegt. Wenn ein Baby diesen Kern in seinen Eltern spürt, dann reagiert es traurig, hilflos und verzweifelt, unter Umständen verletzt und desorientiert. Es freut sich, zu diesen Eltern zu kommen, und möchte entsprechend begrüßt werden – statt dessen spürt es vielleicht Ablehnung, Kälte und Haß. Es selber wird ärgerlich und wütend. Und diesen Kampf mit der Mutter, diesen Krieg mit den Eltern erlebt ein

Baby über den Blutkreislauf der Mutter (siehe Mott in: Zerstörung als Vereinsamung im 7. Kapitel, S. 156). Ein ewiger Kreislauf von Wut und erwarteter Rache, von Schuldgefühlen und Panik, von tiefen Schamgefühlen, weil das Baby sich gar nicht existenz-, nicht daseinsberechtigt fühlt. Und dieser Kreislauf an destruktiven Gefühlen ist um so heftiger, je stärker die ungelösten Traumata in den Eltern schlummern.

Von einer solchen Betrachtungsweise her sind Ilias und Odyssee fötale Dramen beziehungsweise ein Trauma des von der Mutter verlassenen Kindes, und diese blutrünstigen Kriege und Abenteuer ziehen sich während dreitausend Jahren wie ein roter Faden durch unsere Kulturentwicklung – von den Griechen bis heute. Unser Geburts- und Schwangerschaftserleben als ewige, nie versiegende Quelle für alle Kriege, für die Griechen früher wie für uns heute.[71]

Die Einnistung als Nah-Tod-Erleben und der verlorene Zwilling

Bisher habe ich meine Deutung darauf gestützt, daß Gilgamesch und Enkidu zwei verschiedene Aspekte ein und derselben Person darstellen. Doch es gibt nie nur eine einzige Deutung eines Traumes oder eines Mythos. So wie ein »Schreibaby« auf eine schwierige Geburt oder eine entsprechende Schwangerschaft hinweist, so kann hinter dem Trauma der Geburt das Nah-Tod-Erleben der Einnistung verborgen sein.[72] Gilgamesch und Enkidus Kampf mit Chuwawa könnten somit als ein Kampf um die Einnistung des ganz kleinen Menschenkindes in die Gebärmutter verstanden werden.

Was ist gemeint mit dem Phänomen der Einnistung? Die Eizelle entwickelt sich aus dem Eierstock, dem Ovar, heraus und wird von der Tube, dem Trichter des Eileiters aufgenommen. An dieser Stelle geschieht die Befruchtung. Nach der Zeugung beginnt die Wanderung der befruchteten Eizelle durch den Eileiter bis hinunter zur Gebärmutter. Dort nistet sich dieses kleine Zellhäufchen, es wird Blastula genannt, in die Schleimhaut der Gebärmutter ein, etwa am siebten Tag. Bis jetzt mußte sich dieses kleine Menschenkind selber ernähren. Nun beginnt ein starkes Zellwachstum – Zellen, mit welchen sich der Embryo in der Gebärmutter verankert und festhält. Der Blutaustausch mit der Mutter beginnt. Sie ist für die Nahrungszufuhr und für die Versorgung des kindlichen Körpers mit Sauerstoff verantwortlich – der Embryo gibt seine Abfallstoffe und das Kohlendioxyd an seine Mutter ab. Am Ende des ersten Monats schlägt das kindliche Herz, und über die Nabelschnur und Plazenta ist es perfekt mit der Mutter verbunden.

Am siebten Tag seines Lebens geschieht dieser wichtige Übergang, da ein Menschenkind sich entscheidet, bei diesen Eltern zu bleiben und einen Neuanfang zu wagen. Und es ist von Anfang an ein voll bewußtes menschliches Wesen – es spürt die Schattenseiten seiner Eltern. In neuester Zeit hat der ungarische Psychoanalytiker Jenö Raffai darüber geforscht. Ein Baby erlebt hier zwei diametral verschiedene Seiten seiner Mutter: Einmal erlebt es sie als Todesmutter, die es vernichten – ein andermal als Lebensmutter, die es bewahren und ernähren will. Raffai beschreibt die Implantation, die Einnistung des Embryos in die Gebärmutter am siebten Tag, als das größte Drama im menschlichen Leben, und zwar deswegen, weil der Embryo ein fremdes Erbgut in sich trägt, das Erbgut des Vaters. Damit wird das heranwachsende Baby wie ein Fremdkörper erlebt, der »die Todesmutter« vernichten will. Diese Einnistung sei ein Kampf auf Leben und Tod. Das Baby während dieser Zeit würde dauernd von außen bedroht. Es erlebt sich in dieser Frühzeit wie eine Krebsgeschwulst. Raffai spricht von einem »Immunkrieg« der Mutter gegenüber ihrem Baby. Eindrücklich ist auch die Beschreibung des embryonalen Erlebens. So fragt sich das Baby in dieser Frühzeit: warum will mich die Mutter ausreißen? Was habe ich verbrochen, daß ich wieder gehen muß? Ist es meine Schuld, daß ich mich aus dem Körper der Mutter ernähre? Vielleicht hilft es, wenn ich nicht mehr wachse, dann darf ich drinbleiben. Oder wenn ich ganz bewegungslos bin, dann bemerkt mich die Mutter nicht. Diese Analysen von Raffai sind eine wertvolle Hilfe, damit wir uns die Dramatik dieses frühen Geschehens aus den ersten Lebenstagen besser und klarer vorstellen können. Anmerken möchte ich dazu bloß, daß ich nicht glaube, daß es sich dabei um einen »Immunkrieg« handelt, dies wäre eine »Fehlkonstruktion« in der Evolution der Säugetiere. Ich glaube vielmehr, daß all diese Schilderungen von Raffai zutreffen für den Moment, wo dieses kleine menschliche Wesen mit den unverarbeiteten Traumata seiner beiden Eltern, mit ihren ungelösten Verletzungen aus der eigenen Vergangenheit – mit den Schattenseiten unserer Kultur in Berührung kommt.[73]

Auch die Einnistung ist nicht die erste große Schwelle in unserem Leben: Davor liegt das Trauma der Trennung aus dem Jenseits: wenn sich eine Seele entscheidet, auf diese Welt zu kommen. Die Seele kommt aus dem ursprünglichen Licht und macht nun die Reise in diese Welt mit all ihren Schattenseiten. Und weil dieser Übergang vom Jenseits auf diese Welt, die Zeugung und die anschließende Einnistung mit einem Trauma, wahrscheinlich mit einem Nah-Tod-Erleben verbunden ist, deswegen kommen die meisten Menschen nicht allein, sondern begleitet von einem Zwilling aus dem Jenseits; begleitet wie von einem Schutzengel. Dieser Zwilling verläßt uns meist schon in den ersten Tagen oder Wochen, ein Trennungserleben, das wir unter Umständen ein Leben lang nicht verarbeiten können. Denn es gibt nie so viel Nähe und Zärtlichkeit wie zu einem Zwilling.[74] Und der verlorene Zwilling ist eines der wichtigen Themen in der pränatalen Psychotherapie.

Wenn wir uns all dies vor Augen halten, kann die These aufgestellt werden: hinter dem Trauma der Geburt ist das Nah-Tod-Erleben der Einnistung verborgen – so wie ein Schreibaby auf eine schwierige Geburt oder eine entsprechende Schwangerschaft hinweist.

Zurück zum Mythos: der Kampf des Gilgamesch und Enkidu gegen den gefährlichen Chuwawa kann somit als Kampf des Babys um die Einnistung in die Gebärmutter, als das Aufsuchen des Zedernwaldes verstanden werden – Enkidu als der Begleiter des Gilgamesch, als sein Zwilling.[75]

Kaum ist Chuwawa »besiegt« – haben die beiden sich im Mutterschoß verankert und festgemacht –, da entdeckt die Mutter Ischtar die Schönheit ihres Babys. Doch Gilgamesch und Enkidu sind durch all das, was sie bei ihrer Reise aus dem Jenseits erlebt haben, so verängstigt, daß sie das Liebeswerben ihrer Mutter brüsk zurückweisen. Und somit lehnt die Mutter auch ihr Baby ab. Ischtar fordert von ihrem Vater Anu den Himmelsstier. Und wenn dieser Krieg mit der Mutter überstanden ist, dann hat der Zwilling seine Funktion erfüllt: einem Baby in der ersten Lebenszeit über die schlimmsten Gefahren hinwegzuhelfen. Enkidu kann gehen, Enkidu als Zwilling stirbt. Eindrücklich wird im Epos die Trauer des Gilgamesch um seinen »verlorenen Freund« beschrieben. Nie wieder gibt es soviel innere Verbundenheit wie zu einem verstorbenen Zwilling. Diese Beziehung darf als eine symbiotische Verbindung betrachtet werden. Entsprechend ist das Verlusterleben von Gilgamesch. Er ist untröstlich, ja verzweifelt. Seit diesem Augenblick wird er beherrscht von seiner Todesangst. Auch er befürchtet, eines Tages so zu verschwinden wie sein geliebter Enkidu, ausgestoßen zu werden.[76] Gilgamesch in seiner Bedrohung und Todesangst sucht nach dem ewigen Leben. Er möchte nie mehr sterben, ja ewig leben. Er begibt sich auf die Suche nach seinem verlorenen Zwilling. Und nichts im Leben, keine Freundschaft, keine Beziehung zu einer Partnerin, keine kreative oder andere Tätigkeit kann diesen unvergeßlichen Verlust jemals ersetzen. Solche Menschen sind gefährdet, ihr Leben zu verpassen, es an sich vorbeiziehen zu lassen, ohne es zu merken. Gilgamesch ist der erste Mensch in der Literaturgeschichte, der diesen verlorenen Zwilling sucht, und er ist in seiner Suche aktuell geblieben bis in unsere heutige Zeit.

Erinnerung an die Zeugung?

1970 hat der holländische Sanskrit-Gelehrte Franziskus Kuiper die These aufgestellt, daß im Weltentstehungsmythos der alten Inder auf der tiefsten Ebene die Zeugung dargestellt wird. Wir erinnern uns: Indras Kampf gegen den Drachen Vritra (siehe S. 100) ist das zentrale Motiv der alten Veden, ich habe diesen Sieg bisher als die Darstellung einer Geburt verstanden. Diesem Kampf in der Kosmogonie geht eine Phase voran, in der die Erde zuerst auf dem Urmeer, dem Urgewässer dahintreibt. Dann erst tritt der oberste Gott Indra in Erscheinung, der mit seiner magischen Waffe, Vajra, entweder die Schlange Vritra erschlägt oder aber den Berg spaltet, auf dem sich die Schlange befindet. Vritra bedeutet wörtlich übersetzt »Widerstand«. Auf dieser tiefsten Ebene versteht Kuiper die Erde in ihrem primären Zustand als Symbol eines Eies und zwar nach der Ovulation, dem Eisprung und vor der Zeugung – das Ei im Zustand eines ozeanischen Gefühls. Das Aufspalten des Berges oder das Töten des Drachen versteht er als den Widerstand, welchen ein Sparmatozoon, eine Samenzelle, überwinden muß, um die Eizelle zu befruchten.

Kuipers Darstellung ist bis heute nicht beachtet worden, wahrscheinlich ist sie hundert Jahre zu früh geschrieben worden.

Heute sprechen wir in der pränatalen Psychologie und Psychotherapie von einem Ei-Bewußtsein oder einem Spermium-Bewußtsein. Aus der Erfahrung mit Menschen aus dieser frühesten Zeit wissen wir, daß vom Spermium her der Akt der Zeugung beispielsweise als ein Verschlungenwerden erlebt werden kann. Oder umgekehrt wird die Konzeption von einer Frau mit einer entsprechend vorbelasteten Familiengeschichte unter Umständen als ein Überwältigtwerden geschildert. Zudem wird eine Eizelle nicht einfach befruchtet, sondern sie wählt sich ihre Samenzelle aus, die sie in sich aufnehmen möchte.[77]

Zurück zum Gilgamesch-Epos. Gilgamesch zeichnet sich durch eine enge Mutterbindung aus, aber wir erfahren nichts über seine Entstehung. Enkidu dagegen wird von der Muttergöttin Aruru aus Lehm geschaffen und durch die Dirne Schamchat gezähmt. Dann treffen die beiden in einem gigantischen Kampf aufeinander, die Mauern beben und Türpfosten zittern – ein Kampf, der von sexuellen Anspielungen und Symbolen umgeben ist.[78] Nachdem Gilgamesch auf die Knie geht, d. h. unterliegt, schließen die beiden Freundschaft, und sie bleiben im Epos unzertrennlich. Der Schluß legt nahe, Gilgamesch als Bild einer Eizelle, Enkidu als Samenzelle aufzufassen und ihren Kampf als Symbol der Zeugung, und zwar auf dieser frühesten, archaischen Ebene.

Vor dem Zusammentreffen der beiden erzählt die Dirne Schamchat dem Enkidu von Gilgamesch, und zwar erwähnt sie seinen Traum, in dem ihm die baldige Ankunft eines Freundes angekündigt wird – so die Deutung seiner Mutter. Im Traum fällt ein Steinblock, ein Stern, vom Himmel, und er ist so schwer, daß Gilgamesch ihn nicht allein aufheben kann. Und die Leute von Uruk küssen seine Füße – die Geste gegenüber einem kleinen Baby oder Kind. Nun hat Bruno Hugo Stricker (1982) nachgewiesen, daß im Altertum der Stein, der vom Himmel fällt, ein Symbol für den männlichen Samenerguß darstellt. Es ist das Samentröpfchen, aus dem die Welt entsteht.[79]

Und die Ältesten im Epos ermahnen den Gilgamesch vor dem großen Abenteuer mit Chuwawa, daß er sich dem Schutz seines Freundes anvertrauen soll. Denn Enkidu sei kampferfahren und er kenne den Weg zum Zedernwald, er kenne den Aufenthaltsort des Chuwawa. Enkidu als Samenzelle hat natürlich diesen Weg über die Vagina in die Gebärmutter, den Zedernwald, oder den Zedernberg bis hinauf in den Eileiter schon einmal zurückgelegt.

Das Etana-Epos

Der Aspekt der Zeugung wird im Gilgamesch-Epos nur am Rande erwähnt. Deshalb möchte ich in knappen Umrissen einen letzten Mythos aus diesem alten Kulturkreis hier behandeln.

Das Etana-Epos besteht aus scheinbar zwei völlig unabhängigen Erzählungen, über den König Etana einerseits und über die Freundschaft und anschließende Feindschaft zwischen Schlange und Adler andererseits; doch sind beide Erzählungen kunstvoll miteinander verwoben. Das Epos ist auf drei Tafeln überliefert.[80]

I. Tafel:

Der Mythos beginnt in »jener fernen Zeit«, als die hohen und niederen Götter, die Anunna und Igigi-Götter die Stadt Kis geschaffen haben; aber damals gibt es noch keinen König. Ischtar sucht deswegen einen Hirten und König, während Enlil ihm ein Thronpodest errichtet.[81]

II. Tafel:

Ein Tempel für den Wetter- und Sturmgott Adad wird gebaut, und im Schatten jenes Heiligtums wächst eine Pappel, in deren Krone ein Adler und in deren Wurzeln eine Schlange ein Nest baut. Adler und Schlange gebären ihre Jungen und ziehen sie groß. Da beschließen die beiden, daß sie sich gegenseitig unterstützen wollen, vor allem in der Jagd nach Beute. Doch als die Jungen des Adlers erwachsen sind, beschließt er, die Nachkommenschaft der Schlange aufzufressen – gegen den Willen eines seiner kleinen, überaus weisen Jungen. Als die Schlange ihr leeres Nest entdeckt, ist sie sehr verzweifelt und beklagt sich bitterlich bei Schamasch und fordert Gerechtigkeit. Der Sonnengott verrät ihr, daß ein Stierkadaver in den Bergen liegt, dort solle sie sich verstecken. Die Schlange befolgt es genau. Als der Adler – wieder gegen den Einwand seines Jungen – von dem Stier zu fressen beginnt, schnellt die Schlange aus dem Tierkadaver hervor, schneidet dem Raubvogel die Flügel ab und wirft ihn in eine Grube, wie Schamasch ihr geraten hat. Aus Angst, in dieser Grube zu verhungern und zu verdursten, wendet sich nun auch der Adler an den Sonnengott und bittet ihn ums Überleben. Schamasch verspricht, einen Mann zu ihm zu schicken, der ihm helfen wird.

In jenen Tagen wendet sich Etana an den Sonnengott und bittet ihn um das »Kraut des Gebärens«: er bittet um einen Erben. Da erzählt ihm

Schamasch von der Grube in den Bergen, dort wird er einen Adler finden. Der wird ihm bei der Suche nach dem Geburtskraut helfen. Etana findet den Adler, pflegt ihn gesund und hilft ihm nach acht Monaten aus der Grube heraus.

III. Tafel:

Auf die Frage des Adlers warum er gekommen sei, antwortet der König mit dem Wunsch nach dem Geburtskraut. Hierauf lädt der Adler den Etana ein, auf ihm Platz zu nehmen, und zusammen fliegen sie gegen den Himmel. Nach jeder Doppelstunde Flug fragt der Adler den König – insgesamt dreimal – was er von der Welt noch erblicken könne, die im Erleben von Etana immer kleiner wird. Doch dann will der König wieder auf die Welt, er will in seine Stadt zurück, worauf er vom Adler fallengelassen, dann aber immer wieder sorgfältig aufgefangen wird. Erst beim zweiten Mal hat Etana offensichtlich Mut genug, in den Himmel einzutreten: durch das Tor des Mond-, des Sonnen-, des Sturmgottes und der Ischtar.[82]

Wie beim Baal-Zyklus möchte ich hier zuerst das Ende deuten. Der König Etana wünscht sich das Geburtskraut, einen Erben. Die Himmelfahrten im Mythos sind eine Darstellung der Geburt und der Himmelssturz ein Symbol für die Ängste eines Babys vor diesem »umwerfenden« Geschehen.[83] Aber zum Schluß schafft es der König, gemeinsam mit dem Adler tritt er durch das große Tor in den Himmel ein – das Baby ist geboren.

Was aber bedeuten die merkwürdige »Tierfabel« auf der II. Tafel, die ursprüngliche Freundschaft und dann der tödliche Haß zwischen Adler und Schlange? Beide bewohnen die Pappel im Schatten des Heiligtums von Adad. Die Pappel ist natürlich ein heiliger Baum, ein Weltenbaum[84] – in den Mythologien der Welt eine Darstellung von Plazenta, Nabelschnur und Fötus. Die Krone eines Weltenbaumes reicht bis zum Himmel, seine Wurzeln gründen tief in der Erde und reichen bis in die Unterwelt. Im Etana-Mythos wohnt der Adler in der Krone und zieht dort seine Jungen groß – die Schlange erfüllt dieselbe Aufgabe im Wurzelwerk der Pappel. Und beide beschließen sie, sich gegenseitig zu unterstützen und die Beute ihrer Jagd zu teilen: Symbol der ursprünglichen Harmonie zwischen dem Fötus und seiner Plazenta. Adler und Schlange »ernähren« sich und ihre Jungen gegenseitig: das Blut fließt aus dem Baby zur Plazenta und von dort wieder gereinigt zurück. Ein ständiges »Geben und Nehmen«. Daß bei diesem Bild die Schlange dem Wasser nahe steht, der Adler eher der Sonne – dies vervollständigt unser Bild von den beiden Tieren als Fötus und Plazenta.[85]

Wenn im Etana-Mythos auf der mittleren II. Tafel zuerst die Harmonie zwischen Adler und Schlange beschrieben wird, so bricht diese bald in einen tödlichen Machtkampf um, der Adler frißt die Jungen der Schlange – eine Darstellung des fötalen Kampfes gegen seine Plazenta. Und anschließend wirft die Schlange – durch eine List, durch ihr Versteck im Tierkadaver – den Adler in eine Grube, wo er acht Monate mit gebrochenen oder abgeschnittenen Flügeln ausharren muß: die Darstellung einer »Gefangenschaft« des Fötus im Bauch seiner Mutter. Diesen tödlichen Kampf zwischen Adler und Schlange verstehe ich als eine Darstellung des fötalen Dramas im Etana-Epos.[86]

Doch dann wird durch die Intervention und Hilfe des Sonnengottes dem gefangenen Adler geholfen – er schickt den König Etana in die Berge, um den Adler wieder gesund zu pflegen und um ihn aus der Grube zu befreien. Und beide fliegen sie gemeinsam, »ineinander verschmolzen« zum Schluß in den Himmel. Dabei verstehe ich den Adler eher als den Körper des Fötus, der während der Schwangerschaft in einen wilden Kampf mit der Schlange, mit seiner Nabelschnur verwickelt ist. Etana als König ist die eigentliche Gestalt des Dramas, das fötale Selbst oder die Seele des Babys im Bauch seiner Mutter oder während der Geburt. Und dieser König Etana hilft dem verwundeten, in der Grube gefangenen Adler wieder zur Gesundheit: dem tödlich verletzt sich fühlenden Körper des Babys.[87]

Worin liegt dann die Bedeutung der I. Tafel, des Baus der Stadt Kis zu Beginn aller Zeiten durch die Götter? Eine Stadt haben wir immer wieder als Bild der Gebärmutter kennengelernt.[88] Und Ischtar sucht nach der Erbauung von Kis einen König und Hirten für diese Stadt: Sie möchte ein Baby, sie will ganz offensichtlich schwanger werden. Und der »Vater« Enlil baut ein Thronpodest für den zukünftigen König. Auf dieser I. Tafel wird somit die Vorbereitung für die Schwangerschaft geschildert – die Errichtung einer Gebärmutter durch die Götter – und anschließend die Zeugung und Empfängnis selbst dargestellt: Ischtar und Enlil suchen den König Etana und bereiten sich auf sein Kommen vor. Nur ist diese I. Tafel unglücklicherweise fast vollständig zerstört.[89]

Wir müssen abwarten, ob aus den Ruinen der alten, seit vielen Jahrtausenden verschütteten, mesopotamischen Städte mehr Bruchstücke oder ganze Tafeln zu diesem Epos gefunden werden, damit wir uns ein genaueres Bild von dieser ersten Lebenszeit machen können und wie sie in der Mythologie dargestellt wird.[90]

Bis dahin wird die pränatale Psychologie und Psychotherapie auch präzisere Vorstellungen über die Zeugung entwerfen und Erfahrungen mit Menschen gesammelt haben, die sich in ihren Rückführungen soweit vorwagen, um diese Bilder aus den Mythen zu entschlüsseln. Wie zu Beginn dieses Kapitels dargestellt, ist zu vermuten, daß vor allem in Schöpfungsmythen solche archaischen Symbole entworfen werden: die Entstehung der Erde als Makrokosmos haben die alten Völker immer wieder mit der Entstehung des Menschen, dem Mikrokosmos verglichen und dabei Erkenntnisse von einem Bereich auf den anderen übertragen und umgekehrt.[91]

Ausblick und Epilog

Ich möchte nun die Deutung der Mythen in einen größeren Zusammenhang stellen, ich möchte meine Optik weiten und dabei zeigen, wie die Mythen in Bildern von einem Lebensabschnitt zeugen, den wir mit unserer bewußten Erinnerung nicht mehr erreichen können. Letztlich spiegelt jede Göttergeschichte das Erleben eines Babys im Schoß seiner Mutter.

Das bewußte *Gedächtnis* eines Menschen ist im allgemeinen zwischen dem zweiten und dritten Lebensjahr entwickelt: Erste Kindheitserinnerungen von Erwachsenen beginnen in der Regel in diesem Lebensabschnitt. Es ist dies auch die Phase, in der ein Kind zu sprechen beginnt. Die entscheidend prägende Lebenszeit jedes Menschen liegt aber genau *vor* diesem Abschnitt: In den ersten beiden Lebensjahren und während der Geburt. Aber von zentraler Bedeutung sind seine Erfahrungen während der gesamten Schwangerschaft.

Keine dieser frühesten Erinnerungen ist jedoch völlig verloren gegangen, sie sind nur in unserem bewußten, wachen Alltags-Erleben nicht mehr abrufbar. Die Körperpsychotherapie spricht davon, daß solche Erfahrungen und Erinnerungsmuster im *Körper* gespeichert sind. Solche frühen Erinnerungen aus Geburt und Schwangerschaft können heute durch ganz spezielle therapeutische Techniken wachgerufen werden.

All dies entdecken und erforschen wir gegen Ende des 20. Jh. wieder langsam und allmählich Schritt für Schritt. Frühere Völker dagegen besaßen zu diesem archaischen Erleben noch einen unmittelbaren Zugang, denn ihre Verdrängungsdecke war noch nicht so dicht wie nach einer jahrtausendealten kulturellen Entwicklung der Menschheit.

An einigen Beispielen aus meinem Buch möchte ich meine Deutungen zusammenfassend noch einmal darstellen – gleichsam als Illustration zu meinen Stufenmodell (siehe S. 17 f.).

Die *Sintflut* habe ich auf einer ersten Deutungsebene als die ungeweinten Babytränen der Sumerer und Babylonier verstanden – ein Bild der unendlichen Trauer wegen der Trennung zwischen Mutter und Baby nach der Geburt bei dieser ersten Hochkultur. Auf einer nächst tieferen Ebene habe ich das Überleben des Fluthelden als die Darstellung einer Geburt verstanden – als Bild eines Babys, welches trotz aller seiner Todesängste das Trauma seiner Geburt heil überlebt hat. Das vom Himmel herabbrausende Wasser ist dabei Symbol für das aus dem Mutterschoß hervorbrechende Amnion- oder Fruchtwasser. Den Sintfluthelden habe ich nochmals eine Schicht tiefer als das Baby im Bauch seiner Mutter, als den »ewigen Fötus« verstanden.[1] Und auf der tiefsten Ebene ist die Sintflut schließlich ein Bild für die Zeugung, für die »überschwemmenden« Gefühle der Eltern beim Orgasmus.[2]

Das gleiche gilt auch für den großen babylonischen Gott *Marduk*,[3] er ist der große Kämpfer gegen das monströse Urmeer Tiamat: der Held, der gegen die Schlange oder einen Drachen kämpft ist immer ein Bild der Geburt.[4] Auf der nächst tieferen Stufe ist der Kampf von Marduk gegen das Urmeer, der Kampf des Babys ums Überleben im Mutterschoß.[5]

Schließlich sei auch auf Inannas Abstieg in die Unterwelt hingewiesen und die anschließende halbjährliche Verbannung ihres Liebhabers *Dumuzi* dorthin – die Darstellung der Trennung einer Mutter von ihrem neugeborenen Baby.[6] Auf einer nächst tieferen Ebene haben wir Dumuzi kennengelernt als derjenige, der von den bösen Dämonen verfolgt und verschlagen wird: ein Bild der Geburt.[7] Und Dumuzi schließlich auf der tiefsten Ebene ist der Hirte und Hüter der Schafe der Inanna – ein Bild des Babys im Bauch seiner Mutter.[8]

Dasselbe gilt auch für Inanna. Ihren Abstieg können wir verstehen als die Rückkehr in ihrer Erinnerung an die eigene Schwangerschaft: Sie möchte nicht die »Herrschaft« über die Unterwelt, sondern viel eher als Mutter Klarheit darüber gewinnen, was im Schoß ihrer eigenen Mutter geschehen ist. Und ihr Kampf gegen den *Berg Ebih*, der ihr nicht genügend Anerkennung schenkt, ist ein Bild ihrer Mutter, die sie als Baby nicht genügend zur Kenntnis genommen, sie als Fötus übersehen hat. Es ist der Kampf bis zur völligen Vernichtung und totalen Zerstörung. Es ist dies das Toben eines Babys im Schoß seiner Mutter, welches nicht gesehen und nicht gehört, nicht zur Kenntnis genommen wird. Es ist eine Darstellung der absoluten und blanken Verzweiflung – Ursprung aller Verletzungen der Göttin Inanna. Die Göttin Inanna als Bild der alten mesopotamischen Frau.[9]

Wenn der Sintflutheld – auf der tiefsten Ebene als der ewige Fötus – zum Schluß das ewige Leben erhält, dann wird er zu einem Gott oder mindestens zu einer gottähnlichen Gestalt. Daraus dürfen wir folgern: die Götter wohnen in der Gebärmutter. Dort leben sie grenzenlos, ohne Tod. Nur die Menschen müssen das Schicksal erleiden, auf die Welt zu kommen, also geboren zu werden. Die Götter in den Mythen dagegen werden durch Bilder und Symbole immer wieder so dargestellt, daß sie in unmittelbare Nähe mit einer Nabelschnur oder aber mit der Gebärmutter gebracht werden. Sie sind die ewigen Föten. Deswegen strebt Giergamesch nach dem Verlust seines Freundes – dem lebendigen Teil in ihm – nach dem ewigen Leben: Er will zu einem Gott werden; er möchte für immer in den fötalen Zustand zurück.[10]

Etwas vereinfacht könnten wir festhalten: Die Göttinnen und Götter wohnen im Himmel, dem positiven oder idealisierten Aspekt der Gebärmutter. Oder aber sie wohnen in der Unterwelt, wohin die Menschen nach ihrem Tod absteigen: Darstellung der negativen, beengenden, verzweifelten Aspekte des Erlebens und der Erfahrungen aus dem Mutterleib.[11]

Die alten Göttergeschichten sind somit eine Darstellung dessen, was ein Baby in der Schwangerschaft, was es im Schoß seiner Mutter erlebt – von der Zeugung bis zur Geburt. Dumuzi ist also identisch mit Gilgamesch, mit Ninurta oder mit Atramchasis und mit Inanna – die Reihe der Göttinnen und Götter könnte beliebig verlängert werden, es sind alles Teilaspekte der mesopotamischen Seele. Es sind Erzählungen über das Erleben und die Erfahrungen eines Babys aus der Schwangerschaft, wie es die Geburt oder aber die erste Zeit danach erlebt hat.

All diese Göttergeschichten kreisen um die tiefsten Geheimnisse, die uns grundlegend geprägt haben, zu denen unsere bewußte Erinnerung jeden Zugang und jede Kontrolle verloren hat. Deswegen auch – so glaube ich – übt die Mythologie eine so hohe Faszination auf uns aus.

Neben den Mythen der Sumerer und Babylonier habe ich mich mit den Mythen aller Hochkulturen und auch mit denjenigen der einheimischen Kulturen beschäftigt. Mit diesem Wissen und Hintergrund glaube ich festhalten zu dürfen: Was ich über die Göttergeschichten im alten Mesopotamien ausgesagt habe, gilt für die Mythen der gesamten Welt und ist Grundlage zu einem neuen Mythenverständnis.[12]

Ziel aller meiner Untersuchungen ist, *unsere* Kultur *heute,* den Ursprung aller unserer Ängste und Verletzungen besser und klarer zu verstehen. Und nach meiner Erfahrung leiden wir alle, in einem mehr oder weniger hohen Ausmaß, mehr oder weniger offen oder aber im Verborgenen, versteckt in unserem Körper: Es sind unsere Schmerzen im Stillen bis hin zu einer möglichen lebensbedrohenden Krankheit. Mit diesem Leiden und diesen Verletzungen sind immer *auch* unsere Eltern verbunden – Ursache aller Traumata beim Kind.

In diesem Buch habe ich jedoch gezeigt, daß die Wurzeln all unserer emotionalen Schwierigkeiten und aller unserer Verletzungen *Tausende* von Jahre alt sind! So alt wie die Hochkulturen. So alt wie die erzwungene Trennung der Mütter von ihren Babys, mit all den dazugehörigen Konsequenzen für Schwangerschaft und Geburt.

Mit dem in diesem Buch entwickelten Mythenverständnis haben wir somit einen Schlüssel gefunden zu unseren eigenen Ängsten und Traumata. Die Göttergeschichten der Sumerer und Babylonier, sowie aller alten Völker, können uns einen neuen Zugang weisen um unsere eigenen Mythen zu verstehen: unsere *Träume* und der eng damit verbundene Schatten in unserem Wesen. Die Kultur Mesopotamiens und im Fruchtbaren Halbmond verstehe ich als Spiegel unserer Gesellschaft heute. Ihre Göttergeschichten weisen einen neuen Weg: Sie öffnen einen direkten Zugang zu unserem eigenen Zentrum.

Ein Beitrag zur Matriarchats-Diskussion

Bevor ich die Mythen verlasse, um mich der heutigen Zeit zuzuwenden, möchte ich noch etwas zum umstrittenen Thema anmerken, nämlich ob es früher eine Herrschaft der Frauen, ein Matriarchat gegeben habe.[13] Diese Herrschaft – so die These der Matriarchats-Anhängerinnen – wurde den Frauen mit dem Beginn der kriegerischen Auseinandersetzung von den Männern entrissen, und das Patriarchat begann, die Dominanz und d. h. die Vorherrschaft der Männer über die Frauen. Die universelle Vorzugsstellung der Männer äußert sich bis heute in der Benachteiligung der Frauen. Der Feminismus versteht sich als eine Auflehnung gegen diese Vorherrschaft der Männer.

Die sumerische und babylonische Gesellschaft war ausgesprochen patriarchal strukturiert. Aber neben den obersten männlichen Göttern An, Enlil und Enki gab es die wohl am meisten verehrte Göttin Inanna/Ischtar. Ist dies als ein Hinweis zu verstehen, daß vor der Entwicklung der Städte und damit verbunden der Kriege im 3. Jt. in Mesopotamien die Frauen noch die Vorherrschaft inne hatten? Die Göttin Inanna wäre dann eine stumme Zeugin aus dieser frühen Zeit.

Als Antwort darauf möchte ich einen Mythen-Komplex erwähnen, der bei den ursprünglichen Kulturen in der einen oder anderen Form über die ganze Welt verbreitet ist.[14]

Einst waren die Machtverhältnisse genau umgekehrt wie heute: Die Männer hatten alle Arbeit gemacht, im Hause gekocht, Kinder aufgezogen und wenn die Babys Hunger hatten, wurden sie den Frauen zum Stillen gebracht. Und die Frauen waren den ganzen Tag im Kulthaus und haben gesungen und getanzt, sie waren die Erfinderinnen und Besitzerinnen der Tanzmasken und der heiligen Flöten, und mittels der Masken haben sie sich als Geister verkleidet – die Flöten waren deren Stimmen – und so haben sie den Männern Angst eingeflößt, von denen sie alles verlangen konnten. Kurzum: Die Männer waren völlig abhängig von ihren Frauen. Aber eines Tages haben die Männer die Wahrheit über den Ursprung der weiblichen Macht erfahren. Aus einer rasenden Wut heraus haben sie alle Frauen umgebracht – außer den kleinen noch unwissenden Mädchen. Als diese dann groß geworden sind, haben sie diese unschuldigen Mädchen zu ihren Frauen gemacht und seither sind die Machtverhältnisse genau umgekehrt: Die Männer leben im Männer- oder Kulthaus, geben vor, in Verbindung mit der Geistwelt zu stehen, und ängstigen so ihre Frauen. Seither üben die Männer die Kontrolle und Macht über die Frauen aus. Sollte umgekehrt ein Mann dieses Geheimnis verraten oder eine Frau eine Wissende werden, sie müßten es sofort mit dem Tod bezahlen.

Fast denselben Mythos finden wir im Sepik-Gebiet auf Neuguinea, ein Gebiet, das kulturell völlig unabhängig ist von den *Indianern* in Südamerika.[15] Diese weltweit verbreiteten Mythen geben sehr klar die Ursprünge des Matriarchates wieder: Es ist in den Köpfen und in den Herzen der Männer entstanden, ihrer Phantasie oder besser ihrer Angst entsprungen. Denn es gab wirklich eine Zeit, in der die Verhältnisse umgekehrt waren, in der die Frau und Mutter mächtig und der

Mann und das männliche Baby ohnmächtig und hilflos seiner Mutter ausgeliefert waren. Das Matriarchat als Macht der Frau über die Männer gibt es nur und ausschließlich wegen der Angst der Männer vor den Frauen. Als Angst vor Nähe, vor Hingabe, als Angst vor einer Beziehung zu einer Frau, von welcher die Männer gleichzeitig emotional so sehr abhängig sind. Und diese Angst ist eine Folge der frühen Trennung der Mutter von ihrem Kind, eine Fehlprägung. Diese Trennung ist bei der Seßhaftigkeit der Menschen, mit dem Beginn des Ackerbaus vor rund 10000 Jahren zum ersten Mal deutlich in Erscheinung getreten. Und mit dem Entstehen der ersten Hochkulturen ist diese Trennung und frühkindliche Panik sprunghaft angewachsen, als Anpassung an das veränderte und entfremdete Leben in den Städten; je höher eine Kultur sich dabei entwickelt, desto stärker wird das Band zwischen Mutter und Kind auseinandergerissen. Der gleichzeitig emotionale Mißbrauch des Babys ist eine unmittelbare und zwangsläufige Folge.[16] Und dies ist niemals zu verstehen als die Schuld der Mütter und Frauen, sie sind nicht die Sündenböcke der Weltgeschichte, sondern sie werden von jeder Kultur zu diesem Verhalten, zu dieser Trennung gezwungen. Und die Männer – so meine ich – haben aus dieser frühkindlichen Panik heraus die innere Formel entwickelt: Nie wieder Abhängigkeit, nie wieder Hilflosigkeit und Ausgeliefertsein an eine Frau – wie zur Mutter früher.[17] Im Gegenteil: Macht um jeden Preis, wenn möglich Allmacht oder noch besser Unsterblichkeit. Sie wollen den Göttern gleich sein.[18]

Matriarchat oder wie es heute auch genannt wird, matrizentrische Kulturen, in denen die Frau im Zentrum einer Kultur steht, wo Friede, Gerechtigkeit und Solidarität herrschen[19], diese Kulturen hat es nie gegeben.[20] Solche Ideen entspringen dem Wunsch nach einer goldenen Vergangenheit. Es ist ein Wunschtraum einer gewissen Frauenbewegung, das Produkt einer Idealisierung. Und überall dort, wo idealisiert wird, ist eine Dämonisierung verborgen, fast immer sind die Männer die Haßobjekte. Unter den Jägern und Sammlerinnen früher, in den sogenannten akephalen Gesellschaften, in denen es noch keine Führerpersönlichkeiten gab, keine Hierarchien existierten, bei diesen Jägern und Sammlerinnen, mag eine annähernde Gleichheit in den Machtverhältnissen zwischen Mann und Frau geherrscht haben.[21] Mit der Höherentwicklung einer Kultur, mit dem Leben in den Städten, mit der zwangsweise notwendigen Schichtung der Gesellschaft und der Trennung von Mutter und Kind und das bedeutet auch mit dem

Anwachsen eines großen Angstpotentials in jedem Menschen, geprägt in der Babyzeit, haben Männer die Frauen zu unterdrücken begonnen. Herrschaft ist entstanden aus Angst und Panik. Der Ursprung des Patriarchats und der Unterdrückung der Frau liegt in der purern Verzweiflung und Einsamkeit. Geschichtlich ausgedrückt: Je stärker patriarchal sich die Athener im alten Griechenland verhielten, desto wildere und verrücktere Geschichten mußten sie erfinden über ein weit entferntes kriegerisches Volk von Frauen, die Amazonen.

Etwas überspitzt möchte ich meine Sicht nochmals so ausdrücken: Das Matriarchat hat es nie gegeben – außer heute. Denn hinter der offensichtlichen Unterdrückung, Verachtung und Geringschätzung der Frau – bis hin zur Verbrennung der Frauen als Hexen im Mittelalter[22] – steht immer die emotionale Abhängigkeit des Mannes von der Frau und von der Mutter. Eventuell ein Haß, geboren aus der Panik. Aber diese verborgene und tief abgespaltene Abhängigkeit der Männer bedeutet auch gleichzeitig die geheime Macht der Frauen über die Männer. Die Männer dürfen dieses Ausgeliefertsein nicht spüren, weil die Abhängigkeit zu viel Angst macht. Die Frauen dürfen diese geheimen Macht nicht fühlen, weil sie zu schmerzlich ist. Und natürlich gibt es diese geheime Macht der Frauen nicht erst seit heute. Diese verborgene Macht hat schon immer existiert, auch dies ist ein altes Erbe aus längst vergangenen Tagen, seit dem Beginn der Hochkultur.

Gibt es Auswege aus dieser Konfliktsituation der Geschlechter? Ein Kampf, der unter den Völkern der ganzen Welt verbreitet und sicher in allen Hochkulturen verschärft worden ist. Ich wünsche den Männern, daß sie ihre Ängste nicht mehr hinter Stärke, Macht, ja Allmacht verstecken und verbergen. Ich weiß, ein süchtiges Verhalten zu ändern, ist ein schwieriges Unterfangen. Aber wenn sie spüren, daß es hinter diesen Ängsten einen Kontinent zu entdecken gibt, die Welt der Gefühle, wenn sie spüren, daß dort ein unendlicher Reichtum verborgen liegt, vielleicht lohnt sich dann der Verzicht, der Verzicht auf die Macht und die Unterdrückung der Frauen. Dabei sehe ich schon mehr als nur einen Hoffnungsschimmer am fernen Horizont.

Ich wünsche den Frauen, daß sie sich nicht länger im Schatten großer Männer verbergen. Ich wünsche ihnen von ganzem Herzen, daß sie die Männer wegen der Macht und der Unterdrückung der Frauen nicht länger anklagen müssen, daß sie sich selber gut schützen und abgrenzen und gleichzeitig die Ängste und Panik ihrer Männer ernst nehmen und hören können. Nur so beginnen sie ihre eigene, geheime Macht über die Männer zu spüren, ihre eigene Angst vor Nähe und Hingabe – und sie ist nicht geringer als die Ängste der Männer vor einer Beziehung. Vielleicht entdecken die Frauen hinter diesem Verzicht auf Anklage und Ablehnung des Mannes die neue Welt der Selbstverantwortung und Selbstverwirklichung. Es gilt Autonomie zu entdecken. Und wenn die Frauen dann die Verantwortung und damit auch die Macht über die Kinder mehr bereit sind an die Männer und Väter abzugeben, werden ihnen die Früchte der Autonomie um so süßer schmecken.

Wiederinszenierung des frühkindlichen Dramas – Offenheit für das »weinende Baby in uns«

Wir Frauen und Männer sitzen alle im gleichen Boot. Nur mit vereinten Kräften finden wir einen Ausweg aus diesem Kampf der Geschlechter, der seit Jahrtausenden tobt. Nur gemeinsam finden wir einen Ausweg aus der süchtigen und tödlichen Spirale der Selbstzerstörung, die uns bedroht. Wann immer ein Mann seine Frau anklagt, sie sei schuld an seinem Elend und Leiden – und umgekehrt – dann täuschen sich diese Menschen. Unsere Partner sind *nie* schuld an unserem Elend. Sie sind immer nur *Auslöser* unseres eigenen frühkindlichen Dramas. Hinter jeder Art von Sündenbock-Empfinden, nicht nur in persönlichen Beziehungen, sondern auch auf sozialer und politischer Ebene – verbirgt sich unsere eigene, unerträgliche, frühkindliche Ohnmacht und Verzweiflung. Wenn wir die geschichtlichen Ursprünge unserer Verletzungen und Traumata endlich wieder erkennen, dann sind wir unfähig geworden, irgendwelche Projektionen zu vollziehen: Wir können nicht länger unsere Schattenseiten auf andere Menschen übertragen oder die Schattenseiten unserer Kultur irgendwelchen verantwortlichen Mächtigen dieser Gesellschaft zur Last legen.

Auf diesem Hintergrund sind wir bereit, die *volle* Verantwortung für unser eigenes Erleben und Handeln zu übernehmen. Uns wird dann bewußt, daß wir immer wieder im Leben nur unser eigenes *frühkindliches Drama* inszenieren – und sind dann bereit geworden, einen Schritt zurückzutreten und uns selber über die Schulter zu schauen, und in einer Krise etwa können wir uns fragen: Was habe ich denn hier und jetzt wieder inszeniert? Welche alte Schattenseite ist bei diesem »Theater«, auf dieser Bühne bei mir denn jetzt wieder aufgebrochen? Die Verantwortung liegt immer bei *uns*. Nicht im *außen*.

Dies bedeutet umgekehrt nicht etwa, daß wir nicht unsere *Grenzen* klar aufstellen und uns schützen dürfen und sollen. Im Gegenteil: Nur wenn klare Grenzen vorhanden sind, kann ein Mensch sein kreatives menschliches Potential voll entfalten. Und wenn ich von der Wiederinszenierung des frühkindlichen Dramas spreche, dann meine ich damit unsere frühkindliche Verlassenheit einerseits und unsere verletzten und nicht respektierten Grenzen andererseits. Rückblickend auf mein vorliegendes Buch, möchte ich festhalten: dies ist einmal die frühe Trennung von Mutter und Baby – seine früheste Verlassenheit. Doch ist der Verlust oder Mangel an Körperkontakt nur ein *äußeres*, ein sichtbares Zeichen dafür. Viel wichtiger ist die *innere Welt*, die innere Einstellung der Eltern zu ihrem Kind, ihre eigene Gefühlswelt. Und wir Eltern haben *alle* diese Einsamkeit durchleiden müssen: Wir alle wurden als Baby schreien gelassen. Und entsprechend sind unsere Grenzen immer auch verletzt worden, was ich in *Selbstzerstörung aus Verlassenheit* als einen *emotionalen Mißbrauch* des Babys beschrieben habe.[23] Und diese unsere eigenen Traumata und Verletzungen übertragen wir auf unsere Babys, vor allem in ihrer ersten Lebenszeit. Ein Baby spürt mit großer Sicherheit das Leiden und die unerfüllten Sehnsüchte und Ängste seiner Eltern. Und ich glaube es reagiert stärker auf diese *innere Welt* und Einstellung der Eltern als auf vorhandenen oder abwesenden Körperkontakt. Ich drücke dies deswegen so deutlich aus, weil ich den Eltern darlegen möchte, daß nicht das Stillen, das Herumtragen von zentraler Bedeutung ist, sondern diese unsere innere Welt: »das eigene, weinende Baby« in der Tiefe unserer aller Seelen.

Doch möchte ich betonen: Die Existenz eines Babys weckt nicht nur eigene alte Verletzungen und unser Leiden, unerledigte Ängste und Konflikte, sondern es ist durch seine Anwesenheit, durch sein Dasein eine enorme Chance, das innere weinende Baby in uns zu befreien, es heilen zu lassen. Die Chancen einer Heilung sind nie so gut wie in der ersten Lebenszeit unserer Kinder. Eltern brauchen in dieser Situation nur *Unterstützung* von außen: durch andere Eltern, durch ihre Familie, Freunde, kurz durch ein gutes und tragendes soziales Netz. Und wenn alles nichts hilft, durch eine professionelle Hilfe. Ist diese Geborgenheit gewährt, für den Vater, wie für die Mutter, dann dürfen alte Schmerzen in uns zum Vorschein kommen, unsere Energien beginnen zu fließen, Ängste lösen sich auf. Unser Körper wird weicher und unsere Tränen fließen. Wir wollen dann nicht länger unsere Kinder erziehen, sondern unsere Babys werden zu unseren großen »Lehrmeistern«. Etwas überspitzt: ihre Tränen setzen unseren Heilungsprozeß in Bewegung. Wir brauchen bloß aufmerksam zu sein und nach innen zu hören. Wenn ein Baby weint, können wir es ganz einfach auf den Arm nehmen. Wir müssen gar nichts machen, nur präsent sein und dabei in erster Linie darauf achten, was diese Tränen in *uns* auslösen – unsere Tränen zulassen, wenn sie aufsteigen und sie dem Baby zeigen. Mit dem Baby über unsere eigenen Verletzungen sprechen.[24] Und vielleicht dem Baby dankbar sein für all die Liebe, die es mitgebracht hat aus dem Jenseits.

Ein neues Zeitalter hat bereits begonnen

Sind dies nicht alles nur fromme Hoffnungen und wohlklingende Utopien, Zukunftsvisionen, die ich hier entworfen habe, nur ein Hoffnungsschimmer am Horizont? Keineswegs, denn als ersten Punkt möchte ich meine Leser daran erinnern, wie viele Eltern bereits ihre eigenen Wege mit einem Baby gehen und suchen. Sie lassen sich nicht mehr durch unsere »alte Gesellschaftsnorm« unter Druck setzen: durch das Schreien würden seine Lungen gesund. Diese neuen Eltern verstehen das Weinen eines Babys ganz klar als Notsignal, auf das sie reagieren. Und in meiner Praxis stelle ich fest, daß Eltern, die wegen eines weinenden oder heftig schreienden Babys meine Hilfe beanspruchen alle so unglaublich feinfühlig und liebevolle Eltern sind, sie sind innerlich ganz tief mit ihren Kindern verbunden. Noch nie habe ich Eltern ermahnt, besser für ihre Kinder zu sorgen, im Gegenteil: Sie opfern sich immer *zuviel* für ihre kleinen Kinder auf und sie sind daneben *zu wenig* liebevoll zu sich selbst.

Eltern, die ihre Kinder wieder herumtragen wie bei einheimischen Kulturen, Mütter, die ihre Babys an der Brust stillen oder Eltern, die es sogar schon wieder nachts in ihr Bett nehmen – sie alle haben auch eine entsprechend reiche Innenwelt ihren Kindern gegenüber: Sie sind getragen von Liebe und Sorge um ihr Baby. Und in ihren Partnerbeziehungen sind sie offen und wagemutig: Solche Väter und Mütter sind bereit, Konflikte miteinander auszutragen. Eine Mutter ist heute auch bereit, ein Baby allein aufzuziehen, wenn ihre Beziehung zum Vater, zu ihrem Mann und Partner nicht stimmt.

Und diese neue Einstellung der Eltern und vor allem auch der Mütter hat unsere Praxis der Geburt in ihren Grundfesten verändert: Mutter und Baby werden in modernen, fortschrittlichen Kliniken nicht mehr voneinander getrennt. Fast möchte ich meinen: hier hat sich in den letzten Jahren ein radikaler Wandel vollzogen. Und schließlich möchte ich darauf hinweisen: unsere Zeit ist scheinbar langsam bereit, eine Jahrtausend alte Verdrängungsdecke aufzugeben und aufzulösen – wir »entdecken« das vorgeburtliche Seelenleben, daß ein Baby schon während der ganzen Schwangerschaft ein voll bewußtes menschliches Wesen ist. Dies möchte ich als einen revolutionären Schritt bezeichnen: Es ist ein Aufbruch in eine neue Welt.

Bisher habe ich vor allem meine Überzeugung dargelegt über die Wichtigkeit unseres Blickes nach innen. Bedeutet dies eine Absage an den politischen Handlungswillen, eine Absage an Versuche, unsere Gesellschaft zu verändern? Keineswegs, im Gegenteil: dies ist der zweite Punkt, auf den ich meine Leserinnen und Leser hinweisen möchte. Ich glaube, wir sind heute an einem kritischen Wendepunkt unseres Vertrauens in die großen politischen Parteien angelangt. Verbunden mit dieser Skepsis sind immer mehr Menschen motiviert und bereit, irgendwelche politischen und sozialen Initiativen zu unterstützen, mitzutragen oder gar zu gründen. Die Zahl der Gruppierungen in dieser Hinsicht ist fast unermeßlich. Von der Friedensbewegung einerseits, den verschiedensten Ökobewegungen andererseits, bis hin zur Sorge um die Gleichberechtigung der Frauen mit uns Männern, dem Kampf gegen den Fremdenhaß und für eine Gerechtigkeit der Verteilung der Güter und Energien in der gesamten Welt, vor allem in der Dritten Welt. Erwähnt werden müssen auch all die vielen freiwilligen politischen und sozialen Hilfen und Initiativen: Es wird so viel unentgeltliche Arbeit entrichtet! Und all diese Phänomene zusammen überziehen unsere Welt wie ein Netzwerk. Es wird unser Bewußtsein in naher Zukunft verändern.

Und der dritte und vielleicht wichtigste Punkt besteht meiner Meinung nach darin, daß die Menschen sich heute vor allem in der ersten Welt immer mehr von den großen Kirchen abwenden. Sie suchen nach ihrem *eigenen* spirituellen Weg – ein Phänomen, das wir bisher in der Weltgeschichte so noch nie erlebt haben. Die Menschen beginnen das *Göttliche* in sich selbst zu entdecken – jede und jeder auf seine Art und Weise – eine stille Revolution.

Ich glaube heute gilt es Abschied zu nehmen von Machtstreben auf allen Ebenen. Es geht darum, unseren Körper wieder ernst zu nehmen, mit all seinen Empfindungen und Sensationen und was er damit ausdrücken will: Dahinter sind immer Gefühle, starke Emotionen verborgen, sie gilt es zu befreien. Dies bedeutet in erster Linie, wieder unsere Tränen zuzulassen – und damit verbunden nimmt unsere Neigung zur Gewalt und Destruktivität ab. Unser Herz wird dadurch geöffnet. Unsere Lebenslust steigt. Unsere Freude und unser tiefes Mitgefühl für menschliche Beziehungen ebenso. Unglaubliche Energien und Kräfte werden dadurch freigesetzt – unsere Selbstverwirklichung und unsere Kreativität, unser menschliches Potential.

Wenn wir all die drei Punkte zusammennehmen: die Menschen, die sich psychisch, die sich politisch/sozial oder spirituell zu öffnen beginnen, dann sind über die Hälfte der Menschen »unterwegs«. Und alle die wir unterwegs sind, sind immer auch noch mit einem Teil in den alten Süchten verhaftet. Es ist nur eine Frage der Zeit, wann wir uns von diesen alten Fesseln noch mehr befreien können. Und diese Menschen heute, die »unterwegs« sind, die ihren eigenen Weg suchen, die Verantwortung für ihr Handeln auf sich nehmen – sie werden das Angesicht unserer Welt von morgen bestimmen und entscheidend beeinflussen. Sie werden durch ihr Dasein, ihr Bewußtsein das Schicksal dieser Welt verändern. Es wird zur »Geburtsstunde« einer neuen Menschlichkeit:

- eine größere Liebe zu sich selbst, eine Achtung und Wertschätzung der eigenen Person,
- eine Verbundenheit mit allen Menschen dieser Welt,
- eine Solidarität mit allen Kreaturen, welche unseren Planeten beleben,
- eine größere Offenheit zu einer spirituellen Welt, eine Liebe zu Gott.

Anmerkungen

Einleitung

[1] Hochkulturen haben soziale Schichten entwickelt mit einem Ammenwesen in der obersten Schicht, etwa der Königsfamilie. Das Neugeborene wird dort von Anfang an von seiner Mutter getrennt und einer Amme zur Betreuung übergeben.

[2] Siehe Hess 1975.

[3] Autoren, die sich ebenfalls mit der grundlegenden Bedeutung des Körperkontaktes für das Erleben des menschlichen Kleinkindes auseinandergesetzt haben, sind Desmond Morris 1968 und 1972 zu nennen; ferner Ashley Montagu 1980: *Körperkontakt, die Bedeutung der Haut für die Entwicklung des Menschen.* Stuttgart (englisches Original 1971), Bernhard Hassenstein 1973: *Verhaltensbiologie des Kindes.* München, und schließlich Jean Liedloff 1980: *Auf der Suche nach dem verlorenen Glück, gegen die Zerstörung unserer Glücksfähigkeit in der frühen Kindheit.* München (über die Yequana-Indianer in Südamerika).

[4] Siehe Jung und Kerenyi 1999; zudem Grant und Hazel 1980, ferner Ranke-Graves 1960.

[5] Text in Assmann 1984, S. 160.

[6] Die sumerischen Mythen sind die ältesten *schriftlich* überlieferten Geschichten der Menschheit. Der *Ursprung* der Mythen ist wahrscheinlich so alt wie die darstellende Kunst selbst, wie die Höhlenmalerei in Europa und ist um 35 000 v. Chr. anzusetzen, siehe Bosinski 1990, Chauvet 1995 und Lorblanchet 1997. Möglicherweise aber sind Mythen so alt wie die Sprache selbst. Sicher hat der Homo sapiens – seit 150 000 Jahren – gesprochen; möglicherweise sind die Anfänge der Sprache schon bei Homo erectus (vor 1,8 Millionen Jahren) zu suchen, siehe Kuckenburg 1996 und DER SPIEGEL 1995. Spekulationen über die Mythen der Urvölker siehe vor allem Joseph Campbell 1983–1989.

[7] Was Sumer und Babylon betrifft siehe vor allem Claus Wilcke.

[8] Was Sumer und Babylon betrifft siehe den strukturellen Deutungsansatz nach Claude Lévi-Strauss bei Kirk 1970 und Evers 1995.

[9] Jung und vor allem Campbell 1989.

[10] Mott 1960 und 1964.

[11] In dem Aufsatz Renggli 2000b habe ich Strickers Forschungsergebnisse einem größeren Leserkreis zugänglich gemacht, da er in holländischer Sprache geschrieben hat.

[12] Janus 1993, S. 199–210.

[13] An dieser Stelle möchte ich eine wichtige Erweiterung der Ideen von C. G. Jung anfügen. Jung stellt fest, daß in Träumen, Mythen und Visionen, kurz im schöpferischen Schaffen der Menschen und Völker auf der ganzen Welt große Ähnlichkeit besteht – Menschen und Kulturen, die einander nie gekannt haben, und doch ähnliche Bilder entwickeln. Jung spricht deswegen von »angeborenen Bildern« im kollektiven Unbewußten des Menschen und bezeichnet sie als Archetypen. Ich hingegen meine, daß alle Menschen das gleiche Schicksal teilen: Sie werden gezeugt, bauen während der neun Monate der Schwangerschaft eine intensive Beziehung zu beiden Eltern auf, sie werden geboren, um dann meist eine mehr

oder weniger – kulturell bedingte – traumatische Trennung zu erleben. Ich glaube somit an ähnliche oder gleiche archaische Erfahrung aller Menschen am Lebensanfang – Erfahrungen, die wir dann als Erwachsene in Bildern auszudrücken versuchen: deswegen die große Ähnlichkeit aller Träume und Mythen auf der ganzen Welt. Siehe auch die Arbeiten von Mircea Eliade 1953–1958.

[14] Nach einem ersten Kennenlernen der Mythen habe ich mich den Göttergeschichten aller alten Hochkulturen zugewandt: der Ägypter und Griechen, im alten Indien und China, bei den Azteken und Mayas. Und schließlich wollte ich die Mythen der Hochkulturen mit denjenigen der Völker der Dritten Welt vergleichen: Ich habe vor allem die Göttergeschichten der Indianer Nord- und Südamerikas, Australiens, der Südsee-Inseln und von Papua-Neuguinea studiert. Und bei diesem Studium habe ich entdeckt, daß die Ursprungsmythen der Völker am Sepik in Neuguinea alle die »Urvulva« thematisieren, aus der alles, was auf dieser Welt ist, einmal entstanden ist. Siehe die Forschungsreisen der Basler Ethnologinnen unter der Leitung von Professor Meinrad Schuster, veröffentlicht in den *Basler Beiträgen zur Ethnologie*, Bd. 18–23 (1977–1983). Allgemein formuliert: Symbole des Geburtsgeschehens und des perinatalen Erlebens finden wir in allen uns bekannten Mythologien.

Hinweis speziell für Eltern

[1] Hier liegt aber auch die Qulle unseres schöpferischen Schaffens und unserer Neugier: All die technischen Erfindungen einerseits und die Kunstwerke der verschiedensten Kulturen sind einfach großartig, ja manchmal atemberaubend. Die Kreativität der Menschen kann uns nur immer wieder in Staunen versetzen. Siehe Otto Rank 2000: *Kunst und Künstler, Studien zur Genese und Entwicklung des Schaffensdranges.* Gießen (erste englische Ausgabe 1932).

Kapitel 1

[1] Literatur dazu siehe Burenhuld 1994, Bernhard Campbell 1992, Johanson 1982, Tattersall 1997 ferner der DER SPIEGEL 1995, Heft 42–44 und GEO WISSEN, September 1998; für eine weitere Übersicht moderner Forschungen und eine ausführliche Bibliographie siehe auch Drewermann 1998.

[2] Zudem ist der Fuß des Menschenaffen so gestaltet wie bei uns die Hand: ein großer Zeh in Opposition zu den übrigen Zehen – zum besseren Festhalten auf den Bäumen. Auch dieses »Greiforgan« ist dem Baby durch die spezifische Ausbildung des menschlichen Fußes beim aufrechten Gang verlorengegangen.

[3] In meinem Buch: *Angst und Geborgenheit* 1974 habe ich deswegen vom elementaren Bedürfnis des menschlichen Babys nach Körperkontakt beziehungsweise von seiner elementaren Angst des Körperkontaktverlustes gesprochen. Es ist dies ein altes evolutionäres Erbe: eine Kindesentwicklung oder Mutter-Kind-Beziehung, welche dadurch charakterisiert werden kann, daß die Mutter das »Nest« für ihr Junges darstellt, indem es sich entsprechend an ihrem Fell festklammert.
Die Affen oder Primaten bilden die letzte und höchste Stufe in der Evolution der Säugetiere. Älter in der Entwicklung, in der Evolution, sind bei Vögeln und bei den

Säugern die beiden Mutter-Kind-Beziehungen der Nesthocker beziehungsweise Nestflüchter. Hier liegen noch ältere, archaischere Ursprünge unserer Ängste verborgen. Zur Veranschaulichung stelle man sich die Geburt beispielsweise eines Büffels oder eines Pferdes vor: Schon wenige Stunden nach der Geburt muß das Junge der Mutter und d. h. ihrer Herde nachfolgen können. Das Junge kommt somit mit der voll ausgebildeten Fähigkeit des Sich-bewegen-Könnens auf die Welt. Es wird sofort einleuchten: Hier muß ein Trennungsangst-Mechanismus beim Jungtier vorliegen, welcher sein Überleben garantiert: Das Junge muß sich jederzeit nach der Mutter orientieren – sie ist seine »secure base« –, und es beginnt umgekehrt kläglich zu rufen, sollte es seine Mutter verlieren. Und diese Trennungsangst tritt beim menschlichen Kleinkind vor allem im zweiten Lebensjahr auf, wenn es sich zu bewegen, wenn es zu laufen beginnt.
Umgekehrt ist die Situation bei den Nesthockern, beispielsweise bei jungen Katzen oder Mäusen: Sie kommen noch ohne Fell und mit geschlossenen Augen auf die Welt, ohne die Fähigkeit, sich zu bewegen. Die Mutter hat für ihre Jungen – es sind meist mehrere – ein Nest gebaut, welches sie immer wieder verläßt, um auf Nahrungssuche zu gehen. Im Laufe ihres Heranwachsens aber beginnen die Jungen die Augen zu öffnen und können sich allmählich fortbewegen. Hätten solche Jungtiere keinen entsprechenden Angstmechanismus – hier ist es die Fremdenangst – würden sie vom Nest weg und damit vermutlich in ihren möglichen Tod kriechen, ohne von der Mutter wiedergefunden zu werden. Diese Fremdenangst bedeutet die sichere Bindung des Jungtieres an die ihm vertraute Nestsituation und bedeutet somit einen unmittelbaren Überlebensmechanismus. Beim menschlichen Baby erreicht diese Fremdenangst, die Angst vor ihm fremden Personen und Umgebungen, ihren Höhepunkt zwischen dem 6. und 12. Monat und bedeutet umgekehrt, daß es definitiv an seine Mutter, an seine wichtigste Betreuerperson und an seine ihm wohl vertraute Umgebung gebunden ist.
Somit ist die Trennungsangst der Überlebensmechanismus bei den Nestflüchtern, die Fremdenangst derjenige bei den Nesthockern. Und wie eingangs erwähnt, die Körperkontaktverlustangst ist der Überlebensmechanismus in der spezifischen Situation der Mutter-Kind-Beziehung bei den Affen. Es ist die erste und elementarste Angst des menschlichen Babys nach der Geburt. Siehe das 3. Kapitel: Die Mutter-Kind-Beziehung in der Evolution in: *Angst und Geborgenheit,* S. 56–73.
Umgekehrt aber ist beim Menschen durch den Verlust des Felles zum ersten Mal in der Evolution die Situation entstanden, daß beim Herumtragen Mutter und Baby einander direkt mit der nackten Haut berühren. Daraus konnte sich ein völlig neues Gefühl von Nähe, Wärme, Geborgenheit und Vertrauen entwickeln, was in dieser Weise nur beim Menschen möglich ist. Diesen Hinweis verdanke ich Ursula Henzinger.

[4] Die Lösung für dieses Problem wurde in der Evolution durch zwei »Strategien« gefunden. Einmal sind die Knochen des Schädels bei der Geburt des Babys noch nicht verwachsen und können so beim Durchtritt durch das Becken wenn nötig übereinandergeschoben werden. Vor allem aber findet das Gehirnwachstum beim menschlichen Kleinkind zu einem größeren Teil erst nach der Geburt, außerhalb des Mutterleibes statt. Dieses verlängert natürlich die frühkindliche Entwicklung und somit die Abhängigkeit eines Babys von seiner Mutter – eine Phase,

die schon dadurch schwieriger geworden ist, da es sich nicht mehr selber und d. h. nicht mehr aktiv am Körper der Mutter festhalten kann. Vgl. auch die Aussagen von Hess 1996 über die leichtere Geburt bei den Menschenaffen.

[5] Siehe Bosinski 1990, Chauvet 1995, Lorblanchet 1997 und Müller-Karpe 1966 und 1968. Beerdigungen sind übrigens schon seit 200 000 Jahren bekannt. Was ich bisher nicht berücksichtigt habe, aber für die Evolution des Menschen von zentraler Bedeutung war, ist die Veränderung seiner Sozialstruktur, wahrscheinlich in engem Zusammenhang mit der intensiven und verlängerten Pflegezeit seiner Kleinkinder. Die Theorien darüber sind recht kompliziert und auch widersprüchlich; versteinerte Relikte gibt es dazu nicht. Darüber kann nur spekuliert werden. Was ihre Sexualität betrifft, verhalten sich Menschen ganz andersartig als ihre nächsten Verwandten, die Menschenaffen. Die Menschenfrau kennt keine Brunftzeit mehr, eine Zeit, da sie speziell empfängnisbereit ist und den männlichen Partner zur sexuellen Aktivität, und d. h. zur Zeugung von Nachkommenschaft auffordert – ein Mechanismus, wie er bei allen Säugern ausgebildet ist. Die Sexualität des Menschen zeichnet sich dadurch aus, daß eine Frau jederzeit bereit ist, ihren Partner zu empfangen. Wahrscheinlich hat sich dieses Verhalten herausgebildet, um die Bindung des Mannes und Vaters an seine Familie zu verstärken. Er beteiligt sich an der Sorge um die Kinder. Möglicherweise ist hier die evolutive Wurzel der Kleinfamilie, der Monogamie und der Einehe zu suchen. Siehe die Theorie Owen Lovejoy in Johanson 1982, S. 383–425. Siehe auch Morris 1968 und 1972.

[6] Gerste und Weizen beziehungsweise Schafe, Ziegen und schließlich auch Rinder.

[7] Mögliche frühere Trennungen könnten eine erste Seßhaft-Werdung des Menschen durch die Zähmung des Feuers bedeutet haben oder später durch den Aufenthalt in Höhlen.

[8] Siehe auch DeMause 1974.

[9] Und damit keine falsche Idealvorstellung des Tierreiches entstehen kann, sei die Tatsache erwähnt, daß es schon bei Schimpansen Kriege gibt, siehe Goodall 1991.

[10] Mit ihnen sind die späteren Völker der Hebräer und Araber verwandt.

[11] Literatur dazu: Hrouda 1991, Kramer 1969b, Kuhrt 1995, Postgate 1992, Roaf 1991, Saggs 1986, Sasson 1995. Zur Entstehung der Schrift siehe auch Kuckenburg 1996, S. 181–229. Wann die Einwanderung der Sumerer genau erfolgt ist, wird unter Sumerologen heftig diskutiert. Heute wird sogar die Hypothese vertreten, daß nicht sie die Erfinder der Schrift sind (siehe Englund 1998). Aber bisher war mindestens immer klar, die Keilschrift ist die älteste der Menschheit. Seit neuestem gibt es auch dazu die Gegenhypothese, daß die ägyptische Schrift nämlich älter sei, siehe Dreyer 1999.

[12] Siehe Renger: Stichwort *Heilige Hochzeit* im Reallexikon der Assyriologie, Bd. 4, 1975, S. 251–259, dort auch Bibliographie. Siehe auch Hunger 1984.

[13] Die Geschichte ist viel komplexer, als ich sie hier dargestellt habe. Schon in der Mitte des 3. Jt. beispielsweise erlischt die Herrschaft der Sumerer ein erstes Mal: Alle ihre früheren Stadtstaaten werden durch die Semiten, durch Sargon von Akkad zu einem Reich vereint. Doch auch dieses Reich zerfällt, und Sumer blüht in der III. Dynastie von Ur ein letztes Mal auf (ca. 2100–2000).

Abgelöst werden die Sumerer durch die Herrschaft der Babylonier. Aber auch sie erhalten bald Konkurrenz durch ein noch weiter nördlich heimisches Volk, die Assyrer. Die Herrschaft der beiden Völker wechselt sich im Laufe des 2. und vor allem im 1. Jt. mehrmals ab, bis schließlich 610 das mächtige neo-assyrische Reich untergeht und zwischen 625–540 das neo-babylonische Reich ein letztes Mal erblüht. Anschließend wird Babylonien von den Persern erobert.

[14] Nur kurz sei darauf hingewiesen, daß die Sumerer ins Gebiet von Mesopotamien im 4. Jt. eingewandert sind. Es kann vermutet werden, daß sie sich aus einem ursprünglichen Zustand heraus in relativ kurzer Zeit zu einer Hochkultur entwickelt haben. Deswegen müßte die frühe Trennung zwischen Mutter und Kleinkind relativ »schnell« und d. h. in wenigen Jahrhunderten erfolgt sein, womit das Weinen ihrer Babys einsetzt.

[15] Farber 1989, S. 35, 41 und 63. Der Schrägstrich bedeutet jeweils das Zeilenende des Gedichtes.

[16] Die Völker in Mesopotamien leben in einer von Dämonen bewohnten, in einer gefährlichen Welt. Es ist eine Welt voller Hexen und voll bedrohlichem Zauber. Hier liegt auch die Ursache, wenn Menschen krank werden, wenn sie in eine Krise geraten. Ihre Medizin ist entsprechend eine Mischung zwischen Kräuterwissen und Magie. Erkrankt ein Mensch, wird ein Zauberer oder der Beschwörungspriester beauftragt, eine Puppe, ein Abbild der Hexe herzustellen. Diese wird nun neben einer Leiche begraben oder mit Nadeln durchbohrt. Entsprechend soll die Hexe zugrunde gehen – die Krankheit verschwinden. Zu den Dämonenvorstellungen in Mesopotamien siehe die Stichworte *Magic and Sorcery, Disease and Medicine, Priest and Priestess* in Black and Green 1992. Über Hexen allgemein siehe Haas 1986, S. 155–163, zudem Abusch 1987 und Thomsen 1987. Vergleiche zudem die große Ähnlichkeit im Hexenglauben zwischen diesen alten Hochkulturen und unserer Kultur im Mittelalter zur Zeit der Hexenprozesse. Der wichtigste Unterschied besteht darin, daß bei uns Frauen real zu Hunderttausenden auf dem Scheiterhaufen verbrannt worden sind. Siehe das Kapitel Hexenverfolgung-Hexenprozesse in Renggli 1992.
Das Standardwerk zur Bannung der Hexerei und Zauberei ist die Beschwörungssammlung *Maqlu,* siehe Meier 1937. Was hier und in anderen Texten an Ängsten beschrieben wird, ist so gravierend, daß Kinnier Wilson 1965 von einer paranoiden Welt im alten Mesopotamien spricht; ihre Gefühle von Verfolgtsein, ihre Halluzinationen sind so ausgeprägt, daß von einem Frühstadium von Schizophrenie gesprochen werden darf, so Kinnier Wilson. Im selben Zusammenhang sei auch »the poem of the righteous sufferer« aus der zweiten Hälfte des 2. Jt. erwähnt (Ludlul bel nemeqi), siehe Lambert 1960, S. 21–62, siehe ferner von Soden 1990, S. 110–135 und Foster, S. 306–323. Hierzu ein paar Textproben: »Mein Gott hat mich verlassen... mein Schutzgott hat die Flucht ergriffen... meine Kraft ist verschwunden und ich bin schwermütig geworden... wenn ich mich nachts niederlegen will, sind meine Träume grauenhaft... mein erhobener Kopf ist zur Erde gebeugt. Drohungen haben mein Herz geschwächt... Beine und Arme sind gelähmt... mein Freund ist zu meinem Feind geworden... meine Familie behandelt mich wie einen Fremden... mein Tag besteht nur noch aus Seufzern, Weinen und Klagen... ich bin von Panik beherrscht.« Anschließend wird eine

lange Liste von Krankheitssymptomen, Schmerzen verteilt über den ganzen Körper aufgestellt: Eine klassisch somatische Darstellung eines psychischen Zusammenbruches.

[17] Literatur dazu siehe unter dem Stichwort Lamaschtu im Reallexikon der Assyriologie Bd. 6 S. 439–464, dort vor allem weitere Literatur; zudem Fauth 1981 und Haas 1986: *Lamaschtu*, S.139–148; siehe auch Walter Farber 1987 in: *Texte aus der Umwelt des Alten Testamentes*, Bd. II: Beschwörungen gegen die Dämonin Lamaschtu, S. 257–260; ebenso Foster 1996, S.62, 132–33, 849–51; siehe auch Scurlock 1991.

[18] Es gibt noch eine ganze Reihe weiterer Dämonen in Mesopotamien: zum Beispiel Pazuzu, Kubu, Gallu usw. Über Lilith siehe Bril 1984 und Hurwitz 1980.

[19] Siehe Labat 1951 S. 217–31, zudem das Stichwort *Medizin* in Mesopotamien im Reallexikon der Assyriologie Bd. 8 S. 623–29; siehe auch die Stichworte *Deseases and Medicine*, zudem *Magic and Sorcery* in Black and Green 1992 und natürlich Scurlock 1991.

Kapitel 2

[1] Literatur zum Thema: siehe Fußnote 1 in Reggli 2000a.

[2] Erwähnt sei in diesem Zusammenhang das Grundlagewerk des deutschen Psychoanalytikers Ludwig Janus 1991, das in der Zwischenzeit in viele Sprachen übersetzt worden ist. Siehe auch sein neuestes Werk 2000. Janus hat 1993 eine gute Darstellung über die historische Entwicklung der pränatalen Psychologie und Psychotherapie gegeben. Janus ist Präsident der Internationalen Studiengemeinschaft für pränatale und perinatale Psychologie und Medizin (ISPPPM in Heidelberg) und Herausgeber des *International Journal for Prenatal and Perinatal Psychology and Medicine*, die europäische »Schwester« der amerikanischen Zeitschrift *Pre- and Perinatal Psychology Journal*, das Organ der Association of Pre- und Perinatal Psychology and Health (APPPH) in den USA.

[3] Aus seinem Buch: *Birth Trauma* (Manuskript).

[4] Alle Babys »atmen« im Mutterleib, indem sie das Fruchtwasser in ihre Lungen einziehen, um es dann wieder auszustoßen: das Einüben der späteren Atmung.

[5] Auch Schulmediziner wissen heute, daß Babys während der Amniozentese in einen Panikzustand verfallen, so die persönliche Mitteilung von Gerbert Schuchter, Leiter des Krankenhauses in Kufstein, Österreich.
Ich will die Beobachtungen an Babys nicht abschließen, ohne das Problem der Myelinisation zu erwähnen: Alle Hirnnerven und -verbindungen im Zentralnervensystem werden von einer Fettschicht, dem Myelin umgeben, welches dafür verantwortlich ist, daß Reize schneller durch die Nervenbahnen gelangen können. Bisher hat die Wissenschaft argumentiert, daß die »Ummantelung« mit Myelin noch nicht fortgeschritten genug sei, so daß ein Baby im Bauch der Mutter oder während der Geburt noch nichts erleben könne. David Chamberlain – auf dieses Problem auf dem 11. Kongreß der Internationalen Studiengemeinschaft für pränatale und perinatale Psychologie und Medizin in Heidelberg 1995 angesprochen – hat folgendes zu bedenken gegeben: Durch die Forschungen von Raymond Moody 1977: *Leben nach dem Tod*, Hamburg, und von Kenneth Ring 1988: *Den Tod erfahren – das Leben*

gewinnen, Bern, sei heute bekannt, daß die Seele ihren Körper nach dem Tod verläßt. So könne sie etwa über dem Operationssaal schweben und dem Ärzteteam zusehen, wie es mit dem Körper beschäftigt sind. Oder eine Seele könne den eigenen toten Körper über einer Unfallstelle betrachten. Dies hätten Menschen berichtet, die durch Reanimation wieder ins Leben zurückgeholt worden sind. Chamberlain meint nun, diese Seele sei der eigentlich erlebende Mensch – seinen Körper, sein Zentralnervensystem, das Gehirn hat er verlassen. Und genau so sollten wir uns die Seele des Ungeborenen vorstellen: Zwar ist der Körper noch unreif, aber das Bewußtsein ist vollständig entwickelt.

[6] Der tiefenpsychologisch orientierte Leser erkennt hier die frühe psychoanalytische Kindertherapeutin Melanie Klein, welche schon in den 20er und 30er Jahren ähnliche Prozesse beim Baby und Kleinkind beschrieben hat. Mott hat die pränatalen Wurzeln dieses frühen Erlebens herausgearbeitet. Siehe vor allem Mott 1960 und 1964.

[7] Auf dieses Phänomen hat schon Stanislav Grof aufmerksam gemacht und von COEX-System gesprochen: Die Traumata sind wie die Schalen einer Zwiebel ineinander verschachtelt.

[8] Theorie zum Trauma siehe vor allem Bessel van der Kolk 2000, was die Praxis betrifft siehe vor allem Peter Levine 1998, der betont, wie wichtig es sei, Menschen nicht in ihre alten Traumata zurückzuführen, was nur eine Retraumatisierung bewirke.

[9] Siehe vor allem William Emerson 2000.

[10] Gefürchtete Schwangerschaftskomplikation: Präeklampsie.

[11] Auch dies ist eine Folgeerscheinung der Kaiserschnittgeburt; vaginal geborene Kinder schieben sich aktiv mit ihren Füßen und Beinen in den Geburtskanal.

[12] Siehe sein Buch: *Birth Trauma.*

[13] Die cranio-sacrale Therapie regt die cerebrospinale Flüssigkeiten an, welche sich periodisch vom Gehirn übers Rückenmark bis zum Sacrum (Kreuz) und wieder zurück bewegt. Es ist dies verglichen mit Herz- und Atemrythmus eine viel langsamere Bewegung im Körper eines Menschen.

[14] Angemerkt sei hier, daß es heute ganz viele verschiedene Formen von Therapien mit Babys und Kleinkindern gibt, siehe den Sammelband von Thomas Harms (Hg.) 2000: *Auf die Welt gekommen, die neuen Babytherapien,* Berlin. Thomas Harms selbst arbeitet nach Wilhelm Reich bzw. seiner Tochter Eva Reich, eine ganz sanfte Form der Bioenergetik, der Körperpsychotherapie. Sein Sammelband zeigt eine Vielfalt von Behandlungsmethoden bis hin zur Cranio-Sacral-Therapie oder zur Behandlung der Babys durch Chiropraktoren, eine spezielle Form der Osteopathie. Siehe zudem: Kai von Klitzing (Hg.) 1998: *Psychotherapie in der frühen Kindheit.* Göttingen.

Kapitel 3

[1] Literatur: Benito 1969 (Edition), Bottéro/Kramer 1989, S. 165 ff., Kramer 1989, S. 38 ff., Römer 1993, S. 402 ff. (nur Teilübersetzung).

[2] »Inanna und Ebih«: Attinger 1989, Bottéro/Kramer 1989, S. 219 ff., Limet 1971: Teilübersetzung.

[3] Agusaya-Lied: Bottéro/Kramer 1989, S. 204 ff., Foster S. 81 ff., Groneberg 1997, S. 57 ff., Labat 1970, S. 228 ff.

[4] Inanna und Enki: Farber-Flügge 1973, Bottéro/Kramer 1989, S. 230 ff. und Kramer 1989, S. 57 ff.

[5] Die *me* sind ein zentraler Begriff der Sumerer – es ist die geistige, die göttliche Kraft, die in allem innewohnt. Zu den me gehören das Amt des Königs und des obersten Priesters, Sexualität und Prostitution, Krieg und Frieden, Heldentum, Kraft und Intelligenz, die verschiedenen Handwerke und Instrumente. Die Liste kann endlos fortgesetzt werden: Es gibt keinen Begriff, zu dem nicht das entsprechende me, die entsprechende göttliche Kraft gehört. Siehe: me im Reallexikon der Assyriologie, zudem Farber-Flügge 1973 und Glassner 1988.

[6] Bruschweiler 1959, S. 59 und Kramer 1985.

[7] Sefati 1998, S. 218–235 und dort weitere Literatur und Übersetzungen dieses Gedichtes.

[8] Über die Liebesliteratur sind wir heute ausgezeichnet informiert, siehe Kramer 1969, und eine erweiterte Auflage 1983, Alster 1993, Leick 1994 und schließlich Sefati 1998. Speziell über den Ritus der Heiligen Hochzeit siehe auch Sefati 1998, S. 30–49, zudem Frymer-Kemsky 1992, S. 50–64. Über Inanna allgemein möchte ich an erster Stelle auf Bruschweiler 1987 hinweisen, die bedeutendste Interpretation dieser Göttin, vor allem das sechste Kapitel S. 75–96. Siehe zudem den kurzen und ausgezeichneten Artikel »Ischtar« von Tzvi Abusch in Toorn 1995, dort die weitere und bis heute wichtige Literatur. Siehe zudem Kramer 1979: sein IV. Kapitel ist über die Göttin Inanna. Hymnen und Gebete über die Göttin Inanna/Ischtar siehe Falkenstein und von Soden 1953, Groneberg 1997, Jacobsen 1987, S. 85–98 und Römer 1991, S. 645–673; diverse Texte auch in Foster 1996. Speziell hinweisen möchte ich auch auf die Literatur einer Frau über Inanna: Die Tempelpriesterin Enheduanna, die Tochter des berühmten Königs Sargon in der Mitte des dritten Jt. Siehe Sjöberg 1976 und Hallo und van Dijk 1968. Der Text von Hallo und van Dijk ist neu übersetzt und mit einem historischen Hintergrund von Zgoll 1997 neu herausgebracht worden.

[9] Literatur über Dumuzi: Jacobsen hat sich am intensivsten um die Figur des Dumuzi/Tamuz bemüht: siehe seinen ausgezeichneten Artikel von 1970. Siehe zudem Jacobsen 1976, S. 23–73 und Jacobsen 1987, S. 1–84. Erwähnt sei auch der Artikel von Gurney, der alle alten Theorien bis 1962 gut zusammengefaßt hat. Als neuester Aufsatz mit entsprechender Bibliographie sei auf das Stichwort Tammuz von Bendt Alster hingewiesen im Götterlexikon von Toorn 1995. Schließlich sei auch auf den Artikel von Scurlock 1992 über die Trauerriten hingewiesen, um zu zeigen, wie sehr die Sumerologen bis heute im dunkeln tappen, was in diesen Trauerfeierlichkeiten wirklich ausgedrückt worden ist. Im Kontrast dazu sei auf das offizielle Neujahrsfest im alten Mesopotamien (Akitu) hingewiesen und wie viele Details und Texte darüber bis heute bekannt sind, siehe Pongratz-Leisten 1994.

[10] Übersetzungen: Sladek 1974, S. 153 ff. (Edition), Bottéro/Kramer 1989, S. 276 ff., Jacobsen 1987, S. 205 ff., Römer 1993, S. 458 ff. und ein spezielles Fragment: Kramer und Wolkstein 1980. Zu Wolkstein möchte ich folgende Anmerkung geben: In wissenschaftlichen Übersetzungen ist der ursprüngliche Text immer wieder durch Lücken unterbrochen, dort nämlich, wo bei einer Tontafel ein Stück abgebrochen

ist oder eine ganze Tafel fehlt. Das macht die Lektüre der alten Texte beschwerlich. Wolkstein hat den Vorteil, daß sie solche Lücken wegläßt – damit ist ihr Text sehr angenehm zu lesen. Ihr Nachteil besteht darin, daß sie Gebete, Hymnen und Mythen beliebig gekürzt und zusammengeschnitten hat, so daß der Leser nie weiß, wo ein Text ursprünglich anfängt und wo er zu Ende ist. Somit ist ihre Übersetzung von einem wissenschaftlichen Standpunkt her unbrauchbar. Geerdts 1992 hat Wolkstein ins Deutsche übersetzt.

[11] In diesem Zusammenhang möchte ich auf die sehr viel kürzere und einige Jahrhunderte jüngere akkadische Version von Inannas Abstieg hinweisen: Ischtars Höllenfahrt, die in einigen Punkten von unserer sumerischen Erzählung abweicht. So schickt Ereschkigal ihrer Schwester, als sie nackt vor ihrem Thron erscheint, sechzig Krankheiten, an welchen diese schließlich stirbt. Hier aber wichtig ist das Detail aus Ischtars Höllenfahrt, daß während Ischtars Abwesenheit in der Unterwelt jede Fruchtbarkeit, jede Sexualität und damit auch jede Schwangerschaft1 bei Menschen und Tieren auf der Erde zum Stillstand kommt, Zeile 76–80. Nach der Deutung von van Dijk 1975, S. 73 kann Ereschkigal deshalb nicht gebären, solange Inanna tot in der Unterwelt liegt. Übersetzungen: Sladek 1974, S. 251 ff., Bottéro/Kramer 1989, S. 318 ff., Dalley 1985, S. 154 ff., Foster 1996, S. 402 ff., Haas 1986, S. 77 ff. und Müller 1994, S. 760 ff.

[12] Noch mal zur akkadischen Version, zu Ischtars Höllenfahrt: Hier kreiert der Gott Enki, beziehungsweise Ea nur ein Wesen: Asuschunamir, welches Ischtar retten soll. Als Ereschkigal ihre tote Schwester wieder hergeben muß, schlägt sie sich vor Zorn auf die Schenkel, beißt sich auf die Finger und verflucht dieses Wesen Asuschunamir für immer, indem er seine Nahrung und sein Trinken in der Gosse, beziehungsweise in den Abwässern der Stadt finden soll. Zudem muß er für immer im Schatten der Stadtmauer, bzw. auf der Schwelle der Stadttores leben, um dort von Betrunkenen und Nüchternen gleichermaßen auf die Wange geschlagen zu werden. »Asuschunamir« heißt wörtlich übersetzt: seine Erscheinung ist blendend, glänzend, hell, so Dalley 1989, S. 161, Fußnote 13 oder Bottéro/Kramer 1989, S. 327; vgl. auch Müller S. 764, Fußnote 92a. »Er ist glänzend, wenn er herauskommt« so übersetzt Foster 1996, S. 406, Fußnote 3.

[13] Fast nur in Inannas Abstieg treten die beiden Söhne der Inanna in Erscheinung. In den meisten übrigen Mythen hat sie keine Kinder.

[14] Hier an dieser entscheidenden Stelle folgt im Text eine Lücke von mehr als zwanzig Zeilen. Dann ist von einer Fliege die Rede, welcher Inanna das Schicksal bestimmt, nämlich daß sie sich in Zukunft im Bierhaus, bzw. in der Gaststube und im Viehstall aufhalten dürfe. Wahrscheinlich hat die Fliege bei der Suche nach Dumuzi geholfen.

[15] Übersetzungen: Sladek 1974, S. 486 ff., Bottéro/Kramer 1989, 295 ff., Jacobsen 1987, 226 ff. und Römer 1993, 486 ff.

[16] Alster 1972 (Edition), Bottéro/Kramer 1989, S. 300 ff., Jacobsen 1987, S. 28 ff. und Kramer 1983b. S.148 ff.

[17] Die Schwester erzählt immer zuerst eine Sentenz aus Dumuzis Traum, um sie anschließend sofort zu deuten.

[18] Alle Übersetzungen stimmen darin überein, daß keine Milch ausfließt, was aber nicht zutreffen kann, wenn ein Butterfaß zerbricht. Erst Diana Katz 1996, S. 97

hat auf diesen Sachverhalt hingewiesen: Das Ausfließen der Milch bedeutet die Zerstörung seines Schafstalles und seinen Tod.

[19] Nochmals eine Variation zu Dumuzis Traum ist ein Gedicht, welches Jacobsen als »The Most Bitter Cry« bezeichnet hat, Jacobsen 1976, S. 49 ff., Bottéro/Kramer 1989, S. 312 ff., Cohen 1981, Ersemma 1997 S. 71–83. Kurz zum Inhalt: Inanna beklagt ihren toten Mann, ihr gefangenes und ermordetes Kind. Da brechen die vielen galla-Dämonen in den Schafstall ein und zerstören alles. Der letzte der galla weckt den schlafenden Dumuzi auf und teilt ihm mit, alle seine Ziegen und Schafe seien schon weggeführt und er solle ihnen folgen ohne Krone und Szepter, ohne Kleidung und Sandalen. Wiederum folgt die Bitte Dumuzis an Utu, ihn in eine Gazelle zu verwandeln. Zum Schluß sitzt Dumuzi im Schoß seiner mitleidigen Schwester und Mutter – Inanna dagegen entfesselt gegen ihn »den Kopf zerdrückenden Sturm« mit einer solchen Regenmenge, daß das Ziegelwerk von Uruk von einer Flut überschwemmt wird. Beim großen Apfelbaum hat der Schiff zerstörende Sturm seine ganze Flut aus dem Berg herausbrechen lassen und zwar auf Dumuzi. Da gab es keine Milch mehr und keine Sahne. Die galla halten ihn von allen Seiten umschlossen. Der Schluß dieses Textes ist besonders schwer verständlich. Ich habe ihn ergänzt durch Kramer 1980, S. 310 und 311 und Kramer 1983b, S. 155–158.

[20] Vgl. Bottéro 1987.

[21] Dabei bedeutet das sumerische »tur« die Schilfhütte oder den Viehstall; »nin« heißt immer Frau. Nintur ist also wörtlich übersetzt die Frau oder die Göttin Viehstall. Nun hat Delougaz in einer lehrreichen kleinen Arbeit gezeigt, daß ein Vieh- oder Schafstall auf Abbildungen und d. h. Rollsiegeln immer Hütten sind, aus welchen ganz kleine Jungtiere, Kälber oder Lämmer hervorkommen; es sind Geburtshütten. Tur steht somit symbolisch für den Mutterschoß oder die Gebärmutter. Nintur ist konsequenterweise die Göttin der Geburtshütte oder die Göttin des Mutterschoßes, vgl. Jacobsen 1976, S. 107 f.

[22] Literatur: vgl. Jacobsen 1973 und Stol, S. 34–38. Jacobsen nennt die Geburts-, bzw. Muttergöttinnen auch Womb-Goddesses, was am bestem mit Mutterschoß- oder Schwangerschaftsgöttinnen zu übersetzen ist.

[23] Wobei Kramer 1979 sie nicht nur als Göttin der Liebe und des Krieges, sondern auch als eine Göttin der Fruchtbarkeit des Bodens, wie der Fortpflanzung bei Mensch und Tier bezeichnet, S. 73. Bruchweiler 1987 gibt viele Textstellen an, da Inanna als die Quelle allen Lebens bezeichnet wird.

[24] Literatur: Duerr 1984, Gimbutas 1989, James 1959, Neumann 1974, die Liste könnte beliebig fortgesetzt werden.

[25] Vgl. auch hierzu der immer wieder auftretende Begriff: Ama Inanna, was bedeutet: Mutter Inanna. Siehe beispielsweise Cohen 1981, S. 64 f., Cohen 1988, S. 649 und 665, Jacobsen 1973, S. 297, Kramer 1963, S. 504 und Kramer 1987, S. 83, Zeile 379. Siehe ebenfalls Sjöberg 1976, S. 193 – hier werden verschiedene Aufgaben der Inanna beschrieben und Zeile 138 heißt: »die Lippen eines kleinen Kindes zu küssen, ist deine Aufgabe, Inanna«.

[26] Dumuzis Traum Zeile 169, Literatur siehe dort, vgl. auch Jacobsen und Kramer 1953, S. 166.

[27] Kramer 1963, S. 504, Zeile 69–76.

[28] Kramer 1983a, S. 76, das Gestinannalied; siehe ebenso Jacobsen 1987, S. 83.

[29] Auch im Sinne von: das Kind, dem es gut geht, das gesund ist, siehe Kramer 1963a, S. 147; Haussig 1965: Wörterbuch der Mythologie, Stichwort *Dumuzi* in *Mesopotamien;* Jacobsen 1985; Alster in Karel van der Toorn 1995, Stichwort *Tammuz* und persönliche Mitteilung von Prof. Pascal Attinger. Zudem ist Dumuzi nahezu identisch mit Damu, dem Sohn der Ninisinna. Damu wörtlich übersetzt heißt »das Kind«. In diesem Zusammenhang möchte ich auf das Essay von Jacobsen 1970 hinweisen und wie er Dumuzi beschreibt: Er sei nur ein Objekt der Liebe und des Charmes, ja einer Vernarrtheit, welche blind ist für die Unvollkommenheit des Geliebten. Dumuzi sei hilflos, schwach und abhängig, was bei den ihn umgebenden Frauen vor allem Mitleid, Fürsorge und Anteilnahme auslöse, ja sie wollen den Dumuzi besänftigen. Er selber hat keinen Mut und keine Standfestigkeit und beginnt bei jeder Gelegenheit zu weinen – wie ich meine sind dies alles perfekte Beschreibungen eines Babys, aber für Jacobsen scheint es nicht möglich gewesen zu sein, diesen letzten Schritt zu vollziehen.

[30] Siehe: Das weinende Baby in Sumer und Babylon im 1. Kapitel dieses Buches S. 29 ff.

[31] Siehe Einleitung S. 13 und Vorwort für Eltern S. 21 f. und 1. Kapitel S. 29 ff.

[32] Vgl. den Deutungsansatz von Perera 1985, der später von Wolkstein wieder aufgenommen und ergänzt wird.

[33] In der Unterwelt liegt ihre Schwester Ereschkigal in Wehen: Hier tritt der Aspekt von Schwangerschaft und Geburt in Erscheinung: bei Inannas dunkler Schattenseite.

[34] Eanna ist das Heiligtum der Göttin Inanna in Uruk.

[35] Arali: Bezeichnung für Wüste oder für die Unterwelt.

[36] Sechs Zeilen sind hier weggelassen, weil sie unklar sind. Der Text sagt etwas aus von schlaff herunterhängenden Händen und Füßen.

[37] Dumuzi wird mit einem Stier verglichen.

[38] Literatur »My Hard Plays a Reed Pipe« nennt Jacobsen 1976 dieses Lied S. 54–55, oder »Recognition« Jacobsen 1987, S. 50–52, Falkenstein 1953, S. 186 f. und Römer 1991, S. 693–696.

[39] Sie ist die Göttin der Heilkunst. Ihr Sohn heißt Damu, wörtlich übersetzt: das Kind, eine Figur, die praktisch fließend in die Gottheit Dumuzi übergeht. Entsprechend kann Ninisinna auch durch Inanna ersetzt werden und umgekehrt. Das Lied existiert bisher nur in Keilschrift, die Inhaltsangabe des Liedes stammt aus Kramer 1983a, S. 77.

[40] Häufig sind es die galla-Dämonen.

[41] Dabei ist die Göttin entweder die Mutter des Dumuzi, seine Schwester oder seine Geliebte und Gattin Inanna. Diese Liste von klagenden Göttinnen kann beliebig ergänzt und verlängert werden, siehe vor allem Kramer 1982a und 1983a, siehe auch Cohen 1988, S. 626–29 oder S. 697 f., Jacobsen 1987, S. 60, und Krecher S. 73. Die sterbenden Götter heißen Dumuzi, Damu, Ningizzida u.s.f.; siehe eine ganze Liste der sterbenden Göttergestalten in Jacobsen 1987, S. 59–60.
Die Literatur über die Trauerlieder ist sehr umfangreich, siehe beispielsweise die Sammlung von Witzel 1935. Nur sind die Übersetzungen von ihm so mangelhaft, daß sie hier überhaupt nicht berücksichtigt werden konnten. Ebenfalls nicht berücksichtigt wurden Autoren wie S. Langdon 1914: *Tammuz and Ishtar,*

Oxford und Carl Frank 1939: Kultlieder aus dem Ischtar-Tamuz-Kreis, Leipzig, weil auch ihre Übersetzungen nicht zuverlässig sind. An neuer Literatur sei in erster Linie an Krecher und seine Arbeit über die Kultlyrik hingewiesen. Siehe auch das Stichwort »Klagelied« im *Reallexikon der Assyriologie*, Bd. 6. Am meisten hat sich wohl Kramer um diese klagende Muttergöttin bemüht, siehe seine Sammelarbeit 1983a; Einzelarbeiten von Kramer sind: 1977, 1980b, 1982a und b und 1987. Ganz wichtig sind auch die Arbeiten von Jacobsen, vor allem seine Arbeit von 1970, zudem 1976, S. 47–73 und 1987, S. 1–84. Siehe zudem Alster 1986 und ferner 1983 und 1992; Bruschweiler 1990, Cohen 1981 und Römer 1983 und 1992.

[42] Literatur über die Zerstörung der sumerischen Städte siehe dort. Was Babylonien und Assyrien betrifft siehe vor allem Cohen 1988.

[43] Die Muttergöttin kann auch direkt als Kuh angesprochen werden, welche ihr Kalb sucht. Eventuell ist es auch das Muttertier, welches sein Junges verlassen hat, es nicht mehr trösten will oder es ganz einfach nicht mehr anerkennt. Über die innere Verwandtschaft von Trauerliedern und Klagehymnen über die Zerstörung einer Stadt siehe Krecher 1966, S. 50.

[44] Siehe Anm. 29 u. 39, S. 219.

[45] Literatur: Römer 1992, Jacobsen 1976, S. 68–72 und Falkenstein 1953, S. 185–187.

Kapitel 4

[1] Wie fast alle mesopotamischen Mythen weist der Text des Sintflut-Mythos immer wieder größere Lücken auf, weil die ursprünglichen Tontafeln zerbrochen sind und die Fragmente fehlen. Deswegen wird das altbabylonische Original soweit notwendig durch Fragmente aus der spätassyrischen Zeit ergänzt. Außerdem gibt es ein kleines Bruchstück der Flutsage in sumerischer Sprache. Und schließlich kann auch das 12-Tafel-Epos von Gilgamesch aus dem 1. Jt. hinzugezogen werden (siehe Kapitel 8). Auf seiner Suche nach dem unsterblichen Leben trifft Gilgamesch auf Utnapischtim – so heißt hier der Flutheld. Und Utnapischtim erzählt Gilgamesch seine gesamte Geschichte und wie er die Flut überlebt hat: es ist dies eine Wiederholung und Erweiterung der alten Sintflutgeschichte. Wann immer im altbabylonischen Atramchasis Mythos eine Lücke auftritt, wird sie durch die eben erwähnten Texte ergänzt.
Literatur/Übersetzungen des altbabylonischen Atramchasis Mythos: ursprüngliche Edition von Lambert und Millard 1969. Bottéro/Kramer 1989, S. 527 ff., Dalley 1989, S.1 ff., Foster 1996, S. 160 ff., von Soden 1994, S. 612 ff. Die spätassyrische Version siehe vor allem Foster 1969, S.188 ff. und Bottéro/Kramer S. 555 ff. Zur nur bruchstückhaft erhaltenen sumerischen Flutgeschichte siehe Bottéro/Kramer 1989, S. 564 ff. und Jacobsen 1987, S. 145 ff.
Die sumerische Flut: Edition Civil in Lambert und Millard 1969, Bottéro/Kramer 1989, S. 564 ff., Jacobsen 1987, S. 145 ff. (Eridu Genesis). Das Alter des sumerischen Textes ist übrigens ähnlich wie die akkadische Originalversion und hier heißt der Flutheld Ziusudra. Zum Gilgamesch-Epos schließlich siehe Hecker 1994 und Bottéro 1992.

[2] Im Atramchasis Mythos heißt sie entweder Nintu, Belet-ili oder Mami. Englisch wird sie häufig mit womb-goddess bezeichnet, wörtlich übersetzt ist dies die Gebärmutter.

[3] So Foster 1989, Fußnote 3, S. 167; Bottéro/Kramer 1989 übersetzen und verstehen: ein »esprit«, eine Seele soll nach dem Tod lebend bleiben und den Menschen vor dem Vergessen retten, Pettinato 1971: Ein Totengeist soll den Menschen immer an seinen Tod erinnern. Von Soden 1994: die Vorgeschichte der Menschen darf nicht vergessen werden. Diese Zeilen 215–18 in der I. Tafel interpretiert somit jeder Autor verschieden.

[4] Zeile 242 und 243 in der I. Tafel.

[5] Dies ist in der alten Literatur immer ein Hinweis auf die Schwangerschaft, die entweder neun Monate oder zehn Mond-Monate dauert.

[6] Die Frauen in Sumer und Babylon haben ihr Kind auf zwei Lehmziegeln geboren. Offensichtlich wird hier das Wochenbett beschrieben.

[7] Die Verschärfung der Hungersnot folgt weitgehend der spätassyrischen Version.

[8] Den Acker- und Kriegsgott Ninurta und sein Kampf gegen den Anzu-Vogel werden wir im nächsten Kapitel kennenlernen; Nergal ist der Unterweltsgott, der Gatte der Ereschkigal. Die Erwähnung dieser diversen Götter ist wiederum eine Ergänzung aus der spätassyrischen Version.

[9] Die Schilderung der Flut hält sich im wesentlichen an die altbabylonische Version, ergänzt durch den Sintflutbericht in der elften Tafel des Gilgamesch und durch die spätassyrische Version.

[10] Das Detail vom ewigen Leben findet sich in der sumerischen Flutgeschichte und in der elften Tafel des Gilgamesch.

[11] Siehe S. 30 f. im 1. Kapitel.

[12] Im Weltschöpfungsmythos Enuma Elisch aus dem 12. Jh. ist es der alte Süßwassergott Apzu, der nicht mehr schlafen kann, nachdem er mit dem Urmeer, der Tiamat eine ganze Generation von Göttern gezeugt hat: Der »Lärm« dieser jungen Götter ist nicht auszuhalten. Oder in der Beschwörung von weinenden Babys heißt es beispielsweise, daß es mit seinem Geschrei oder Lärm die Götter weckt: siehe Farber 1989, S. 35 ff. und 45.

[13] Siehe im ersten Kapitel S. 29 ff.: das weinende Baby in Sumer und Babylon.

[14] Sintflut heißt der Mythos in der Bibel, weil die Menschen »sündig« gewesen sind, und deswegen von Gott bestraft werden sollen.

[15] An Literatur sei erwähnt: Hermann Usener 1899: *Die Sintflut-Sagen*, Bonn. Johannes Riem 1925: *Die Sintflut in Sage und Wissenschaft*, Hamburg. Die umfangreichste Sammlung stammt von James George Frazer 1918: *Folk Lore in the Old Testament*, 3 Bände, London. (Gekürzte deutsche Übersetzung: *Die Arche, biblische Geschichten im Licht der Völkerkunde*, Stuttgart 1960). François Berge 1951: Les legendes du déluge, in: Maxime Gorce und Raoul Martier (Hg.) 1960: *Histoire générale des réligions*, Bd. 5, S. 59–101, Paris. Hingewiesen sei schließlich auf die vielen Arbeiten über den Flutmythos, welche Allan Dundes 1988 herausgebracht und kommentiert hat (siehe Bibliographie). Da zudem Feuer und Flut sich häufig überschneiden, oder gemeinsam im gleichen Mythos erwähnt werden, sei auch die Arbeit von Beate Seiffert 1990 hingewiesen: Die Herkunft des Feuers in

den Mythen der nordamerikanischen Indianer, Völkerkundliche Arbeiten, Bd. 2, Bonn.
Im Zusammenhang mit der Sintflut möchte ich auch auf die Forschungsrichtung aufmerksam machen, welche annimmt, daß in einer fernen Vergangenheit die Erde tatsächlich unter Wasser gesetzt worden ist, siehe Alexander und Edith Tollmann 1993: *Und die Sintflut gab es doch, vom Mythos zur historischen Wahrheit*, München. Diese und andere, frühere Katastrophentheorien, wie etwa die von Immanuel Velikovsky halte ich für unglaubwürdig. Ganz im Gegensatz etwa zu den Forschungen um Walter Pitman und William Ryan 1999: *Sintflut, ein Rätsel wird entschlüsselt*, Bergisch Gladbach, welche glaubwürdig zeigen können, daß um 7600 v. Chr. das »schwarze Meer«, ein ursprünglicher Süßwassersee, durch das Abschmelzen der Polkappen vom Meer schließlich überflutet worden ist, was ein lokales Flutereignis darstellt. Die Flut, welche die Welt unter Wasser setzt, so meine ich, ist somit nie ein reales *globales* Ereignis, sondern immer ein Bild über den *inneren* Zustand der Trauerverarbeitung in den verschiedenen Kulturen. Daher rührt auch die Verschiedenheit der zahlreichen Flutgeschichten. Als ein Beispiel sei hier auf die Weltentstehung in der Vorstellung der *Pima Indianer* Nordamerikas hingewiesen. In jener fernen Zeit wird ein schöner Jüngling geschaffen, der jede Frau heiraten soll, nach der er Verlangen verspürt. Aber er muß die Frauen immer wieder verlassen, wenn sie ihr erstes Kind geboren haben. Schließlich begegnet er einer Frau, die ihm das Kind nach der Geburt übergibt. Der Vater nimmt es auf, schämt sich aber des Neugeborenen und läßt es am Wegrand zurück. Verlassen von Mutter und Vater schreit dieses Baby so heftig, daß die Erde zu beben beginnt, und seine Tränen schwellen zu einem mächtigen Strom an, der die ganze Welt unter Wasser setzt. Siehe Krickeberg 1924, S. 305–313, siehe auch Bierhorst 1985, S. 103 f. Genau dies ist es, was auch die Babylonier mit ihrem Flutmythos ausdrücken wollten.

[16] Siehe in diesem Zusammenhang die »Geburt« des ersten Ziegelsteines durch den König Gudea, welcher den Tempel für seinen Gott Ningirsu neu bauen will; die Tempelhymne des Gudea von Lagasch, Zylinder A, XVIII und XIX Tafel in Wilson 1996 und Jacobsen 1987, S. 386 ff.

[17] In diesem Zusammenhang sei erwähnt, daß im französischen »enceinte« schwanger bedeutet und gleichzeitig ist »enceinte« die Ringmauer, der Schutzwall rund um eine alte Stadt. Alle Städte der Sumerer sind seit dem 3. Jt. mit einer solchen Schutzmauer umgeben. Städte im Traum und Mythos symbolisieren, wie ein Fötus seine Gebärmutter erlebt.

[18] Vergleiche auch das Bild einer Frau im Todeskampf während der Geburt in Geburtsbeschwörungen siehe 5. Kapitel, S. 97.

[19] Siehe van Dijk 1975, S. 61.

[20] Zeile 127–130 der XI. Tafel.

[21] Vergleiche hierzu auch die Deutung des Todeskampfes von Odysseus wie er nach der Trennung von Kalypso in einem Sturm beinahe sein Leben verliert: Leboyer 1982, S 185–195.

[22] Siehe: »Lob der Hacke« in Bottéro/Kramer 1989, S. 508 ff.

[23] So weit meine Deutung auf der pränatalen Ebene. Zu ergänzen wäre: Wenn die Sintflut als Geburt verstanden werden kann, dann ist die Geschichte von Adam und Eva, die Geschichte von der Erschaffung des Menschen im Paradies als seine

Zeugung, beziehungsweise als den Beginn der Schwangerschaft zu verstehen. Seit Francis Mott wissen wir, wenn jemand von seiner Frau oder Schwester träumt, ist dies auf der tiefsten Ebene seine Plazenta. Eva nämlich übersetzt heißt »das Leben«. Gott erschuf den Embryo und seine Plazenta: Adam und Eva. Vergleiche die ganz andere Deutung der Schöpfungsgeschichte von Eugen Drewermann 1977: *Die Strukturen des Bösen,* Bd. 2: Die Jahwistische Urgeschichte in psychoanalytischer Sicht, Paderborn. Drewermann versteht die Schöpfungsgeschichte auf der »objektalen« Ebene als Konflikt zwischen Vater, Mutter und Sohn oder Kind, d. h. er beleuchtet die Mythen in der Bibel stärker von einer ödipalen Seite.

[24] Das Alter des Textes wird auf 2100 bis 1800 v. Chr. geschätzt. Es gibt zudem viele verschiedene Varianten zu dieser sumerischen Königsliste, alle Texte siehe Glassner 1993. Aus der reichen Literatur über diese Königsliste sei nur eine Arbeit zitiert: James R. Davila 1995: The flood Hero as King and Priest. In: *Journal of Near Eastern Studies* 54, S. 199–214. Dort findet der interessierte Leser weitere Literatur.

[25] Sowohl im Atramchasis wie in der sumerischen Königsliste geht es zentral um die Flut – sonst aber sind die Texte völlig verschieden. Gibt es sonst noch irgendwelche Berührungspunkte? In diesem Zusammenhang sei nochmals auf den sumerischen Flutmythos hingewiesen (Text Bottéro/Kramer 1989, S. 564 ff. und Jacobsen 1967, S. 145 ff.), der Flutheld heißt hier Ziusudra und erhält am Schluß des Mythos das ewige Leben von Enlil. Wichtig aber ist die Einleitung der sumerischen Flut, auch hier kommt das königliche Szepter, die königliche Krone und der königliche Thron vom Himmel herunter, dann werden Städte gebaut, zuerst Eridu, dann kommt die Königsherrschaft nach Bad-tibira, nach Larak, Sippar und schließlich nach Suruppak: Es sind genau dieselben fünf Städte wie in der sumerischen Königsliste.

[26] In der indischen Mythologie sind beispielsweise ein Kalpa gleich 4 320 Millionen Jahre, das ist ein Tag im Leben des obersten Gottes Brahman.

[27] Daß von einer kosmologischen Dimension ein König die Stellung eines Mittlers zwischen den Göttern und Menschen, die Stellung eines Babys einnehmen kann, das habe ich im Laufe meiner Studien immer mehr geahnt, aber darauf habe ich mich zu wenig spezialisiert. Die Königshymnen beispielsweise sollten unter diesem Blickwinkel neu betrachtet werden. Hier bleibt ein großes Forschungsfeld offen, in welches ich bisher bloß einen ersten Blick geworfen habe. Zur Literatur siehe vor allem das Standardwerk von Frankort 1948, zudem die vielen Hymnen für Könige in Falkenstein und von Soden 1953. Als Standardwerk ist Willem H. Th. Römer 1965 anzusehen: *Sumerische Königshymnen der Isin-Zeit,* Leiden; siehe auch Römer in seiner Übersetzung des heiligen Hochzeittextes von Iddindagan: Ein Lied zum Ritus der Heiligen Hochzeit der Göttin Inanna mit König Iddindagan von Isin, in: *Texte aus der Umwelt des alten Testamentes,* Bd. II S. 659–673. Und hingewiesen sei auch auf die Edition der Schulgi-Hymnen von Jacob Klein, beispielsweise 1981: *The Royal Hymns of Shulgi, King of Ur: Man's Quest for Immortal Fame,* Philadelphia. Oder Jacob Klein 1991: The Coronation and Consecration of Shulgi in the Ekur (Schulgi G.). In: Mordechai Cogan et. al. (eds.): *Ah Assyria ... Studies in Assyrian History Presented to Hayim Tadmor,* Jerusalem, S. 292–313 – eine mythische Geschichte, in welcher im Heiligen Tempel von Enlil, dem Ekur,

dieser Gott dem Baby hilft, aus dem Schoß einer Tempelpriesterin – als Vertreterin der Muttergöttin – das Licht der Welt zu erblicken. Könige, nach damaliger Auffassung sind direkte Abkömmlinge der realen Väter und einer göttlichen Mutter.
Als historische Anmerkung sei auf den Psychohistoriker Lloyd DeMause 2000 hingewiesen, welcher Führerpersönlichkeiten auf der ganzen Welt in dieser plazentalen Färbung zum ersten Mal beschrieben hat. Speziell hat DeMause auch auf die Nabelschnur und Plazenta eines Pharao in Ägypten aufmerksam gemacht, welche bei hohen Festen hinter dem Pharao, als dem obersten Leiter des Landes, hergetragen worden sind. Neueste Bearbeitung dieses Themas siehe Hermsen 1993.

[28] Siehe »Lob der Hacke« in Bottéro/Kramer 1989, S. 508 ff. Diese Textstelle versteht Jacobsen 1946, S. 136/137 folgendermaßen: Nachdem Enlil Himmel und Erde voneinander getrennt hat, verbindet er die Wunde der Erde, welche dieser zugefügt wurde, nachdem sie vom Himmel getrennt worden war. Der Ort dieser Wunde, dieses getrennten Bandes war in Nippur, im heiligen Bezirk von *duranki*. Siehe wiederum in meinem Text die Bedeutung dieses Wortes.
Zur Schöpfungsmythologie in Sumer und Babylon – wie der Kosmos, wie die Erde entstand – möchte ich ganz allgemein mitteilen, daß es einerseits den babylonischen Schöpfungsmythos gibt: Enuma Elisch (Bottéro/Kramer 1989, S. 602 ff. oder Lambert 1994, S. 565 ff.). Andererseits ist bei den Sumerern die Situation insofern viel komplexer, weil es hier keinen einheitlichen Schöpfungsmythos gibt, beziehungsweise fast jeder Mythos beginnt mit einer kurzen Einleitung, wie die Welt entstanden ist. Und somit gibt es viele verschiedene *Schöpfungsvarianten*, die sich nicht einfach vereinheitlichen lassen. Etwas überspitzt formuliert: Es gibt so viele Auffassungen von der Schöpfung, wie Autoren, welche sich damit beschäftigt haben. Für kosmogonische Texte siehe Bottéro/Kramer 1989, XII, S. 470–525; zudem sei auf die Sammlung: *Texte aus der Umwelt des alten Testamentes*, Bd. III, S. 353–420 und Bd. IV, S. 603–611 hingewiesen. Ferner seien hier die wichtigsten Arbeiten über die Kosmogonien, über die Weltschöpfung erwähnt: Kramer 1961: II Kapitel: Myths of Origin, S. 30–75. Van Dijk 1964, Pettinato 1971, Lambert 1977, Wiggermann 1992 und schließlich Hruska 1996.

[29] Siehe Eliade und Campbell.

[30] Siehe Jacobsen 1985. Siehe auch Bruschweiler 1987, S. 90: Enki ist der Herr des Urgewässers. Und Urgewässer in der Mythologie ist immer ein Bild für das Fruchtwasser, für die Amnionflüssigkeit.

[31] Enki und die Weltordnung, Zeile 287 Literatur siehe Kapitel 3, Anm. 1. Hier in einer Übersetzung von Margaret Green 1975, S. 167.

[32] Quelle über den *apzu*: Vor allem Margareth Green 1975: *Apzu* Source of Live, S. 169–198. Im Assyrian Dictionary of the University of Chicago ist ferner angegeben: Im *apzu* sind die Dämonen zu Hause, und der *apzu* ist die Quelle der Krankheiten. Kann man sich eine modernere Auffassung der psychosomatischen Medizin vorstellen, welche Körper und Seele als eine Einheit versteht?
Ich habe hier die Aufmerksamkeit auf den Kampf zwischen Enlil und Enki gerichtet. Diesem Kampf geht die Schaffung des Menschen voran: Auf dieser tiefsten Ebene könnte sie somit als Symbol der Zeugung verstanden werden. Und nochmals

früher als die Zeugung ist der Götterkonflikt zwischen den Igigi und dem Vatergott Enlil – der Krieg der Götter bedeutet somit die ungelösten Familienkonflikte der Eltern und wie sich diese in der Paarbeziehung widerspiegeln, Konflikte und Spannungen bevor ein Baby entsteht. Und als der Vatergott Enlil spürt, daß seine Frau schwanger ist, fühlt er sich durch den »Lärm« des Menschen gestört, er lehnt die Existenz eines Babys ab und möchte es wieder vernichten: Häufiges Szenario, wenn Väter wissen, daß ihre Frauen schwanger geworden sind.

[33] Atramchasis, neuassyrische Version in Foster 1989, S. 190, dritte Tafel, 28. Zeile.

[34] Bottéro/Kramer 1989, S. 188 ff., Kramer/Maier 1989, S. 131 ff., Jacobsen 1987, S. 151 ff. und Römer 1993, S. 386 ff.

[35] Römer, S. 390, Zeile 26: Sigen Sigsar; Green 1975, S. 170 und Kramer/Maier 1989, S. 32: sigensigdu; akkadisch sassuru.

[36] Es sind somit wieder *neun* Geburtsgöttinnen.

[37] In diesem Zusammenhang sei darauf hingewiesen, daß Frauen als Übersetzerinnen und Interpretinnen ganz andere Zusammenhänge haben, sehen und empfinden können als ihre männlichen Kollegen. Wir wären heute nie so weit im Verstehen der Mythen ohne ihre wertvolle Sichtweise. Ganz speziell möchte ich auf das Buch von Françoise Bruschweiler über die Göttin Inanna hinweisen. Wichtig sind neben der Arbeit von Anne Draffkorn Kilmer vor allem auch die Arbeiten von Elena Cassin, Margaret Green oder Tikva Frymer-Kensky, um nur einige zu nennen. Sie haben Tatsachen und Fakten herausgearbeitet, die teilweise von ihren männlichen Kollegen nicht zur Kenntnis genommen worden sind. Diese Frauen haben Unschätzbares für die Sumerologie oder die Assyriologie geleistet.

[38] Oder von der pränatalen Psychologie her können wir sagen: Ein Baby, das seinen Kopf nie aufrecht halten kann, ist hypoton, d. h. es kann den Kopf mit seinen Halsmuskeln nicht aufrechthalten. Heute wissen wir, ein solches Baby lebt im Schock (siehe Peter Levine 1998).

[39] Kramer/Maier 1989, S. 57 ff., Bottéro/Kramer 1989, S. 230 ff.

Kapitel 5

[1] Siehe Campbell 1953, siehe auch Hedwig von Beit 1952: Symbolik des Märchens, Versuch einer Deutung, Bd. 1: *Die Fahrt des Helden*, S. 335–584 oder Enzyklopädie des Märchens, Herausgegeben von Kurt Ranke, Bd. 1–9, 1975–97 Berlin, z. B. unter den Stichwörtern: *Drache, Drachenkampf, Held, Heldin Jenseitswanderungen.*

[2] Im 3. Jt. war der Gott Ningirsu persönlicher Gott des Herrschers Gudea von Lagasch. Siehe Wilson 1996. Etwa im 21. Jh. v. Chr. verschmelzen Ningirsu und Ninurta zu einem Gott.

[3] Übersetzungen: van Dijk 1983 (edition), Bottéro/Kramer 1989, S. 339 ff., Jacobsen 1987, S. 233 ff., Römer 1993, S. 434 ff. (nur zwei Ausschnitte aus dem Epos: Zeile 110–190 und 334–367), ergänzt durch Bruschweiler 1987, S. 68–73.

[4] Das Epos lebt durch seine direkte Sprache, seinen unmittelbaren Ausdruck und seine prägnante Bildwelt. Deshalb bin ich in weiten Teilen der Übersetzung so genau wie möglich gefolgt. Immer wieder gibt es aber auch fast unverständliche

Passagen, oder wie häufig in den sumerischen Mythen längere Wiederholungen und größere Lücken im Text. Dann habe ich den Inhalt stark zusammengerafft. Wenn nicht unmittelbar ersichtlich, merke ich dies an.

[5] Über den Schreckensglanz *melam* werden wir noch hören. Es gibt dazu zahlreiche Synonyme.

[6] *Amaru*, Flut auf sumerisch; *abubu*: Flut auf akkadisch.

[7] Scharur wörtlich übersetzt: Waffe, die Scharen umlegt. Sie wird auch Flutsturm der Schlacht genannt, oder als Vogel mit Löwenkopf bezeichnet. Somit ist Scharur eine Verkörperung von Imdugud/Anzu.

[8] e=Haus, *kur*=Berg, d. h. er verläßt seinen Tempel, das »Berg-Haus«.

[9] Wörtlich: Boot, welches das fürstliche Kai verläßt.

[10] Soweit Zeile 1–108, da ich dem Text möglichst genau gefolgt bin. In den folgenden Abschnitten fasse ich den Inhalt meist kurz zusammen und geben dazwischen einzelne Passagen, die mir bedeutsam erscheinen, präzis dem Text des Epos folgend wieder.

[11] Über die von Ninurta erschlagenen Helden siehe Black 1988. Sie werden hier in lugal-e aufgezählt und im Epos »Angim« (siehe Cooper 1978) hängt sie Ninurta wie Trophäen an seinen Kriegswagen, um sie den Göttern und seinem Vater Enlil zu zeigen.

[12] Der Kampf mit Asag wird nun wieder genauer geschildert, Zeile 168–181.

[13] Die folgenden Zeilen 191–280 fasse ich wieder kurz zusammen, sie sind nur bruchstückhaft vorhanden und teilweise ganz verloren.

[14] Nach der Deutung von Jacobsen verursacht der Asag einen Sandsturm, so daß Ninurta nicht mehr atmen kann. Enlil übergibt seinem Sohn einen Flutsturm, der die Luft reinigt, so daß dieser wieder frei atmen kann.

[15] Scharurs Kampf: Zeile 252–263.

[16] Den Rest des Epos, Zeile 334–729, will ich wieder verkürzt wiedergeben.

[17] Ein anderer Name für Ninlil.

[18] Und Ninmah, die Muttergöttin, wird an dieser Stelle auch als Nintu, als Geburtsgöttin angesprochen, Zeile 409, oder sie trägt den Titel Ninnagarschaga, wörtlich: Zimmermann des Schoßes, d. h. sie ist die Kraft, welche dem Fötus seine Form gibt während der Schwangerschaft. Oder sie wird bezeichnet als Aruru (Zeile 413), wörtlich: als die, welche das Wasser herausläßt, gemeint ist die Amnionflüssigkeit (Jacobsen 1987, S. 255, Fußnote 30–32).

[19] Hier nun folgt das lange Urteil über die fünfzig Steine, Zeile 416–647.

[20] Zeile 453, bzw. 584–585.

[21] Zudem erwähnt Jacobsen einen bisher unveröffentlichten Mythos, da Ninurta als Kind verlassen wurde, um außerhalb der Stadtmauer zu sterben, wo er vom Hulalu Stein gefunden und adoptiert worden sei und der ihn groß gezogen habe. Jacobsen 1987, S. 262, Fußnote 58.

[22] Asags Geburt wird im lugal-e zu Beginn geschildert. Über Ninurtas Geburt lesen wir bei Cohen 1973: Auch er ist in den Bergen (kur) zur Welt gekommen und hat die Milch einer guten Kuh getrunken, Zeile 210–212. Vgl. auch Falkenstein 1959: Lied auf Ninurta, S. 110, Zeile 57.

[23] Nur die ägyptische Mythologie bildet hierzu eine Ausnahme. Die Ägypter haben die Vorstellung von einem Erdvater Geb, über den sich die Himmelsmutter

Nut spannt. Dabei schluckt Nut jeden Abend im Westen die Sonne mit ihrem Mund, um sie am Morgen im Osten durch ihre Vulva erneut zu gebären.

[24] Das Gilgamesch-Epos (s. 8. Kapitel) erzählt eingehend über das Schattenreich der Unterwelt und darüber, wie die Sumerer und Babylonier sich diese Welt genau vorgestellt haben. Siehe auch Toshikazu Kuwabara 1991: *The Netherworld in Sumero-Akkadian Literature*. Dissertation, Universität Michigan, Ann Arbor.

[25] In diesem Zusammenhang sei noch auf Bruschweiler 1987 hingewiesen, die eine eigene, von der Mehrheitsmeinung in der Sumerologie abweichende Interpretation des *kur* entwickelt. Der *kur* ist nach ihr in erster Linie der Herrschaftsbereich, die Domäne des Gottes Enlil. Es ist der Ort, wo er zusammen mit An die gesamte Welt entwirft; alles was lebt, hat hier im *kur* oder genauer im *kur*-primordial seinen Ursprung. Hier wird der Prototyp von allem, was ist, entworfen. Und erst von späteren und weniger hohen Göttern wird dieser Prototyp dann »materialisiert« und so auf die Erde gebracht. *Kur* als der Weltenberg ist der Ort, der Schöpfung und der Fülle, wo die Götter herstammen, wo alles herkommt, das existiert (Bruschweiler 1987, S. 39–99). Aus dem *kur*-matrice (der *kur*-Gebärmutter) holt Ninurta das prosperierende Land Sumer hervor (S. 69 ff.).
Neben *kur* und *apzu* soll auch ein dritter mysteriöser, kosmologischer Begriff kurz erwähnt werden: *duku* der Heilige Hügel, es ist dies der Ort, wo Himmel und Erde zusammengewachsen sind. Und nach Mircea Eliade 1953 ist genau dies der Weltenberg, der Heilige Berg, dort nämlich, wo sich Himmel und Erde treffen, im Mittelpunkt der Welt. Und Eliade zeigt, wie in der Vorstellung der alten Völker jeder Tempel, jeder Palast und jede Heilige Stadt genau so ein Mittelpunkt sind, wo sich Himmel, Erde und Unterwelt treffen. Im *duku*, im Heiligen Hügel, wohnen die Götter. Aus dem *duku* kommt das Leben. Hier bestimmt Enlil das Schicksal der Welt. Im *duku* verwandelt sich die Dunkelheit in Licht. Literatur: Hruska 1996, Wiggermann 1992, siehe auch Cohen 1993, S. 106 f.

[26] Siehe eine zusammenfassende Darstellung über Schwangerschaft und Geburt bei Stol 1983 einerseits und Scurlock 1991 andererseits.

[27] Menschen zu Beginn ihrer Entwicklung im embryonalen Stadium, bevor sie sich bewegen, werden immer wieder mit Pflanzen verglichen, siehe Stricker: 1963–1989, , Bd. III, S. 231–259.

[28] Van Dijk 1973, S. 504–505.

[29] Hürde und Pferch sind zwei alte deutsche Übersetzungen für Kuh- und Schafstall, sumerisch *tur* und *amas*.

[30] Tierbilder werden häufig gebraucht, wobei hier eigentlich der sexuelle Akt zwischen Menschen gemeint ist.

[31] Text in van Dijk 1975, S. 57–61.

[32] Die entsprechende genaue Textstelle bei Atramchasis heißt: Die Erde zerbricht wie ein Topf und heraus stürzt die Flut – 3. Tafel, 2. Kolumne, Zeile 10 in Foster 1996, S. 181 oder neuassyrisches Fragment in Foster S. 197, Zeile 17. Und schließlich Gilgamesch XI. Tafel, Zeile 110, siehe Hecker 1994.

[33] Text in Veldhuis 1991, S. 9 und 14, vgl. auch Labat 1970, S. 285 f., deutsche Übersetzung in Röllig 1985.

[34] Lambert 1969, S. 30.

[35] Im akkadischen Schöpfungsmythos ist Marduk der Held, welcher das Urmeer, die Tiamat bekämpft, siehe am Ende dieses Kapitels: Enuma Elisch.

[36] Lambert 1969, S. 31.

[37] Lambert 1969, S. 36

[38] Zur Problematik: Schiff als Mutter oder als Fötus im Fruchtwasser siehe auch Cohen 1976.

[39] Text in Reiner 1985, S. 87 ff., vgl. auch Scurlock 1991, S. 145.

[40] Seit Stricker *De Geboorte van Horus* wissen wir, daß »buttern« vor allem bei den Ägyptern ein Symbol für die Entstehung des Fötus ist: Zu Beginn gibt es nur die Flüssigkeiten des menstruellen Blutes und des Samens. Wie aus der Milch durch Umrühren die Butter und Molke entsteht, so wird aus Samen und Blut im Laufe von neun Monaten ein Baby und sein Fruchtwasser, *ebd.*, Bd. IV S. 494 f.

[41] Zeile 11, 77, 83, 235, 248, 278, 315, 374, 658 und 688–691 in *Lugal-e*. Oder im Epos *Angim*, die Rückkehr des Ninurta nach Nippur, heißt es: Seine Äußerung ist wie ein Sturm, Zeile 16. Literatur zu Angim: siehe Cooper 1978 (Edition) und Bottéro/ Kramer 1989, S. 377 ff., Datierung Ende des 3. Jt. Angim ist ein wichtiges Epos über Ninurta und seine Siege. Ganz kurz zum Inhalt: Ninurta kehrt nach vollendetem Kampf mit seinem Kriegswagen nach Nippur zurück, in seine eigene und die heilige Stadt seines Vaters Enlil. All seine erschlagenen Gegner sind wie Trophäen, Zeichen seines Sieges, an diesem Kriegswagen angemacht. So beispielsweise der Drachen, welchen er aus der Befestigung der Berge oder das Magilum Boot, welches er aus den wäßrigen Tiefen hervorgezogen hat. Und schließlich hat er »die weiße Substanz aus dem Innern des Berges mitgebracht« (Zeile 30–40). Wie ich meine, sind dies alles Geburtsbilder bis hin zur weißen Substanz, womit das Kasein beschrieben wird. Damit sind alle Babys bedeckt, wenn sie den »Berg« verlassen, wenn sie aus dem Mutterschoß herauskommen, nach der Geburt – als Schutz vor der Amnionflüssigkeit, in welcher sie sich neun Monate lang befunden haben.
Ninurta – im Epos Angim – verhält sich laut, kriegerisch und wild. Dabei wird er von Enlils Diener dazu bewogen, sich zu mäßigen, weil die Götter Angst haben müßten vor ihm. Und er, der den Berg ins Wanken gebracht hat, tritt ins Heiligtum von Enlil, ins Ekur ein, mit all seiner Beute aus den geplünderten Städten. Dabei erhält er die Anerkennung seiner Mutter: »Oh, du wilder Bulle, mit deinen starken und erhabenen Hörnern hast du dem Berg Schläge versetzt.« Und das Epos endet mit einem langen Selbstlob Ninurtas auf seine eigene unwiderstehliche Kraft.

[42] Siehe: Die Sintflut als Geburtskampf S. 76 ff. Vgl. Sloterdijk 1999 und seine Abhandlung über die Stadtmauern antiker Städte, welche er mit uterinen Höhlen eines Babys im Schoß seiner Mutter vergleicht, S. 264–325.

[43] Karl Friedrich Geldner 1951–1957: *Das Rig-Veda*, Bd. 1–4, Wiesbaden; der Kampf von Indra gegen Vritra wird in Bd. I beschrieben. Siehe ferner Hermann Oldenberg 1917: *Die Religion der Veda.* Stuttgart S. 132–148; Jan Gonda 1978: Die Religionen Indiens, I. *Veda und der älteste Hinduismus.* Stuttgart S. 53–62; siehe auch Fontenrose 1959, S. 194–205; Hans Haussig (Hg.) 1984: Wörterbuch der Mythologie, Bd. V: *Götter und Mythen des indischen Subkontinentes.* Stuttgart; Stricker 1963–1989, S. 44.

[44] Siehe Zeile 110 in Angim – die Aussage der Mutter nach der großen Schlacht über ihren Sohn und Helden. Anm. 41, S. 228.

[45] Falkenstein 1959, S. 110 oder Falkenstein/von Soden, S. 60 f.

[46] Siehe Elena Cassin.

[47] Zeile 289–293; ob Asag noch entmannt wird, wie van Dijk 1983 und Bottéro/Kramer 1989 übersetzen, ist nicht sicher – Jacobsen 1989 versteht diese Zeile ganz anders. Beim Kampf des Gilgamesch gegen das Monstrum Chuwawa werden wir diesen Schreckensglanz noch einmal genau kennenlernen, siehe 8. Kapitel.

[48] Lugal-e, Zeile 295–298.

[49] Umgekehrt ist das Bild der aufgehenden Sonne ein ebenso immer wiederkehrendes Symbol der vollendeten Geburt: Der Flutheld Atramchasis wird von Utu, dem Sonnengott, begrüßt.

[50] Als LSD verboten wurde, ist es durch holotropes Atmen abgelöst worden. Dabei werden die Teilnehmerinnen und Teilnehmer aufgefordert, während einer langen Zeit und mit lauter Musik im Hintergrund stark zu atmen, was zu ähnlichen regressiven Zuständen führt wie früher unter LSD.

[51] Vgl. auch die Klagen der Nintu, der Schöpferin des Menschen im Flutmythos, als sie Zeugin wird bei der Zerstörung aller Menschen. Sie ist untröstlich und weiß nicht, wie sie sich jemals wieder von ihren Tränen erholen soll. Und die Götter weinen mit ihr. Sie kann sich nur selber beruhigen, indem sie Bier trinkt und dann das Halsband aus Lapislazuli-Fliegen anzieht, welches ihr Vater An ihr geschenkt hat, als Zeichen dafür, daß die Menschen wie die Fliegen von dieser Flut vernichtet worden sind. Schreie oder Klagen sind somit ein fester Bestandteil jeder Geburt.

[52] Foster 1996: Hymne an Ninurta, S. 617, Zeile 20.

[53] Falkenstein 1959, Lied auf Ninurta, S. 85, Zeile 20; vgl. auch Foster 1996, Hymne an Ninurta, S. 621, Zeile 9, da Ninurta das Seil ergreift, womit Himmel und Erde miteinander verbunden sind.

[54] Lugal-e, Zeile 75.

[55] Siehe S. 79 u. 180 ff.

[56] Dieser kosmische Baum wird auch in den Dumuzi-Texten erwähnt. Er träumt von einem großen entwurzelten Baum, was seine Schwester deutet: Die Dämonen werden dich wie eine Flut umhüllen (Dumuzis Traum). Und der Riesenbaum wird auch in der Geburtsliteratur beschrieben: Das Schiff – als gebärende Mutter – ist mit Zedern aus dem Zedernberg beladen oder in der Geburtsbeschwörung wird auch von der gefällten Zeder und Zypresse gesprochen, van Dijk 1975, S. 67 f.

[57] Sumerisch heißt der Löwenadler Imdugud. Es gibt vom Anzu-Mythos zwei Versionen, eine altbabylonische, aufgeschrieben ca. 1600 v. Chr. und eine jungbabylonische Version. Texte: Bottéro/Kramer 1989, S. 389 ff., Dalley, S. 203 ff., Foster 1996, S. 458 ff., Hecker 1994, S. 745 ff., Hruska 1975, Kramer und Maier, S. 140 ff., Saggs 1986, Vogelzang (edition) 1988. Zur Gestalt des Anzu siehe auch Saggs 1988, S. 376–380, Jacobsen 1976, S. 128 f., Cassin 1991b, S. 176 f. Siehe zudem Ilse Fuhr-Jaeppelt 1972: *Materialien zur Ikonographie des Löwenadlers Anzu-Imdugud, München.*

[58] sumerisch Enki.

[59] akkadisch: tup-simati.

[60] Oder Mami; Muttergöttinnen haben immer die verschiedensten Namen.

[61] Es gibt verschiedene Kopien dieses Mythos, wie das meist bei alten Mythen der Fall ist. In einem dieser Bruchstücke wird Ninurta geschildert, wie er die Schicksalstafeln in der Hand hält und sich dabei überlegt: »Ich will die Schicksalstafeln nicht zurückgeben.« D. h. Ninurta überlegt die Weltherrschaft selber zu übernehmen, siehe Foster 1996, S. 479, Zeile 21–22 und Vogelzang 1988, S. 72.
Der Anzu ist ein babylonischer Mythos in akkadischer Sprache. Auch dazu gibt es wiederum einen sumerischen Vorläufer, dessen Geschichte allerdings ganz anders verläuft: *Ninurta und die Schildkröte.* Übersetzungen siehe Alster 1972 (edition), Bottéro/Kramer 1989, S. 418 ff., Kramer/Maier 1989, S. 84 ff., siehe auch Penglase 1994, S. 61 f. Alter des Mythos: Übergang vom 3. zum 2. Jt. Kurz zum Inhalt: Der junge Anzu beklagt sich bei Ninurta, daß er durch dessen Angriff die Schicksalstafeln habe fallen lassen, welche genau in den *apzu* gefallen sind. Ninurta ist sprachlos nun ist jede Autorität über die göttliche Macht verloren. Doch das junge Anzu führt den Ninurta an der Hand zum Süßwasserozean unter der Erde, wo die beiden von Enki bereits erwartet werden. Dieser ist voll des Lobes für Ninurta und verspricht ihm, daß Enlil in Zukunft alle seine Wünsche erfüllen werde.
Doch Ninurta hat finstere Gedanken, er wird blaß und erhebt sogar die Hand gegen den Diener von Enki. Ninurta will nämlich den *apzu* nicht mehr verlassen und greift mit einer dunklen Flut an. Da formt Enki aus Lehm eine Schildkröte, die er an den Eingang des *apzu* stellt. Als Enki den Ninurta heimlich anspricht, beißt die Schildkröte in den Fuß des Helden, gräbt schnell eine Grube und stößt ihn dort hinein. Allein kann er sich nicht mehr befreien, und Enki macht sich lustig über den »Zerstörer der Berge«, der sich nicht mal selber aus einer Grube befreien kann – Ninurta der ihn, Enki, töten wollte! Da kommt seine Mutter (Ninmenna) ihm zur Hilfe, zerreißt aus Verzweiflung ihr Kleid und fragt Enki, wen sie als Ersatz schicken muß, damit Ninurta frei gegeben werde.

[62] Cohen 1974, S. 23, Zeile 35; der selbe Text auch in Cohen 1988, S. 450 f.

[63] Vgl. Anmerkung 61, S. 230.

[64] Alster und Westenholz 1994, S. 26–28.

[65] Vgl. Mott 1960: Das 4. Kapitel über Herakles: S. 79–100 und speziell über das Löwenfell S. 84.

[66] Wenn ein König in der damaligen Zeit gegen seine Feinde in den Krieg gezogen ist, dann hat er dies als ein Wiederaufleben, als eine Reaktualisierung des mythischen Kampfes erlebt, sich selber als den Held Ninurta und seinen Feind als den Asag oder den Anzu und den Kampf im Auftrag Ans und Enlils zur Errettung des Landes ausgeführt (siehe Maul 1991, S. 329). Der Geburtskampf als ewige Quelle für die nie ermüdende Kriegslust der Männer.

[67] Aufgeschrieben ca. 1200 v. Chr. Literatur/Übersetzungen: Bottéro/Kramer 1989, S. 602 ff. Dalley 1989, S. 228 ff., Foster 1996, S. 350 ff., Kramer/Maier 1989, S. 136 ff., Lambert 1994, S. 565 ff. Zudem siehe Cassin 1991a, S. 158 ff. und Jacobsen 1976, S. 168–191.

[68] Über die sumerischen Schöpfungsmythen siehe Anmerkung 28, S. 224. Über die Verwandtschaft von Ninurta und Marduk Mythologie siehe Lambert 1986.

[69] Sumerisch Enki.

[70] die als Mutter Chubur bezeichnet wird.

[71] z. B. eine Hydra, den wilden Hund, den Skorpionmenschen, den Fischmenschen oder den Stier; vgl. die erschlagenen Helden des Ninurta, vor seinem Kampf mit dem Asag.

[72] Eine Geburtsöffnung wird in der Mythologie der ganzen Welt häufig mit einem Rachen verglichen.

[73] Das Netz als Waffe gehört fast immer zur Ausrüstung des Helden im Geburtskampf.

[74] wörtlich ihren Leichnam teilt er wie einen Klumpen: Kubu in zwei Teile, siehe IV. Tafel, Zeile 36. kubu wörtlich übersetzt ist ein Fötus, Cassin 1991a, S. 160.

[75] Tafel V, Zeile 59 ff., vgl. auch Cassin 1991a, S. 161.

[76] Tafel VI, Zeile 121 ff.

[77] Der Mythos Enuma Elisch ist eng verbunden mit dem Neujahrsfest akitu, wo dieser Mythos jedes Jahr aufs neue wieder vorgetragen wird. Ich habe einleitend erwähnt, daß in jeder Stadt ein bestimmter Gott »wohnt« – Marduk beispielsweise in Babylon: seine Kultstatue ist im Innersten seines Tempels verborgen. Aber einmal im Jahr wird diese Kultstatue aus dem Tempel durch die Stadt geführt, an der Hand durch den König gehalten, und der Bevölkerung öffentlich gezeigt. Diese Prozession verläßt die Stadt schließlich durch das Ischtar-Tor – Symbol einer Vulva: wie ich meine, eine jährlich Wiederinszenierung der Geburt. Siehe Pongratz–Leisten 1994 über das akitu-Fest und die damit verbundenen Zeremonien, siehe auch Cohen 1993.

[78] Vgl. Frobenius 1904.

[79] Siehe Campbell 1953; vor allem seine Schlußbetrachtung S. 237/38 und Campbell 1989: die Kraft des Helden: 149–190. Joseph Fontenrose 1959 hat gezeigt, wie dieser Kampf des Helden mit dem Drachen oder Monstrum ein Grundmuster in der Mythologie der alten Völker darstellt, von den Indern über Mesopotamien und Ägypten bis hin zum alten Griechenland. Vgl. auch Mary K. Wakeman 1973: *God's Battle with the Monster, a Study in Biblical Imagery.* Leiden. Und aus neuester Zeit: Calvert Watkins 1995: *How to Kill a Dragon, Aspects of Indo-European Poetics.* New York.

Kapitel 6

[1] Ihre Blütezeit liegt ebenfalls im 2. Jt., ihre Heimat liegt in der heutigen Türkei.

[2] Akkadisch, die Sprache der Babylonier und Assyrer, ist ostsemitisch. Zum Westsemitischen gehören später auch Hebräisch und die Sprache der Araber.

[3] Ergänzt sei auch, daß die Ugariter als die Erfinder des keilschriftlichen Alphabetes bezeichnet werden müssen. Das bedeutet: für alle dreißig Konsonanten gibt es ein bestimmtes Keilschriftzeichen – während die Schrift der Sumerer und Babylonier aus vielen hundert Silben besteht.

[4] Ich habe mich vor allem auf die Übersetzung von Manfried Dietrich und Oswald Loretz 1997 und ferner auf Johannes de Moor 1987 und teilweise auf Massimo Balducci 1996 gestützt. Die nur ganz fragmentarisch erhaltene 1. und 2. Tafel habe ich durch Mark Smith 1994 ergänzt. Von den älteren Autoren habe ich

mich vor allem mit den Übersetzungen von André Caquot und Marcel Snycer 1974, zudem von Gibson 1978 auseinandergesetzt.
Prinzipiell möchte ich zu den Texten über Baal vorausschicken, daß ich am Anfang fast verzweifelt bin, weil fast jeder Autor die Reihenfolge der Geschichten anders wiedergegeben hat. Verständlich ist dies einmal deswegen, weil die Tafeln teilweise nur ganz bruchstückhaft überliefert sind, versehen mit immer wieder größeren oder unverständlichen Lücken. Vor allem aber ist dieser Baal-Zyklus offen für alle möglichen Interpretationen, so beispielsweise für den jahreszeitlichen Wechsel des Wetters und der damit verbundenen Vegetation. Damit der Mythos dann mit der Theorie übereinstimmt, mußte die Reihenfolge der Texte entsprechend verändert werden, so ist zu vermuten.
Heute setzt sich für die Benennung der sechs Tafeln KTU, bzw. französisch CTA durch; Abkürzungen für: die keilschriftalphabetischen Texte aus Ugarit von Manfried Dietrich, Oswald Loretz und J. Sanmartin, Münster 1976, bzw. Corpus des Tablettes en Cunéiformes Alphabétique von A. Herdner, 2 Bd. Paris 1963. Trotz des Chaos in der Abfolge der Texte ist bei allen Autoren übereinstimmend immer der Kampf von Baal gegen Yamm, dem Meer zuerst, gefolgt von seinem Kampf gegen Mot, dem Tod. Für die Erzählung des Baal-Zyklus hier habe ich mich entschieden, der jüngsten und zuverlässigsten Edition der Texte zu folgen, und stütze mich demzufolge zentral auf die Übersetzung von Manfried Dietrich und Oswald Loretz.
Erwähnt sei auch, daß die Mythen-Texte immer wieder in einem engen Zusammenhang mit den religiösen Riten der damaligen Zeit gebracht worden sind. Darüber gibt es eine umfangreiche Literatur. In erster Linie ist bei der Deutung auf die enge Beziehung zwischen Baal und dem jährlichen Wechsel des Wetters und der damit verbundenen Ernte hingewiesen worden. So wird Yamm verstanden als die im Herbst eintretenden Stürme, Baal umgekehrt als der die Fruchtbarkeit bringende Regen. Mot wäre dann umgekehrt der Gott der Dürre und Trockenheit, welcher die Ernte im Sommer zur Reife bringt, siehe Gaster 1950, vor allem aber de Moor 1971.
Doch wird Baal als Lebenspender auch im Gegensatz gesehen zu Yamm und Mot, als Mächte des Chaos und der Zerstörung. Baal wird dann verglichen mit dem babylonischen Marduk, der gegen die Tiamat, das Urmeer, kämpfen muß. So wie Baal seinen Palast baut, seinen Mikrokosmos, so ist er auch als Schöpfer des Makrokosmos, der Welt zu betrachten: eine kosmogonische Deutung des Baal-Zyklus. Und schließlich wird auch auf eine historische Komponente dieser Mythen hingewiesen: Alle Götter sind die Kinder des El und der Aschirat – nur von Baal wird immer wieder betont, er sei der Sohn des Gottes Dagan – der Gott des Getreides. Die Ugariter und ihre Nachfolger, die Phönizier, sind Seefahrervölker. Es ist wahrscheinlich, daß diese Seefahrer irgendwann in der Geschichte in dieses Land Syrien von außen eingedrungen sind. El und Aschirat wären dann die Götter der Urbevölkerung. Baal umgekehrt der neue, der aufstrebende Gott dieser neuen Seefahrer. Was die Literatur zu diesen Deutungen betrifft, siehe Smith 1994, S. 58–114, siehe auch die Einführung zum Baal-Zyklus von Dietrich und Loretz 1997, S. 1091–1100, dort weitere Literatur.
Nur am Rande sei erwähnt, daß der Baal-Zyklus große Lücken aufwies. Die übrigen Baal-Mythen sind fast bis zur Unkenntlichkeit zerstört – entsprechend wirr und widersprüchlich sind die Deutungen und Interpretationen dieser Texte. Ich

erwähne deswegen diese Mythen-Fragmente KTU I, 10, 11, 12 und 96 nur jeweils in Fußnoten im folgenden Kapitel. Siehe die Übersetzungen von de Moor 1987 und von KTU I, 12 und 96 in Dietrich und Loretz 2000.
Zur Mythologie in Ugarit siehe auch Maurice Sznycer: *The Religions and Myths of the Western Semites – and some Problems of Method*, S. 181–190 und: *Ugaritic Gods and Myths*, S. 206–215, beide Artikel in Yves Bonnefoy 1991: Mythologies I, Chigaco. Eine gute Einführung in die Religion des alten Syrien beziehungsweise in die Mythologie von Ugarit geben ferner Gese 1970 und Kinet 1981. Hier nicht berücksichtigt sind die beiden Königsdramen Keret und Aqhat. Siehe hierfür die eingangs zitierte Literatur von Manfried Oswald und de Moor zudem Baruch Margalit 1989: The Ugaritic Poem of Aqhat, Text, Translation, Commentary, Berlin.

[5] Die sechs Tafeln des Baal-Zyklus werden als KTU 1.1 bis KTU 1.6 gezählt. Die erste Kolumne, die erste Spalte dieser ersten Tafel fehlt mit unbekannt vielen Zeilen. Die ganze erste und ebenso die zweite Tafel ist in einem bedenklich schlechten, bruchstückhaften Zustand. Die römischen Zahlen an der linken Textseite im Baal-Zyklus geben die genaue Kolumne an.

[6] Über den Wohnsitz von El auf seinem Berg, dem Berg des Schicksals, vom Wasser umgeben: an den Quellen der zwei Flüsse, dort wo die zwei kosmischen Meere zusammenkommen, das kosmische Meer über dem Himmel und das Meer unter der Erde siehe Smith 1994, S. 225–234; siehe auch de Moor 1987, Fußnote 81, S. 15 und Fußnote 103, S. 20, Caquot 1974, S. 64–66 und Dietrich und Loretz 1997, Fußnote 4, S. 1103 f.

[7] Koschar und Chasis ist *eine* Göttergestalt, die fast immer mit diesem Doppelnamen bezeichnet wird.

[8] Zwischen Kolumne III und IV fehlen 70 Zeilen.

[9] Jemand sagt zu Baal, wie El soll er sich zwei Frauen nehmen.

[10] Kolumne II fehlt wieder. Wahrscheinlich wird darin beschrieben, wie Yamm seinen Gegner Baal vertreibt und selbst Platz nimmt in dessen Palast.

[11] Über den Wohnsitz des El siehe Anm. 6, S. 233.

[12] Alle Töchter haben etwas mit Wasser zu tun, Pidray ist die Tochter des Honigtaus, Tallay die Tochter des Tauregens und Arzay hat als Beinamen das Mädchen mit dem reichen Wasserfluß.

[13] Siehe erste Tafel III, Zeile 37–47. Vergleichbar ist diese Textstelle mit den von Ninurta erschlagenen Helden, siehe Anm. 11, S. 226.

[14] Zu Beginn der dritten Kolumne erzählt Baal eine unverständliche Geschichte, wie er in der Götterversammlung gedemütigt worden ist.

[15] Im Text wird sie als Lotan bezeichnet, gemeint ist möglicherweise sein Sieg über Yamm. In der Bibel wird aus Lotan dann Leviatan.

[16] In Kolumne III gibt eine unbekannte Gottheit die immer wiederkehrende Anweisung: »Erstarre, aber gehe, oh Baal.« In Kolumne IV bemerkt der Göttervater El bei einem Bankett, daß Baal nicht mehr anwesend ist.

[17] De Moor übersetzt: »Erfahre den Zustand des Todes«.

[18] Wir erinnern uns: Als El dem Yamm einen Palast versprochen hat, da protestierte Aschtar und drohte, er werde Feuer an diesen Palast legen, und er begründete dies damit, daß Yamm weder Frau noch Kinder habe und ihm somit kein Palast zustehe, zweite Tafel, III Kolumne.

[19] Der »Mutterschoß« ist ein häufig gebrauchter Beiname der Anat.

[20] Genau: eine Prophezeiung lautet, daß er die Söhne der Aschirat erschlagen und dann wieder auf seinem Königsthron Platz nehmen werde.

[21] Die Geburtsgöttin heißt Koscharat, das ist die weibliche Form von Koschar.

[22] Zum Feuer, das sieben Tage lang brennt, bis der Palast beendet ist, möchte ich anmerken, daß nach der Vorstellung der alten Juden jeder Fötus ein Licht über dem Kopf hat, und dieses Licht verleiht ihm Allwissenheit. Der Embryo spricht mit Jahwe und weiß genau, was in der Außenwelt geschieht. Zudem besitzt er die Gabe der Prophetie. Im Augenblick der Geburt vergißt der Fötus alles, was er weiß: aus dem Talmud, Stricker 1975, *Geboorte van Horus* III, S. 281.

[23] In Mythentexten werden die Monate einer Schwangerschaft im einzelnen aufgezählt: z. B. der erste Monat vergeht, der zweite Monat... bis hin zum neunten Monat. Und hier sind es sechzig, siebzig, achtzig oder schließlich neunzig Städte, die bekämpft und vernichtet werden.

[24] Himmel und Erde im Mythos sind immer die Beschreibung eines fötalen Zustandes.

[25] Mot läßt dem Baal ausrichten: »Ich will dich gefangennehmen, dich verzehren und zermalmen, dich in Stücke reißen.«

[26] Ergänzend seien dazu zwei Fragmente aus anderen Baal-Mythen KTU I, 10 – 11. In beiden Mythen begattet Baal als Stier die Anat als Kuh und sie gebiert unmittelbar nach der Empfängnis – in Anwesenheit der Geburtsgöttin Koscharat – unter Geburtsschmerzen ein Kalb. De Moor 1987, S. 109–116.

[27] siehe sechste Tafel II, zudem Haussig 1965, S. 238, Stichwort: Anat in den Ugarit-Texten.

[28] Deswegen hat Baal zwei Frauen: Anat und Aschtart. Seit Stricker (die Geburt von Horus) wissen wir, daß die beiden Frauen und Schwestern in Ägypten: Isis und Nephtys ein Symbol für den Mutterschoß sind. Siehe auch Renggli 2000b.

[29] In diesem Zusammenhang möchte ich auch an den Mythos KTU I, 96 in Dietrich und Loretz 2000, S. 234 oder de Moor 1987, S. 109 erinnern, da Anat beschrieben wird, wie sie ohne Messer das Fleisch des Baal ißt und ohne Becher sein Blut trinkt – ein Bild wie die Plazenta Anat sich von dem Baby Baal ernährt – eine Umkehr der realen Verhältnisse.
Ebenfalls erwähnt sei das Bild vom unendlich gefräßigen Baby nach der Geburt, zum Beispiel in: Die Geburt von Sahar und Salim KTU I, 23 in de Moor 1987, S. 117–127, ein Bild, das auch in der hethitischen Mythologie immer wieder erscheint.

[30] Wörtlich übersetzt: die mit dem Schlangenrock.

[31] Mary Miller and Karl Taube 1997: *An Illustrated Dictionary of the Gods and Symbols of Ancient Mexico and the Maja,* London. Siehe auch Irene Nicholson 1967: *Mexikanische Mythologie,* Wiesbaden, Cottie A. Burland 1967: *The Gods of Mexico,* London. Burr Cartwright Brundage 1979: *The fifth Sun, Aztec Gods, Aztec World,* Austin (USA) und Brundage 1985: *The Jade-Steps, a Ritual Lite of the Aztecs,* Salt Lake City. Siehe auch Walter Krickeberg 1957: *Altmexikanische Kulturen,* Berlin. Über den Symbolcharakter der Opferriten als Darstellung des perinatalen Geschehens siehe auch Janus 1993, S. 213–17.

[32] Siehe Stricker: Geboorte van Horus in Renggli 2000b.

[33] Ich möchte noch kurz auf Sachmet, einer Anat-Gestalt in der ägyptischen »Sintflut-Erzählung« eingehen: Gegen den alternden Sonnengott Re rebellieren die Menschen, was ihn so empört, daß er Sachmet als Löwengöttin gegen die Menschen schickt, um sie zu vernichten. Sachmet tötet so lange, bis sie im Blut der Menschen waten kann. Doch als Re erkennt, was die Löwin angerichtet hat, läßt er 7000 Krüge Bier zubereiten, sie rot färben wie Blut, und als sie am nächsten Tag dieses »Blut« sieht, betrinkt sie sich sinnlos, so daß sie die Zerstörung der Menschen vergißt. Doch enttäuscht über die Menschen, zieht sich der Sonnengott Re anschließend in den Himmel zurück.
Literatur: Die Mythologie des Alten Ägypten von Wolfgang Helck, in: Haussig 1965; Veronica Ions 1968/82: Egyptian Mythology, New York; Lexikon der Ägyptologie, Stichwort *Hathor, Sachmet, Re* und *Kuhbuch*. Siehe den Originaltext bei Eric Hornung 1982: *Der ägyptische Mythos von der Himmelskuh, eine Ätiologie des Unvollkommenen*, Orbis Biblicus et Orientalis, Bd. 46, Göttingen. Erwähnt sei auch, daß die sieben Hathoren die Geburtsgöttinnen in Ägypten sind, und wie in Sumer entscheiden auch sie über das Schicksal eines Menschen. Hathor ist die Sanftmütigkeit par excellence, die Göttin der Liebe – nach der Vorstellung der Ägypter – doch kann sie sich jederzeit in die wild blutrünstige Löwin Sachmet verwandeln.
Als letzte solche Anat-Gestalt sei schließlich an die schwarze indische Göttin Kali erinnert, Lebenspenderin einerseits und Zerstörerin allen Lebens andererseits. Kalis Anblick ist fruchterregend. Sie hat eine Zunge, die bis zum Boden hängt, um das Blut ihrer Feinde aufzulecken. In der Hand hält sie einen abgeschnittenen Menschenkopf, und ihr Körper wird von einer Kette mit Menschenschädeln geschmückt. Siehe Alain Daniélou 1985: *The Myths and Gods of India*, Rochester (Vermont, USA), siehe auch Hans Wilhelm Haussig 1984: *Götter und Mythen des indischen Subkontinents*, Stuttgart.

[34] Siehe Stichwort *Earth Diver* in John Bierhorst 1985: *The Mythology of North America*, New York; oder *Earth Diver* in Allan Dundes 1988. Die Idee vom Vergleich des Makrokosmos mit dem Mikrokosmos und die wechselnde Ergänzung im Wissen der alten Völker stammt von Bruno Hugo Stricker: *De Geboorte van Horus*, siehe Renggli 2000b.
Stricker hat konkret gezeigt, wie nach der Vorstellung der alten Ägypter die Erde als Scheibe im Urmeer schwimmt, umgeben von Himmel und Unterwelt – wie von einer Gebärmutter. Dieses makrokosmische Gebilde wird vorgestellt wie ein Embryo oder Fötus im Bauch seiner Mutter, vergleiche Stricker: *Geboorte van Horus* IV, § 77, S. 351–57, Abbildung 42 und 43.

[35] El und Aschirat, die Göttereltern, sind ein Symbol für die Eltern des Babys, das gezeugt worden ist. Nun trägt Aschirat häufig den Beinamen »Aschirat vom Meer« – mit anderen Worten: Aschirat von der Amnionflüssigkeit. Und der Sitz von El befindet sich ebenfalls im Urmeer an der Quelle der beiden Flüsse, welche offenbar die Welt umgeben. Els Wohnung ist dort, wo die beiden Meere zusammentreffen, das Meer oben im Himmel und das Meer unter der Erde. El selbst wohnt somit im Urgewässer oder im Urmeer, er ist das Urbild eines Fötus im Bauch der Mutter, das erste Baby auf dieser Welt. Auf dieses Faktum werde ich zum Schluß des Buches nochmals zurückkommen. In Ägypten wurde dieses Phänomen als Uroboros bezeichnet.

Nur kurz sei nochmals auf den Gott Aschtar, den Gott der künstlichen Bewässerung hingewiesen, der Yamm bedroht, als dieser in der zweiten Tafel, III, den Palast erhält, ja den Palast des Yamm in Flammen zu setzen droht. Und nach dem Tod des Baal ist es Aschtar, den die Göttermutter Aschirat auf dem Königsthron setzt, offensichtlich ihr jüngstes, ihr Lieblingskind. Aber Aschtar ist zu klein, seine Füße erreichen nicht den Schemel und sein Kopf nicht das Ende des Thrones. Und so verläßt Aschtar freiwillig den Thron – er will nicht König sein. Aschtar ist dabei die männliche Form der weiblichen Aschtart, eine Ischtar-Gestalt. Was dieser Aschtar im Mythos bedeutet, weiß ich nicht. Eventuell ist dies auch nicht auflösbar, weil Aschtar möglicherweise eine alte Göttergestalt ist, von deren Herkunft heute noch zu wenig bekannt ist. Dieselbe Unsicherheit findet sich auch bei den Religionshistorikern, siehe beispielsweise Attar in: Gese, 1970, S. 137–139. Attar wird dann später zum Hauptgott in Südarabien.

36 Siehe: Erinnerung an die Zeugung? im Gilgamesch-Kapitel, S. 190 f.

37 Literatur: siehe vor allem Haas 1994: *Der hurritisch-hethitische Mythenzyklus vom Gerstengott Kumarbi,* S. 82–99 und der hurritische Demiurg, Schöpfergott Kumarbi, S. 167–71. Die beiden grundlegenden Ausgaben, auf die ich mich gestützt habe, sind: 1.) Harry A. Hoffner 1990: *The Song of Kumarbi and the Song of Ullikummi,* S. 40–61. 2.) Franca Pecchioli Daddi 1990: *Ciclo di Cumarbi,* S. 115–262. Auf Deutsch sei auf die Übersetzung von Achmed Ünal, 1994 hingewiesen, doch ist vom Königtum im Himmel leider nur die erste Tafel, dagegen ist eine gute und vollständige Übersetzung des Liedes von Ullikummi vorhanden, S. 828–843. Zu den Hurritern allgemein siehe auch Gernot Wilhelm 1982.

38 Soweit die erste Tafel. Die restlichen drei Tafeln sind bis fast zur Unkenntlichkeit zerstört. Doch erkennen wir darin ein paar umwerfende Details, die ich den Leserinnen nicht vorenthalten möchte.

39 Es ist der sumerische Gott Enki.

40 Wer sich in Mythen ein bißchen auskennt, wird hier sofort die Wurzeln der griechischen Götterwelt erkennen. Der Himmelsgott Uranos wird von seinem Sohn Kronos entmachtet, indem er seinen Vater kastriert. Dem Kronos wiederum wird prophezeit, er werde von seinem Kind entmachtet, worauf er sie alle sofort nach der Geburt verschlingt. Fünfmal läßt sich das seine Frau Rhea gefallen, bei ihrem sechsten Kind gibt sie ihrem Mann einen Stein zum Fraß und versteckt das Baby Zeus auf Kreta. Später wird dieser Zeus seinen Vater Kronos und mit ihm zusammen alle Titanen in einem zehnjährigen Krieg besiegen und in die Unterwelt verbannen. Und Zeus ist ein Gewitter- und Sturmgott mit Blitz und Donner – wie der hurritische Gewittergott Tesub. Und schließlich sei noch daran erinnert, daß die Göttin Athene dadurch geboren wird, daß dem schwangeren Zeus der Schädel gespalten wird, so daß die Göttin durch seinen Kopf das Licht der Welt erblickt – eine »Kopfgeburt«.

41 In diesem Zusammenhang siehe ein hurritisches Mythen-Fragment, in welchem Kumarbi den Berg Wasitta schwängert und dieser Berg nach zehn Monaten ein Baby zur Welt bringt, siehe H. Friedrich 1953: Zu einigen altkleinasiatischen Gottheiten, in: *Jahrbuch für kleinasiatische Forschung,* Bd. 2, S. 150–59.

42 Der wie der spätere griechische Atlas Erde und Himmel trägt.

[43] In diesem Zusammenhang sei die Mythe von *Hedammu* erwähnt. Auch Hedammu ist von Kumarbi, diesmal mit der Tochter des Meeres gezeugt. Doch Hedammu ist ein solch gieriges Ungeheuer, daß es die ganze Welt kahl frißt und damit zu zerstören droht. Da gibt es nur noch eine Lösung: Ischtar begibt sich mit einem Liebestrank ans Meer, um dieses Monstrum mit ihrer Schönheit aus dem Wasser zu locken. Durch die Schönheit und den Liebestrank völlig von Sinnen, ist Hedammu vom Begehren ganz erfüllt. Zwar wird die Erde dann von einer furchtbaren Überschwemmung heimgesucht – dieses Bild ist uns in der Zwischenzeit bestens vertraut! – das Ende der Tafel ist jedoch zerstört, aber es dürfte mit der Zerstörung und dem Unschädlichmachen von Hedammu geendet haben, welcher aus dem Meer heraus gekrochen ist. Siehe Hedammu-Lied: Ünal, S. 844–48, Pecchioli Daddi 1990, S. 131–142 und Hoffner 1990, S. 48–52.

[44] Die Hurriter haben die sumerischen und babylonischen Götter Enlil und Enki/Ea, der im apzu wohnt, übernommen.

[45] Siehe S. 237, Anm. 43.

[46] Nur am Rand sei auch der hethitische Mythos vom Kampf des Wettergottes mit der Schlange im Meer, mit *Illuyanka* erwähnt. In der zweiten Version unterliegt der Wettergott beim ersten Kampf gegen diese Schlange und er verliert dabei seine Augen und sein Herz. Anschließend zeugt er einen Sohn, der – erwachsen geworden – die Tochter der Schlange Illuyanka heiratet und als Brautpreis das Herz und die Augen seines Vaters zurückverlangt. Wiederum im Vollbesitz seiner Kräfte entbrennt der Kampf ein zweites Mal und endet mit dem Sieg des Wettergottes. Wenn dieser zweite Kampf – wie bei Baal – die Geburt darstellt, dann können wir die erste Schlacht als den Beginn der Schwangerschaft, als den Kampf des Babys mit der Nabelschnur, mit der Schlange Illuyanka betrachten, wobei es Augen und Herz verliert. Ohne Herz ist es nicht nur gefühllos, sondern auch leblos und tot: eine grauenhafte Vorstellung über das Entstehen eines Babys, über den Beginn einer Schwangerschaft. Literatur: Hoffner 1990 S. 10–14, Pecchioli Daddi 1990 S. 39–56, Haas 1994 S. 103–105 nur die erste Fassung, ebenso bei Ünal 1994 S. 808–811. Siehe auch Emilie Masson 1991.

Um das Thema hethitische Mythenwelt ein bißchen abzurunden, möchte ich auch vom Fruchtbarkeitsgott *Telipinu* erzählen, dem Sohn des Wettergottes. Wegen seines Zorns zieht er sich in die Einsamkeit zurück. Und sein Zorn ist so groß, daß er seinen rechten Schuh an seinen linken Fuß anzieht, den linken Schuh an seinen rechten Fuß. Während Telipinu verschwunden bleibt, steht das Leben auf der Erde still. Das Mutterschaf wendet sich vom Lamm weg, die Kuh verläßt ihr Kalb, die Mutter vernachlässigt ihr Kind. Tiere können nicht mehr schwanger werden, schwangere Tiere können nicht mehr gebären. Bäume und Wiesen vertrocknen, Menschen und Götter gehen an Hunger zugrunde. Große und kleine Götter beginnen nun die Suche nach dem Fruchtbarkeitsgott Telipinu – vergeblich. Schließlich kommt die Göttermutter Hannahanna auf die Idee, eine Biene auszuschicken. In einer Version des Mythos gibt sie ihr sogar den Auftrag, den Telepinu in Hände und Füße zu stechen. Der Zornanfall von Telepinu ist groß, als er wieder zu den Göttern und Menschen zurückgeholt werden soll. Aber schließlich können sein Ärger und Zorn, seine Wut und seine Schwermut durch die aufwändigen Rituale der Göttin Kamruschepa wieder besänftigt und beruhigt werden. Und die Fruchtbarkeit

kehrt wieder zur Erde zurück. Mütter bei Tier und Mensch sorgen sich wieder um ihre Nachkommen. Und Telepinu selbst sorgt sich um das Wohlergehen des Königs.
Ich habe diesen Mythos auch deswegen hier erwähnt, weil Teile daraus in hethitischen Geburtsritualen wieder auftauchen (siehe Beckmann 1983, beispielsweise S. 23 oder 37) und weil Telepinu natürlich auch eine innere Verwandtschaft zum sumerischen Gott Dumuzi zeigt (Übersetzungen in Hoffner 1990, S. 14–20, Pecchioli Daddi 1990, S. 71–86, Ünal 1994, S. 815–821, siehe auch Haas 1994, S. 442–45).
Am Ende dieses Kapitels möchte ich noch ein kleines neuassyrisches Mythenfragment erwähnen, den Kampf gegen die Riesenschlange *Labbu* im Meer. Geschaffen wurde Labbu von Enlil, den wir als Gott der Nabelschnur interpretiert haben. Labbu ist – wie Hedammu (siehe Anm. 43, S. 237) – unendlich gefräßig und eine Bedrohung für Tier und Mensch. Tispak erklärt sich schließlich bereit, gegen das Monstrum zu kämpfen und besiegt es: drei Jahre, drei Monate, ein Tag und eine Nacht ist das Blut dieses Drachens geflossen. Literatur: Foster 1996, S. 484 f.

Kapitel 7

[1] Edition: Sjöberg 1973, neue Übersetzung von Civil 1993 und zusätzliche Deutungen von der Gerichtsseite her: Frymer-Kensky 1977a und b.

[2] Sjöberg 1973 S. 19 f., Fußnote 3.

[3] / bedeutet jeweils das Ende einer Zeile in der Hymne.

[4] In anderen Texten heißt es häufig: »Wenn ein Mensch von seinem Gott verlassen wird« und dies bedeutet, dem Unglück der Welt preisgegeben zu sein.

[5] Zeile 63–121 hier nur gekürzt zusammengefaßt

[6] Zeile 79: I assist Nintu at the place of the child quickening, was übersetzt werden kann mit: dort wo der Fötus lebendig wird, dort wo er sich bewegt, siehe auch Jacobsen 1973 S. 292 und Jacobsen 1985.

[7] Zeile 82 oder vor den Kiefern der Zerstörung.

[8] Zeile 104: die Cella, das Innerste eines Heiligtums (Sjöberg) übersetzt Civil mit womb: der mütterliche Schoß.

[9] Oder: »Der Gott mit den zwei Seelen« ist eine Darstellung des Fötus, aus Stricker, siehe Rengli 2000b.

[10] Siehe meine Ausführungen über den *kur,* S. 92 ff. und über Enlil als Gott Nabelschnur, S. 82 ff.

[11] was umgekehrt bedeutet: ein Baby wird von einer Mutter während der Geburt wie ein Stier erlebt – so haben die damaligen Völker versucht, die Geburtsschmerzen einer Frau in Bildern festzuhalten. Siehe das Kapitel über Gilgamesch.

[12] Renggli 1992 S. 160.

[13] Stricker hat sich eingehend mit dem Opfer für den ägyptischen Sonnengott beschäftigt. In diesem Sonnenopfer werden seine Feinde vernichtet, früher möglicherweise Menschen, in geschichtlicher Zeit jedoch Tiere als Ersatz, denen der Kopf abgeschnitten wurde oder die bei lebendigem Leibe verbrannt worden sind. Dieses Sonnenopfer versteht Stricker auf dem Hintergrund, wie die alten Ägypter ihre Geburt erlebt haben (Stricker 1989). In diesem Zusammenhang müßte unbedingt das Thema Menschenopfer im alten Reich der Azteken neu aufgerollt werden.

Ebenfalls erwähnt sei die umfangreiche Arbeit über das Gottesurteil als eine spezielle Form der Gerichtsbarkeit im alten Mesopotamien von Tikva Frymer-Kensky (1977 b). Eindrücklich ist die Tatsache, wie Frymer-Kensky bei der abschließenden Deutung völlig in der Symbolik der Geburt eines Babys endet und den Fluß des Gottesurteils mit dem Brechen der Amnionflüssigkeit vergleicht. Der Mutterschoß, die Unterwelt und das Bild der Mutter Erde können alle direkt miteinander verglichen werden, mit dem Wasser, welches ein Baby durchqueren muß auf seinem Weg in die andere Welt. Frymer-Kensky S. 587–640, speziell: »The Mythy Waters«, S. 596 ff.

[14] Eine erste Vorherrschaft hat Kisch erlangt, wurde abgelöst durch Lagasch, um schließlich durch Umma verdrängt zu werden. Diese sumerische Kultur wird durch Sargon von Akkad besiegt, womit er das erste semitische Reich errichtet (ca. 2350–2230). Nach etwas mehr als hundert Jahren bricht auch dieses Reich wieder zusammen und es erfolgt die Invasion der Gutäer. Im 21. Jh. hat die sumerische Kultur nochmals ein letztes Aufblühen mit der III. Dynastie von Ur erlebt. Anschließend wird es von dem Königreich Isin und Larsa abgelöst. Über die Zerstörung dieser Städte gibt es eine umfangreiche Literatur und ebenso reich sind die Arbeiten über den historischen Kern dieser Hymnen. In diesem Zusammenhang sei vor allem auf Claus Wilcke hingewiesen und seine Schule in Leipzig.

[15] Literatur: Kramer in Pritchard 1969 S. 611–619. Michalowsky 1989 und Römer 1989, jedoch nur Zeile 1–75. Alter des Textes: ca. 1900 v. Chr.

[16] Zeile 55/56, die ich vorgezogen habe, um den Text deutlicher zu machen.

[17] Su-Leute und Elamiter.

[18] der letzte Herrscher der Ur- III-Dynastie.

[19] Die Gutäer waren »Barbaren«, welche das Reich das Sargon von Akkad zerstörten in der 2. Hälfte des 23. Jh. v. Chr. und Mesopotamien während ca. 100 Jahren beherrschten.

[20] Ibbisin ist der letzte Herrscher der Ur-III-Dynastie und wird ca. 2000 v. Chr. abgesetzt – damit erlischt die sumerische Kultur.

[21] Literatur: Attinger 1984, Cooper 1983, Falkenstein/Von Soden 1953 S. 187–89 (nur der Anfang), Jacobsen 1987, S. 359–374, Kramer in Pritchard 1969 S. 646–651. Alter des Textes ca. 2000 v. Chr. in sumerischer Sprache. Was die geschichtliche Deutung betrifft, siehe vor allem Edzard 1989.

[22] Historisch: der letzte Herrscher der Dynastie von Akkad.

[23] Nanna-Sin, Enki, Inanna, Ninurta, Ischkur, Utu, Nusku und Nisaba.

[24] Übersetzungen: Falkenstein/Von Soden S. 192–213, Jacobsen 1987 S. 447–474, Kramer in Pritchard S. 455–463 (und Inhaltsangabe in Kramer: the weeping goddess 1983 S. 71) und Pettinato 1991 S. 301 f. (nur die erste Hälfte). Aufgeschrieben: 1900 v. Chr. in sumerischer Sprache (wie die Sumer- und Ur-Klage)

[25] Es werden ca. 15 Namen aufgezählt: Enlil und Ninlil verlassen Nippur. Inanna Uruk, Nanna Sin seinen Tempel in Ur, Enki Eridu usw.

[26] Gattin des Mondgottes Nanna Sin, Mutter der Inanna und des Sonnengottes Utu.

[27] Wörtliche Übersetzung: »Meine Herrin«, ein Begriff, der in einigen Jahren nicht mehr haltbar sein wird. Deswegen habe ich es durch »hohe Frau« wiedergegeben. Anregung durch Manfred Züfle.

[28] Weitere Städtezerstörungshymnen sind 1. Nippur-Klage. Übersetzungen: siehe Tinney, zudem Kramer 1991. 2. Eridu-Klage. Übersetzungen: Margaret Green 1975 (siehe Bibliographie) und zwar ihr 10. Kapitel S. 326–374. Und Margaret Green 1978: The Eridu Lament. In *Journal of Cuneiform studies* 30 S. 127–167. 3. Uruk-Klage. Übersetzungen: Margaret Green 1984: The Uruk Lament. In: *Journal of Oriental Society* 104 S. 253–279. Siehe zudem Raphael Kutscher 1975: Oh, angry Sea, History of the Sumerian Congregational Lament. In: *Yale Near Eastern Researches* 6. Ferner Cohen 1974, Cohen 1981 und Jacobsen 1987: The Verdict of Enlil S. 478–484.

[29] Hier ist er wieder: der Berg *kur!*

[30] Siehe vor allem Cohen 1988.

[31] Am ausgeprägtesten ist dieser Hoffnungsanteil in der Nippur-Klage, siehe Tinney 1996. Vergleichbar dem Damu, welcher in den Trauerliedern mit Jubel und reich gesegnet aus der Unterwelt zurückkehrt.

[32] Text 2 und 4 in Geburtsbeschwörungen S. 94 ff.

[33] Urklage Zeile 369–374. Vergleichbare Textstellen aus anderen Klagegesängen sind beispielsweise die Nippur-Klage (Tinney 1996) da die Stadt wie ein verlassenes Baby zur Mutter in der Ich-Form spricht und sich bitter über ihr Schicksal beklagt und zum Schluß Enlil bittet, sie, die Stadt wieder herzustellen (Zeile 119–137). Oder im Lied der Inanna Priesterin Enheduanna (Nin-me-sar-ra) wird die Stadt beschrieben, die von Enlil verflucht und somit zerstört wird: »Möge das weinerliche Kind nicht länger von seiner Mutter getröstet werden« Hallo und van Dijk 1968, Zeile 94–96 S. 27. Ein letztes Zitat: »Die zerstörte Stadt, welche von mir weggetragen wurde«- dies ist wie ein Baby, welches der Mutter, der Inanna weggenommen worden ist (Cohen 1988 S. 587).

[34] Zeile 68/69 in der Urklage.

[35] Zeile 228 und 229 in Green 1984.

[36] Urklage Zeile 222.

[37] In der assyrischen Literatur ist häufig die Sprache vom mes-Baum, ein Baum dessen Wurzeln in die Unterwelt reichen und dessen Krone den Himmel berührt. Über den Lebensbaum siehe das Gilgamesch-Kapitel.

[38] Zeile 19, bzw. 34–37 in der Zählung nach Michalowski 1989.

[39] Bitte des Nanna-Sin, Zeile 340 ff. Antwort des Enlil: Zeile 360–370.

[40] Häufig wird dieses Heiligtum, welches zerstört wird, in der Klageliteratur als e-kur bezeichnet. Und dieser e-kur wird in einer Klage des 1. Jt. folgendermaßen beschrieben: Tempel, Wald von wohlriechenden Zedern. Heilige Cella, wunderbares Haus, welches kein Tageslicht kennt. In dieses Haus kann niemand reinschauen. Sein großes Tor ist verschwenderisch ausgeschmückt. Die Wendeltreppen zu diesem Haus, das »Tor zum Frieden« ist mit Holz ausgelegt. Sein Innenhof ist voller wunderbarer Dinge, welche sich mit dem Himmel messen können. Das Eingangstor, »das Tor, in welchem das Getreide nicht abgemäht wird«, ist voller Schreck einflößendem Glanz. In seiner Versammlungshalle werden die angemessenen göttlichen Kräfte, die *me* zugewiesen. Dort drin wird das Schicksal bestimmt. Es ist der Ort, wo Recht gesprochen wird. Es ist das hauptsächliche Vorratshaus, die heilige Stelle, wo das Schicksal eines Menschen bestimmt wird. Cohen 1988 S. 108, Zeile 14–41. In wunderschönen Bildern wird damit die Gebärmutter als Ort des Schicksals beschrieben. Vergleiche hierzu auch Kramer 1957: Hymn to the e-kur. In:

Revista degli Studi Orientali 32 S. 95–102, eine Hymne, da viele sehr ähnliche Bilder gebraucht werden. Siehe ferner B. Alster 1975: Paradoxical Proverbs and Satires in Sumerian Literature. In *Journal of Cuneiform Studies* 27 S. 225, da er dieses Heiligtum als »das Haus, wo das Kind ins Leben gerufen wird« übersetzt oder ergänzt. Siehe ferner die Arbeit von Jacobsen 1990: Notes on the e-kur. In: *Eretz Israel* 21 S. 40–47. Auch hier werden sehr ähnliche Begriffe gebraucht: Der Baum der Dunkelheit, in das kein Sonnenlicht kommt, wohlriechender Zedernwald, Haus in welches kein Auge schaut. Und natürlich werden immer wieder die Tore beschrieben, das Haupttor beispielsweise wird als »Tor des Lebens« bezeichnet S. 42. In diesem Heiligtum wird das Schicksal entschieden. Im »Haus Berg«, dem e-kur, dem Heiligtum des Enlil – Symbol für den Mutterschoß, für die Gebärmutter.

[41] Zeile 104–106, bzw. 393, alles nach Michalowski 1989.

[42] An dieser Stelle sei auch auf das Epos »Erra und Ischum« hingewiesen. Literatur: Foster 1996 S. 757–789, Dally 1991 S. 282 ff. und Bottéro/Kramer 1989 S. 680 ff. Ein höchst geheimnisvoller und zum Teil nur bruchstückhaft überlieferter Text aus dem 1. Jt., eine Mischung aus Flutmythos einerseits und Klagehymne über die Zerstörung einer Stadt andererseits. In diesem Mythos geht es um die Lust des Erra, die ganze Welt mit einem Krieg zu überziehen, schlicht und einfach alles zu vernichten. Doch kann er das nur, wenn er zuerst den alten Herrscher, den Gott Marduk, von seinem Thron vertreibt und dann an seiner Stelle die Welt regiert. Doch Marduk gibt dem Erra zu bedenken, als er sich zum letzten Mal von seinem Sitz erhoben habe, sei dadurch eine Flut ausgebrochen. Klar ist: wenn ein Baby sein »Heiligtum« verläßt, ist dies immer mit einer Flut, mit dem Brechen des Fruchtwassers verbunden. Doch Marduk überläßt dem Erra schließlich die Herrschaft. Marduk ist noch »geboren« worden mit den sieben Weisen, den Apkallu, Fischwesen, welche in der sumerisch-babylonischen Mythologie immer wieder im Zusammenhang mit medizinischen Heilritualen auftauchen. Marduk hat sie später in den *apzu*, in den Süßwasserozean unter der Erde zurückgeschickt. Erra umgekehrt – kaum hat er die Herrschaft und Kontrolle über die Welt errungen – überzieht die Erde mit seiner Grausamkeit und Zerstörung mittels der *Sieben* (Sibitti) – ihr Atem ist der Tod, sie erzeugen nur Panik. Diese »Sieben« sind es, die letztlich Erra zum Krieg überredet haben. Welcher Kontrast zwischen der Geburt »früher« – die nur von einer Flut begleitet war und der Geburt »heute«: im damaligen Assyrien, einem grausamen und kriegerischen Volk, da die Geburt von Erra, vom Baby, als ein Krieg erlebt wird, in welchem die ganze Welt vernichtet werden soll! Entstanden nach fast fünftausend Jahren Hochkultur im mesopotamischen Raum.
Eindrücklich ist in diesem Epos ferner ein psychologisches Detail. Ischum, die Waffe und Freund des Erra, hält seinem Meister zweimal im Epos den Spiegel vor: Alle Götter haben Angst vor Erra, ohne ihn gäbe es keinen Krieg. »Aber in deinem Innersten sagst du zu dir: sie verachten mich«, Zeile 113 S. 784 und Zeile 15 S. 778 bei Foster. Ischum will damit ausdrücken, daß Erra nur deswegen so kriegerisch ist, und d. h. völlig destruktiv handelt, weil er im Innersten glaubt, alle anderen würden ihn nur verachten. Die mangelnde Selbstachtung oder besser die Selbstverachtung als Quelle für jedes destruktive Handeln. Eine umwerfende Einsicht, aufgeschrieben vor dreitausend Jahren.

[43] Siehe auch Sloterdijk 1999 S. 264–318. Siehe zudem das französische »enceinte«, was einmal schwanger, ferner aber auch die Stadtmauer bedeutet.

[44] Siehe William Emerson, Ray Castellino, Frank Lake oder Peter Levine.

[45] Siehe meine Einführung in die pränatale Psychologie und Psychotherapie (2. Kapitel).

[46] In diesem Zusammenhang sei auf das Ersemma Nr. 79 von Cohen 1981 S. 63–65 hingewiesen, da Inanna (hier wird sie Ningirgilu) genannt in der Unterwelt, in der Haft bei ihrer Schwester Ereschkigal weilt, und während ihrer Abwesenheit wird ihre Stadt zerstört. Deswegen will Inanna bei Enlil Klage einreichen und bittet Ereschkigal um Freilassung. In pränatale Sprache übersetzt: Während Inanna in der Unterwelt, in einer Depression verharrt, wird ihre Stadt, ihr Baby zerstört. Oder nochmals anders ausgedrückt: Weil die Mutter in einer Depression versunken ist, deswegen versinkt auch ihr Baby in Vereinsamung und Verzweiflung (siehe auch Ersemma 32 S. 66–69 und Ersemma 106 S. 70/71).

[47] Siehe das Zeitgefühl eines Babys in der Schwangerschaft in: Erlebt ein Baby in der Schwangerschaft im 4. Kapitel S. 79 ff.

[48] Dieses Motiv finden wir immer wieder in der Mythologie der alten Völker, daß ein Held oder Gott sein eigenes Haus baut oder sich seinen eigenen Palast bauen läßt (siehe vor allem das 6. Kapitel über Baal): Das Baby baut sich selber sein »Zuhause«, seine Gebärmutter. Und tatsächlich ist der Mutterkuchen, die Plazenta, ein Gebilde, welches das Baby mindestens teilweise selbst aufbaut, die Plazenta als Ort der »Ernährung und Atmung«, ein Ort wo die Ausscheidungsprodukte an die Mutter übergeben werden können.

[49] Historisch gesehen ist Naramsin der Herrscher von Akkad. Sein Tempel befindet sich somit in seiner eigenen Stadt. Wenn Naramsin den Ekur zerstört, muß er deswegen seine Stadt Akkad verlassen, um sich nach Nippur zu begeben, die Stadt, in welcher sich das Heiligtum des Enlil befindet. Im Epos zerstört Naramsin den Ekur, um Enlil umzustimmen. In meiner Deutung ist das eigene Heiligtum in Akkad identisch mit dem Ekur in Nippur – historisch gesehen eine Ungenauigkeit. Auf dieser tiefen Ebene jedoch ist der Ekur klar ein Symbol für die Gebärmutter. Solche Ortsverschiebungen sind auf der Traumebene eine Selbstverständlichkeit.

[50] Die psychoanalytisch orientierte Leserschaft spürt möglicherweise, wie damit die Konzepte der Kindertherapeutin Melanie Klein auftauchen. Auch sie beschreibt den Kreislauf von Liebe und Haß zwischen Mutter und Kleinkind. Um dies plastisch darzustellen, spricht sie vom Teilbild der guten, der liebevollen Mutter als »der guten Brust« und umgekehrt spricht sie vom Teilbild der Mutter, welche ihr Baby in irgend einer Form ablehnt als der »bösen Brust«. Alle Menschen tragen diese beiden Teilbilder in sich. Wir alle sind zwiespältig. Aber Melanie Klein nimmt in der Frühentwicklung der Psychoanalyse an, daß dieser Kreislauf erst nach der Geburt beginnt. Es ist das Verdienst von Francis Mott, gezeigt zu haben, daß dieser Zwiespalt jedoch schon im Mutterleib, in der Schwangerschaft beginnt. Und das Baby erlebt Liebe, Zuneigung und Geborgenheit oder Haß, Ablehnung und Nicht-zur-Kenntnis-Nehmen als über das Blut in der Nabelschnur kommend.

[51] In diesem Zusammenhang möchte ich auf einen äußerst interessanten Mythos hinweisen, den ich nur deshalb in einer Anmerkung behandle, weil er uns

erstens nur bruchstückhaft überliefert ist, und zweitens gibt es nur eine einzige Übersetzung, diejenige von Samuel Noah Kramer, 1980: Inanna and the Numun-Plant (siehe auch Kramer 1979 S. 30–36). Der Mythos in Kurzform: Nach einer ersten zerstörerischen Flut schwängert der Himmel die Erde, und sie gebiert die gesamte Vegetation, darunter auch die numun-Pflanze, die alle verbrennt, welche die Flut überlebt haben, oder die alles mit Feuer überzieht, was sich in ihren Weg stellt. Ihr Wohnsitz sind die bitteren Wasser. Doch als die numun-Pflanze das Heiligtum der Inanna in Brand setzen will, sind die Grenzen erreicht. Sie wird von Inanna gefesselt und die Göttin setzt einen Raben auf die numun-Pflanze. Daraufhin verläßt der Schäfer Dumuzi die Schafe im Stall der Inanna. Sie gerät darüber so sehr in Zorn, daß sie eine zweite Flut sendet, diesmal gegen ihren Dumuzi. Vieh- und Schafstall werden völlig vernichtet. Inanna wird dann wieder beruhigt, indem die verschiedenen Handwerker ihr Geschenke bringen. Und Dumuzi erklärt sich bereit, ihre Schafe wieder zu hüten. Zum Schluß stößt Inanna einen schrecklichen Schrei aus, welcher Himmel und Erde erzittern läßt. Und gleichzeitig schleudert sie den Sturm auf die numun-Pflanze und scheint sie für immer zu verfluchen. Ein aufregender Text, weil Inanna hier direkt als Mutter beschrieben wird, die ihr Baby Dumuzi gebiert. Dumuzi in diesem Mythos beschrieben als Hüter der Schafe seiner Mutter in deren Schafstall – ein Bild des Fötus im Bauch seiner Mutter. In diesem Zusammenhang sei an die indische Mythologie erinnert, da der höchste Gott Indra die Kühe, begleitet von einer großen Wassermasse, aus dem Gebirge befreit – ein Bild für die Geburt. Im Mythos hier wird beschrieben, wie eine Mutter ihr Baby durch eine Flut zerstören will, weil es beschlossen hat, ihren Schoß zu verlassen. Und in der Realität ist es immer das Baby, welches ein Hormon ausschüttet, so daß Wehen bei einer Frau ausgelöst werden.
Was aber bedeutet die numun-Pflanze? Diese Frage muß deswegen offen bleiben, weil die geheimnisvolle Pflanze nur in diesem einen Mythos in Erscheinung tritt. Speziell hinweisen aber will ich auf das zweimalige Auftreten einer riesigen Wassermasse in diesem Mythos. Schon vor der Flut als Geburt gab es am Beginn aller Zeiten eine solche, welche deutlich von sexuellen Handlungen begleitet wird, es ist im Mythos die Sprache von Küssen und Kopulation. Dann erfolgt eine Flut und der Himmel schwängert damals die Erde. Ein Bild für das »Überschwemmtwerden« des Menschen durch ihre intensiven Gefühle beim Orgasmus? Oder das Überschwemmtwerden der Eizelle durch die Samenzelle? In diesem Zusammenhang sei an den holländischen Analytiker Peerbolte erinnert, der den Ursprung jeder menschlichen Neurose und Angst in der Zeugung gefunden hat. Oder der australische Primärtherapeut, Graham Farrant, hat seine Patienten bis zum Erleben der eigenen Zeugung zurückgeführt. (Graham Farrant hat nichts selber veröffentlicht; siehe Joanna Wilheim, welche von Graham Farrant berichtet S. 70–74, siehe auch Elisabeth Noble 1996, welche bei Farrant in Therapie war.) In meinen bisherigen Deutungen bin ich jeweils von drei Ebenen der möglichen Deutung ausgegangen: Das postnatale Erleben, die Geburt selbst und schließlich die tiefste Ebene, das pränatale Erleben eines Babys im Bauch seiner Mutter. Nach diesem Flutmythos »Inanna und die numun-Pflanze« müßte somit eine vierte Ebene immer mitberücksichtigt werden, das Erleben der eigenen Zeugung. Es könnte mit der Hypothese gearbeitet werden, daß die eigene Zeugung nur in absolut archaischen Bildern

dargestellt werden kann. Sind die Schöpfungsmythen vielleicht ein Zugang zu dieser letzten und archaischen Dimension des menschlichen Erlebens? (siehe dazu: Erinnerung an die Zeugung im Kapitel über Gilgamesch, S. 190 f.)

Kapitel 8

[1] Gefunden wurde dieses 12-Tafel-Epos in einer Kopie oder Abschrift in der Bibliothek des Königs Assurbanipal in Ninive im 7. Jh.v. Chr. Das Original dürfte gegen Ende des 2. Jt. entstanden sein (ca. 1200 v. Chr.). Jedoch gibt es schon umfangreiche Fragmente bereits aus der altbabylonischen Zeit (ca. 1800–1600 v. Ch.), so die Tafeln aus Pennsylvania oder aus Yale, das Bauer-Fragment oder die Meissner-Millard-Tafeln. Die für mich wichtigsten Übersetzungen sind diejenigen von Jean Bottéro 1992, und Karl Hecker 1994. Als Ergänzungen habe ich gebraucht Dalley 1991 S. 39–153, Kovacs 1989, Pettinato 1992, Soden 1988. Da der Text immer wieder lückenhaft und somit schwierig zu lesen ist, möchte ich wie bei Inannas Abstieg in die Unterwelt (siehe Wolkstein 1983) auch bei Gilgamesch auf eine gut lesbare und leicht verständliche Übersetzung hinweisen: David Ferry 1992. Noch ein Hinweis zum Alter: Es gibt auch sumerische Gilgamesch-Texte, die bis ins 3. Jt. zurückdatiert werden und zwar in die dritte Dynastie von Ur (2100–2000 v. Chr.): Es sind dies 1. Gilgamesch, Enkidu und die Unterwelt, 2. Gilgamesch und Chuwawa (oder Gilgamesch und das Land der Lebenden), 3. Gilgamesch und Akka von Kisch, 4. Gilgamesch und der Himmelsstier und 5. der Tod des Gilgamesch. Tigay 1982 hat übrigens all die alten Bruchstücke und Fragmente dieses Epos zusammengestellt, inklusive die Fragmente aus anderen Ländern. Von der reichen Sekundärliteratur sei an erster Stelle auf den Artikel »Gilgames« im Reallexikon der Assyriologie Bd. 3 von A. Falkenstein und von F. M. Th. de Liagre-Böhl hingewiesen S. 357–372. Zudem gibt es eine Sammlung der wichtigsten Arbeiten über Gilgamesch bis 1964 herausgegeben von Karl Oberhuber. Die siebte Rencontre Assyriologique Internationale ist dem Thema Gilgamesch gewidmet worden (Paris 1958), herausgegeben wurde der Tagungsband durch Paul Garelli. Aus psychologischer Sicht sei auch auf das Werk von Andreas Schweizer 1991 hingewiesen. Thomas von Nortwick 1992 schließlich vergleicht Gilgamesch mit der Illias oder auch mit der Äneis.

[2] Die erste Tafel ist fast vollständig erhalten.

[3] In der Übersetzung wird die Stadt Uruk immer mit einer Hürde und d. h. mit einem Schafstall verglichen – »Uruk l'ovile« übersetzt es beispielsweise Pettinato 1992, »Uruk das Hürdenreiche« Hecker 1994.

[4] Enanna ist der Tempel des obersten Himmelsgottes An und seiner geliebten Inanna (sumerisch) was gleichbedeutend ist mit Ischtar (akkadisch).

[5] Gerichtet ist diese Anrede natürlich an die Zuhörer der damaligen Zeit.

[6] Im Gilgamesch-Epos heißt der Held der Sintflut Utnapischtim, was gleichbedeutend ist mit Atramchasis im akkadischen Flutmythos.

[7] Bis hierher bin ich dem Text genau gefolgt. Im folgenden raffe ich jeweils den Inhalt mehr zusammen.

[8] ein Gestirn des Anu so übersetzt Hecker 1994, ein Block, so Bottéro 1992 und Tournay 1994, ein Blitz nach Dalley 1989 und Kovacs übersetzt mit Meteorit.

[9] Und Gilgamesch träumt noch eine zweites Mal, wie eine Axt in Uruk lag. Auch in diesem Traum versammeln sich die Einwohner von Uruk um sie, und Gilgamesch hat die Art wiederum vor die Füße seiner Mutter getragen.

[10] Von der zweiten Tafel der Fassung aus Ninive sind nur geringe Reste erhalten; der Text hier folgt im wesentlichen der altbabylonischen Tafel von Philadelphia und Yale.

[11] Bottéro 1992 meint, daß Gilgamesch hier schwach wird und den Kampf somit beendet.

[12] Damit endet die Tafel von Pennsylvania, und die Tafeln von Yale beginnen gleich mit einer Lücke.

[13] Gilgamesch bringt dann Enkidu zu seiner Mutter, die sich in einer unverständlichen Weise negativ über ihn äußert, so daß Enkidu in Tränen ausbricht (Ninive-Fassung: Hecker 1994 S. 684, Kol. IV, Zeile 1–10 oder Tafel von Yale S. 654, Zeile 72–90).

[14] Sumerisch heißt dieses Monstrum Huwawa, Chuwawa ist altbabylonisch, Chumbaba ist assyrisch.

[15] Pettinato 1992 S. 142 übersetzt mit: Una spossatezza fisica (eine körperliche Mattigkeit). Meist lautet die Übersetzung: Derjenige wird von einer Lähmung überfallen, so Bottéro, Tournay, Kovacs und von Soden. Dieses kleine Bruchstück der Warnung von Enkidu stammt vom 12-Tafel-Epos aus Ninive. Und gleich wechselt der Text wieder zur Tafel aus Yale Hecker S. 655 unten und Bottéro S. 237 f.

[16] Die dritte Tafel ist sehr stark zerstört und leider kann nur der Anfang durch die Yale-Tafel ergänzt werden, die dann abbricht.

[17] Die vierte Tafel ist wiederum nur sehr bruchstückhaft erhalten und wird entsprechend ergänzt.

[18] Bagdad-Fragment: Hecker S. 659 f. und Bottéro S. 246 f.

[19] Ninive-Tafel: Hecker S. 692, III, Zeile 13–21; Bottéro: S. 103.

[20] In dieser 115 Zeilen umfassenden Lücke muß Gilgamesch noch von zwei weiteren Träumen berichtet haben. So finden wir in einer spätbabylonischen Tafel aus Nippur, wie Gilgamesch im Traum dem Anzu-Vogel begegnet – sein Rachen ist das Feuer, sein Atem der Tod. Und Gilgamesch packt ihn an den Flügeln. (Tafel aus Nippur, Zeile 10–16 in Hecker: 661, Bottéro: 249). Und im Bogazköy-Fragment wird berichtet, wie ein Berg auf Gilgamesch fällt und dabei wird sein Schreckensglanz immer heftiger. Da erscheint ihm ein schöner Mann, der ihn unter dem Berg hervorzieht und ihm Wasser zu trinken gibt, so daß sein Herz sich beruhigt. Hecker S. 668 f., Bottéro S. 277 f.

[21] An dieser Stelle folgt ein Fragment, da von einer »rutschigen Stelle« die Sprache ist und gleich darauf wird ein dreifaches Seil erwähnt, das nicht zerrissen werden kann Hecker S. 693.

[22] Die fünfte Tafel ist in der Ninive-Fassung extrem bruchstückhaft erhalten.

[23] Soweit die Fassung aus Ninive, von der praktisch nur 20 von insgesamt etwa 300 Zeilen erhalten sind. Nun folgt der Text dem spätbabylonischen Fragment aus Uruk (6. Jh.), da Gilgamesch und Enkidu bereits im Gespräch mit dem Chuwawa sind. Die Größe dieser Lücke ist somit nicht auszumachen. Für das Uruk-Fragment siehe Hecker S. 659 f. Der ursprüngliche Text des Uruk-Fragmentes stammt von Egbert von Weiher: 1980; siehe auch Johannes Renger 1987.

[24] Siehe Bottéro S. 114, Fußnote 4.

[25] Der Kampf selbst ist nur ganz bruchstückhaft vorhanden.

[26] Hecker: 698 f. Einige weitere Details zu diesem Kampf: siehe das altbabylonische Bauer-Fragment, Hecker S. 662 f.

[27] Gilgamesch und Huwawa, Edition von Edzard 1993 siehe auch Steiner 1996, aufgeschrieben 2100–2000 v. Chr.

[28] Die sieben *melam* in der älteren Version B, siehe vor allem Zeile 114–123; ni-te in der jüngeren Version A.

[29] Gilgamesch: »Soll doch der gefangene Mann zum Schoß seiner Mutter zurückkehren.«: Zeile 162 in Version A.

[30] In der Ninive-Fassung sind die sieben *melam*, der siebenfache Schreckensglanz der sumerischen Version durch die sieben Panzerhemden ersetzt. Allerdings werden in der altbabylonischen Fassung, dem sogenannten Bauer-Fragment die sieben *melam* ausdrücklich erwähnt, siehe Hecker S. 662 f. und Bottéro S. 251 f. (er übersetzt mit: fulgurance), siehe auch Cassin 1968 S. 57.

[31] Diese Tafel ist fast vollständig erhalten.

[32] Ischtar ist akkadisch, sumerisch heißt sie Inanna.

[33] Wie bei Dumuzi gibt es hierzu einen entsprechenden Mythos: Inanna und Sukaletuda, da die Realität allerdings umgekehrt ist: Inanna durchstreift das ganze Land, wird dabei müde und legt sich im Schatten einer Pappel schlafen. Da sieht sie der Gärtners Sukaletuda und beschläft sie heimlich. Als Inanna erwacht und spürt, was geschehen ist, rast sie vor Zorn. Sie überzieht das ganze Land mit Plagen, etwa mit Blut in den Wasserbrunnen, bis sie den Schuldigen – mit Hilfe Enkis – gefunden hat. (siehe Volk 1995). Über eine spezielle Deutung dieser Passage in der 6. Tafel des Gilgamesch-Epos siehe Tzvi Abusch 1986.

[34] Der Kampf zwischen Gilgamesch und dem Himmelsstier ist nur mangelhaft erhalten. In diesem Zusammenhang sei auch auf den sumerischen Vorläufer des Epos hingewiesen: Gilgamesch und der Himmelsstier, Edition von Cavigneau und Al Rawi 1993, ein Text, der allerdings nur so bruchstückhaft erhalten ist, daß über die ganze Vorgeschichte, wie es nach sumerischen Vorstellungen zum Kampf mit dem Himmelsstier gekommen ist, kaum irgendwelche Aussagen gemacht werden können. Siehe auch Pettinato 1992 S. 324–28.

[35] So werden sie in Zeile 154 genannt, siehe Hecker S. 703.

[36] In dieser Nacht hat Enkidu einen Traum, aus dem er angstvoll erwacht und sofort nach einer Deutung sucht. Im Traum hört Enkidu, wie sich die Götter beraten. Anu, der oberste Himmelsgott plädiert dafür, daß beide sterben müssen, weil sie Chuwawa getötet und die Zeder auf dem Zedernberg gefällt haben. Enlil jedoch möchte, daß nur Enkidu stirbt. Der Sonnengott Schamasch tritt als Beschützer auf und gibt zu bedenken, daß sie den Himmelsstier auf seinen Befehl hin umgebracht haben. Dies wiederum weckt den Zorn von Enlil, der dem Sonnengott vorwirft, mit den beiden unter einer Decke zu stecken. Und Enkidu weint, weilt ihm klar ist, daß er bald sterben muß. Dieser Traum stammt aus einem hethitischen Fragment, siehe Bottéro S. 286 f. und ich gebe ihn als Anmerkung wieder, weil er nicht zum Anfang der nächsten, zur 7. Tafel aus Ninive paßt.

[37] Gemeint ist der Jäger, der ihm die Dirne Schamasch »zugeführt« hat, siehe 1. Tafel.

[38] Die 8. Tafel ist in sehr schlechtem Zustand, nur ca. ein Drittel der Tafel ist erhalten.

[39] Mehr als die Hälfte der Tafel fehlt hier, nur zwei kleine unverständliche Bruchstücke sind noch vorhanden.

[40] Wiederum ist diese Tafel ganz schlecht erhalten.

[41] Utnapischtim heißt der Flutheld im 12-Tafel-Epos, was gleichbedeutend ist mit Atramchasis im akkadischen Flutmythos.

[42] Bei den Sumerern und Babyloniern herrscht die Vorstellung, daß die Sonne im Westen durch ein Tor untergeht und während der zwölf Stunden der Nacht durch diesen Zwillingsberg, durch die Unterwelt wandert, um am Morgen wieder durch das Portal im Osten zu erscheinen. Siehe Wolfgang Heimpel 1986: The sun at night and the doors of heaven in Babylonian Texts. *Journal of Cuneiform Studies* 38 S. 127–151.

[43] Siduri bedeutet: »Sie ist meine Stadtmauer, mein Schutzwall«, siehe Bottéro S. 165, Fußnote 1.

[44] Diese Ermahnung der Siduri stammt aus der altbabylonischen Meissner-Millard-Tafel aus Berlin, siehe Hecker S. 665 f. und Bottéro S. 257 f. oder Dalley S. 150.

[45] Über die Werkzeuge aus Stein siehe Bottéro S. 170, Fußnote 3, Hecker übersetzt mit: »die aus Stein«.

[46] Die 11. Tafel ist sehr gut erhalten.

[47] sumerisch heißt er Enki.

[48] Zeile 107, 116, 127–130 in Hecker S. 732 f.

[49] Die 12. Tafel des Gilgamesch-Epos beginnt damit, daß unser Held untröstlich darüber ist, daß seine Trommel und sein Trommelstock (pukku und mekku) in die Unterwelt gefallen sind. Doch wird er von Enkidu getröstet, der sich bereit erklärt, für ihn in die Unterwelt zu gehen und sie zurückzubringen – nachdem Enkidu im Epos schon lange tot ist, kann er nicht plötzlich wieder am Leben sein! Hier ist beim Abfassen der 12. Tafel ein Fehler passiert. In Wirklichkeit ist die 12. Tafel der 2. Teil eines sumerischen Mythos aus dem 21. Jh. mit dem Titel: *Gilgamesch, Enkidu und die Unterwelt.* Wie häufig bei sumerischen Mythen wird hier im Prolog die Weltentstehung kurz erwähnt: In jenen weit entfernten Tagen, als alles hergestellt wurde, was gebraucht wird, so auch das Brot und der Ofen, in dem es gebacken wird – damals sind Himmel und Erde voneinander getrennt worden. An nahm für sich den Himmel, Enlil beanspruchte die Erde und die Unterwelt wurde der Ereschkigal übergeben. Damals segelt Enki in die Unterwelt, sein Schiff gerät dabei in einen Sturm, es wird von einem Steinhagel überschüttet. Damals liegt ein huluppu-Baum entwurzelt im Euphrat. Inanna sieht diesen Baum und pflanzt ihn in ihrem Garten an. Sie wünscht sich, daß aus dem Holz des huluppu-Baumes dereinst ihr Thron und ihr Bett geschnitzt werden sollen. Nach zehn Jahren, nachdem der Baum groß geworden ist, muß sie entdecken, daß im Wurzelwerk eine Schlange ihr Nest gebaut hat, in der Krone wohnt der Imdugud-Vogel, so sein sumerischer Name; akkadisch ist dies der Anzu. Und im Stamm sitzt eine Dämonin. Inanna ist verzweifelt und geht zu ihrem Bruder Utu, um ihn um Hilfe zu bitten, der jedoch ablehnt. Da wendet sich Inanna an Gilgamesch, der schwer bewaffnet die Schlange erschlägt. Gleichzeitig entflieht der Imdugud-Vogel mit

seinem Jungen in die Berge und ebenso verläßt die Dämonin den Stamm. Gilgamesch fällt den huluppu-Baum und macht daraus Thron und Bett für Inanna. Für sich selbst fertigt er ein pukku und mekku, was meist mit Trommel und Trommelschlegel übersetzt wird. Aber eines Tages fallen pukku und mekku in die Unterwelt. Gilgamesch ist untröstlich – hier nun beginnt die 12. Tafel des Gilgamesch-Epos. Doch sein Diener Enkidu erklärt sich bereit, für ihn in die Unterwelt zu gehen und diese Gegenstände zurückzubringen. Dabei gibt ihm Gilgamesch genaue Anweisungen, wie er sich in der Unterwelt zu verhalten habe. Enkidu schenkt dem keine Beachtung und kann deswegen nicht mehr aus der Unterwelt zurückkehren. Da sucht Gilgamesch Hilfe beim Gott Enki, der ihm empfiehlt, ein Loch in die Unterwelt zu eröffnen, so daß der Totengeist des Enkidu mit ihm in Kontakt treten kann. Als die beiden, der Totengeist des Enkidu und Gilgamesch, sich treffen, umarmen und küssen sie sich. Und nun beginnt ein längeres Frage- und Antwortspiel, da Gilgamesch Enkidu ausfragt, wie es in der Unterwelt denn aussieht. Und Enkidu antwortet erstmals, wenn er das tun würde, dann müsse Gilgamesch immerzu nur weinen, doch Gilgamesch ist bereit zu hören. Und so vernehmen wir im Rest der Tafel, wie die Sumerer sich früher die Leiden der Menschen in der Unterwelt vorgestellt haben – eine große Trostlosigkeit und Einsamkeit. Einzige Ausnahme bilden diejenigen Menschen, welche zu ihrer Lebzeit viele Kinder groß gezogen haben, für sie ist das Leben in der Unterwelt einigermaßen erträglich. Hier endet die 12. Tafel, genau so wie der sumerische Mythos: Gilgamesch, Enkidu und die Unterwelt. Literatur dazu: Schaffer 1963 (Edition), Kramer 1963b S. 197–205, Pettinato 1992 S. 329–340 und Römer 1986 S. 36–45 (Zeile 231-Schluß).

[50] Im Folgenden deute ich nicht das gesamte Epos, sondern greife nur einige für mich wichtige Handlungsstränge auf. Ich könnte auch gar nicht jedes Detail auflösen mit meiner Art des Verstehens. Trotzdem habe ich den Text so getreu wie möglich wiedergegeben, damit meine Leserschaft auch ihre eigenen Phantasien und Gedanken entwickeln können.

[51] Historiker vermuten anhand dieses Details, das Gilgamesch wahrscheinlich etwa 2700 v. Chr. gelebt haben muß. In der sumerischen Königsliste gibt es eine erste Regierungszeit nach der Sintflut in Kisch, die dann nach Uruk übergeht. Einer der ersten Herrscher in Uruk ist Enmerkar, gefolgt von Lugalbanda und von beiden werden wir noch hören. Der nächste Herrscher oder König ist Dumuzi, der Fischer (eine unbekannte Figur in der Mythologie im Gegensatz zu Dumuzi, der Hirte) und auf ihn folgt schließlich Gilgamesch, der während 126 Jahren regiert haben soll. Siehe Glassner 1993 S. 139.

[52] Ich habe diese Teilung oder Spaltung schon einmal beschrieben und zwar in den Rittergestalten des Mittelalters. So sind beispielsweise im »Parzifal« in der Gestalt des Gaweins die heitere, lebensfreudige Seite eines Ritters dargestellt, der keine schöne Frau neben sich vorbeiziehen lassen kann; jederzeit zu einem Liebesabenteuer bereit. Parzifal umgekehrt ist der ewig suchende, depressiv dunkle Anteil eines Ritters. Seine Brust ist von Eisenringen umschlossen. Letztlich unfähig zum Leben. Und Gawein und Parzifal sind ein und derselbe Mensch. Es sind die beiden Seiten einer Ritterfigur im frühen Mittelalter (siehe Renggli 1992 S. 178–189, speziell Parzifal S. 179–181).

[53] Siehe das 5. Kapitel, S. 92 f.

[54] Siehe S. 100 f.

[55] Siehe die Abbildungen des VI. Kapitels: Die Heiligtümer und ihre Reliefs S. 95–155 und vor allem Abbildung 38 S. 150 und Abbildung 40 in Mallaart 1962 S. 152.

[56] Gerne wäre ich vor allem auf die Arbeit: *The Goddess from Anatolia* eingegangen, welche James Mellaart, zusammen mit Udo Hirsch und Belkis Balpinar 1989 herausgegeben hat (Eskenazi, Mailand, 4 Bd.) und zwar deswegen, weil hier faszinierende Bilder wiedergegeben sind von Wandgemälden, wo Geburtsgöttinnen entweder ihr Baby noch im Bauch tragen oder sie sind im Moment der Geburt dargestellt, in dem das Baby mit dem Kopf soeben aus der Geburtsöffnung heraustritt. Ich habe auf all diese Darstellungen hier aber verzichtet, weil bis heute nicht geklärt ist, ob es sich bei diesen Wandgemälden um Fälschungen handelt. Mellaart mußte 1965 auf Druck der türkischen Regierung das Land verlassen. Erst ab 1993 werden die Grabungen unter dem Briten Jan Hodder wieder aufgenommen. Auf Anfrage teilten mir die Grabungsleiter mit, daß bis heute keine solchen Wandgemälde entdeckt worden sind, wie sie James Mellaart publiziert hat. Über diesen bis heute nicht geklärten Streit siehe beispielsweise Marla Mallet: A weaver's view of the Catal Hüyük controversy. In: *Oriental Rug Review* 10 1990, S. 32–43, oder auch Marla Mallet: An updated view of the Catal Hüyük controversy, *Oriental Rug Review* 13/2 1993. Zudem Dominique Collon 1990: Subjective Reconstruction? The Catal Hüyük wall paintings. In: HALI International Magazine for fine carpets und textils, issue 53 S. 119–23 und die Antwort von Mellaart darauf in HALI Februar 1991, issue 55 S. 86–87. Diese Hinweise verdanke ich Prof. Markus Wäffler aus Bern.

[57] *Melam* heißen diese sieben Waffen in der älteren sumerischen Version B, was gleichbedeutend ist mit ni-te, dem Schreckensstrahl in der späteren sumerischen Version A. Die sieben melam, beziehungsweise ni-te entsprechen den sieben Panzerhemden, dem Schutzanzug des Chuwawa im 12.-Tafel-Epos aus Ninive.

[58] Siehe meine Ausführungen S. 44.

[59] Im Tierreich fallen Tiere in solchen Situationen, da sie von Todesangst überwältigt werden, tatsächlich »tot« um, es ist der sogenannte Totstell-Reflex. Wie Peter Levine zeigt, tritt diese Reaktion auf, wenn beispielsweise eine Gazelle von einem Leoparden verfolgt wird und weiß: jetzt gibt es kein Entrinnen mehr. Und ihr Totstell-Reflex kann eine hohe Überlebenschance bedeuten: Wenn vor einem nicht völlig ausgehungerten Leoparden eine Gazelle »tot« umfällt, weiß er aus Erfahrung, dies ist ein altes Tier, das unter Umständen schon Krankheiten in sich trägt; er läßt sie unter Umständen liegen, um eine jüngere zu jagen. Kommt eine solche Gazelle im Totstell-Reflex nach einer gewissen Zeit wieder zu sich, beginnt sie zu hyperventilieren und d. h. heftigst zu keuchen und zittert gleichzeitig am ganzen Leib. Dieser Zustand dauert so lange, wie die Todesdrohung vorher angehalten hat. Dann steht die Gazelle auf, beginnt wieder Gras zu fressen, wie wenn nichts gewesen wäre: Sie hat ihren Todesschock herausgezittert – es bleibt kein Trauma in ihr zurück. Menschen umgekehrt haben diese Möglichkeit der Traumabewältigung meist verloren. Eine Aufstauung des Schock- und Trauma-Erlebens in ihrem Körper sind die Folgen. Je heftiger das ursprüngliche Trauma war, desto leichter wird es später wieder ausgelöst – soweit Peter Levine. Wie einleitend erwähnt, habe ich selbst ein massives Geburtstrauma in mir getragen. Als ich dieses

Epos: »Gilgamesch und Huwawa« von Edzard zum ersten Mal gelesen habe, bin ich während der Lektüre in einen Tiefschlaf gefallen! Erst später zeigte sich, daß dies kein Zufall war, denn immer in der Nähe dieses Kampfes zwischen Chuwawa und Gilgamesch ist mein Warnsystem wieder aktiviert worden und ich konnte den Text jeweils nur mit großer Anstrengung weiterlesen. Diese anfallsartige Müdigkeit ist ein Ausdruck, daß mein Todeserleben jedesmal aufs neue geweckt worden ist. Eine ähnlich bleierne Müdigkeit kenne ich von mir und von vielen meiner Kolleginnen und Kollegen beim Zuhören der Lebensgeschichten unserer Patienten. Sind wir gelangweilt? Keineswegs! Doch ist unser Todeserleben durch die Geschichte der Patienten und Patientinnen in Schwingungen versetzt worden. Unsere nicht bewältigte Vergangenheit, unsere eigenen Traumata aus der Zeit der Geburt und Schwangerschaft.

[60] Diese Idee verdanke ich Dowling 1993. Hermsen 1981 hat das Wesen des *kosmischen Baumes*, des Welten- oder heiligen Baumes herausgearbeitet: Seine Wurzeln reichen bis tief in die Erde, bis zur Unterwelt – sein Wipfel, sein Astwerk umgekehrt bis in den Himmel. Der Weltenbaum ist Vermittler zwischen oben und unten, er steht im Zentrum der Welt, am Nabel der Erde, er ist das Zentrum des Kosmos. Er ist die Verbindung zwischen Himmel und Erde. In seiner Krone sind meist Vögel, in seinem Wurzelwerk, in einer Höhle befinden sich Drachen oder Schlangen. Der Weltenbaum ist das Reservoir des Lebens, der Lenker des Schicksals Hermsen: S. 9/10. Vergleiche dazu Eliade 1954: *Der heilige Baum,* S. 308 ff., der kosmische Baum S. 315 ff. und dazu gehört auch die Axis mundi S. 345 ff. Was speziell Sumer und Babylon betrifft, hat van Dijk 1971 diesen Lebensbaum, den heiligen Baum beschrieben S. 454 ff.: er heißt entweder huluppu, gis-kin oder mes-Baum, vergleiche auch van Dijk 1983, S. 13 f., dort wird auch die Dattelpalme dazugerechnet. Im Gilgamesch-Epos ist somit die Zeder ein solcher Weltenbaum. Speziell zum mes- oder mesu-Baum noch einige Hinweise: Im Epos Erra und Ischum wird dieser heilige Baum als »Fleisch der Götter« bezeichnet. Und zwar reichen seine Wurzeln bis ins Meer, bis in den *apzu* und seine Krone berührt den Himmel Tafel I, Zeile 148–153, Foster 1996 S. 765. Dieser mesu-Baum wird auch im Epos Enmerkar und der Herr von Aratta erwähnt: er wächst bis in den Himmel, Zeile 244 in Jacobsen 1987 S. 296. Und dieser mesu-Baum befindet sich im gipar, im Schatzhaus, Symbol für die Gebärmutter, Zeile 217 S. 294 und Zeile 267 S. 298 alles in Jacobsen. Zu Enmerkar und der Herr von Aratta siehe auch Sol Cohen 1973. Oder in Enki und die Weltordnung wird erwähnt, daß dieser mesu-Baum bis in den *apzu* reicht, Zeile 4 und 171 S. 165 und 171 in Bottéro/Kramer 1989. Bei den Germanen später heißt dieser Weltenbaum Yggdrasil. Der Weltenbaum ist somit ein Schlüssel, um auch die Mythologie in anderen Kulturen pränatal zu verstehen.
Angemerkt sei zum Schluß, daß von Gilgamesch nicht nur die Zeder gefällt, sondern auch das Monstrum Chuwawa geköpft wird, vergleichbar mit Apophis durch den Sonnengott Re am Beginn jeden neuen Tages, siehe S. 17.

[61] So heißt die sumerische Inanna auf akkadisch.

[62] Wie ich vermute: so die Welt der Mythen schreibenden Männer im Patriarchat.

[63] Vgl. meine Ausführungen über die Trennung, im 2. Kapitel S. 43 über das Aussteigen der Seele aus dem Körper.

[64] Siehe Heimpel 1987. So wird beispielsweise auch der Sonnengott Schamasch angerufen, um eine leichte Geburt zu ermöglichen, siehe Borger 1985, siehe die ähnliche Vorstellung der alten Ägypter Renggli 2000b.

[65] Siehe die Paralellität in der Erzählung zwischen Gilgamesch's Kampf gegen Chuwawa, seinem realen Geburtserleben und die Mutter Ischtar verliebt sich in ihr neugeborenes Baby einerseits und andererseits Gilgamesch, der als erwachsener Mann den Zwillingsberg besiegt und so grauenhaft aussieht, daß Siduri Angst hat vor ihm, wie er »neugeboren« bei ihr ankommt.

[66] Hier nun folgt die Szene, da Utnapischtim dem Gilgamesch noch einmal eine Chance geben möchte und von ihm fordert, sechs Tage und sieben Nächte nicht mehr einzuschlafen und Gilgamesch fällt sofort in einen entsprechend langen, todesähnlichen Tiefschlaf, siehe 11. Tafel, S. 173.

[67] Literatur: Katz 1992 (Edition), Römer 1993: Bilgamesch und Akka S. 549–59, Pettinato 1992 S. 307–311, Tournay 1994 S. 282–291.

[68] Erwähnen will ich in diesem Zusammenhang *auch* die Epen rund um die Herrschergestalt des Enmerkar. In *»Enmerkar und der Herr von Aratta«* möchte er die Stadt Aratta im Gebirge erpressen, ihm, dem König von Uruk, verschiedene Baumaterialien zur Verfügung zu stellen, um das Heiligtum Eanna, der Tempel der Inanna, neu aufzubauen. Doch der Herrscher von Aratta ist nicht einfach bereit, nachzugeben, und stellt verschiedene Bedingungen. Jemand muß sich als Bote dauernd zwischen diesen beiden Herrschern hin- und herbewegen. Aratta als Stadt ist nie gefunden worden. – auf der pränatalen Ebene handelt es sich um die Darstellung einer Plazenta: Der Bote ist dabei Symbol des Blutes, welches den Fötus Enmerkar mit seiner Plazenta, mit Aratta verbindet. (Literatur: Sol Cohen 1973 (Edition), Jacobsen 1987 S. 275–319 und Pettinato 1994 S. 35–42.) Erwähnt werden soll auch das *Lugalbanda-Epos I* und *II*: Enmerkar, der Herrscher von Uruk, zieht mit seinen Truppen vor die Stadt Aratta im Gebirge, um sie zu belagern. Auf dem Weg dorthin gibt es sieben Heerführer und der achte: Lugalbanda erkrankt dabei schwer. Seine Brüder glauben, er werde bald sterben, lassen ihn aber vorsichtshalber mit einem großen Vorrat in einer Höhle zurück. Lugalbanda, allein gelassen, wendet sich an die großen Götter und seine Gebete werden erhört. So zieht er schließlich ins Gebirge, dort wo der Anzu-Vogel sein Kleines großzieht. Und dieses Anzu-Junge ernährt und schmückt er königlich. Dafür gibt ihm der Anzu-Vater einen Wunsch frei. Lugalbanda möchte so schnell rennen können, daß er alles erreichen kann, was er will. Zusammen mit seinen Brüdern und dem Herrscher Enmerkar erreicht Lugalbanda schließlich Aratta – und dort werden sie von einem Hagel von Pfeilen begrüßt. Ein Jahr wird die Stadt vergeblich belagert, Enmerkar wird von seinem Mut verlassen. Schließlich gibt es nur noch eine Lösung: Ein Bote muß zu Inanna zurück nach Uruk gesandt werden, um sie um Rat zu fragen. Lugalbanda stellt seine Fähigkeit zur Verfügung. Und Inanna übergibt ihm eine genaue Anweisung für Enmerkar, damit es diesem gelingt, die fremde Stadt zu erobern (Literatur: für Lugalbanda I gibt es bis heute keine Edition, Bruchstücke davon in Wilke 1969, Sol Cohen 1973 und erste Gesamtübersetzung in Jeremy Black 1998. Für Lugalbanda II siehe Wilke 1969, Edition, Römer 1993 S. 507–39 und Jeremy Black 1938.) Auch das Lugalbanda-Epos ist auf der tiefsten Ebene eine Erzählung aus der Schwangerschaft. Es geht um Lugalbanda als dem totkranken Anteil eines Fötus.

Doch genau dieser bedrohte und hilflos schwache kleine Teil wird später zum großen Retter in der Not. Aus dem fast schon toten Lugalbanda erwächst eine unendlich große Stärke. Er könnte zudem mit dem Hormon verglichen werden, welches ein Baby kurz vor der Geburt ausschüttet, wenn es »zum großen Abenteuer« bereit ist. In der Realität beginnen dann die Wehen, die Befreiung der Stadt kann endlich abgeschlossen werden. Lugalbanda als Mittler und Bote zwischen dem Fötus Enmerkar und seiner Mutter, der Göttin Inanna. Ich habe diese sogenannten »historischen Epen« nur so kurz angedeutet, weil sowohl »Enmerkar und der Herr von Aratta« sowie auch Lugalbanda an entscheidenden Stellen nur ganz bruchstückhaft überliefert sind. Doch sind beide Epen voll von Anspielungen und Symbolen aus dem Erleben der Schwangerschaft und Geburt.

[69] Siehe beispielsweise auch Leboyer 1982 S. 185 ff.

[70] Wir alle sind»ein Heer von emotionalen Krüppeln«, so die Psychiaterin Jenny Isakson im Film: *Von Angesicht zu Angesicht* (1976) von Ingmar Bergmann.

[71] Siehe auch Lloyd de Mause 1996 und 2000 und Stanislav Grof 1991.

[72] So die Hypothese von Ronald Laing in Tatsachen des Lebens 1978.

[73] Dazu folgende Ergänzung: Heute werden weltweit nahezu ein Viertel aller Schwangerschaften abgebrochen – oder jedes dritte Kind kommt unerwünscht auf diese Welt (siehe Fußnote 9 in Renggli 2000a). Wenn wir bedenken, daß wir alle unerledigte Traumata in uns tragen, die durch eine Schwangerschaft mobilisiert werden können, so wird sofort verständlich, mit wieviel Feindseligkeit und Ablehnung sich ein Menschenkind zu Beginn seines Lebens auseinandersetzen muß. Oder es darf festgehalten werden, wenn Eltern sich *nur* freuen auf ihr Kind, so könnten dahinter unverarbeitete eigene Verletzungen verborgen liegen. Ein gewisses Maß an Zwiespältigkeit ihrem neuen Kind gegenüber ist somit in den meisten Eltern vorhanden.
Übrigens war es der englische Psychiater und Theologe Frank Lake, der in den 60er Jahren durch die Erfahrungen mit LSD zu dem Ergebnis gekommen ist, daß es drei mögliche traumatische Erlebnisse am Lebensanfang jeden Menschen gibt: die Zeugung, die Einnistung und der Zeitpunkt, da die Eltern realisieren, daß sie schwanger sind. Und der verstorbene australische Primärtherapeut Graham Farrant hat seine Patienten und Patientinnen bis zum Erleben der eigenen Konzeption, der Zeugung zurückgeführt. Dabei hat Graham Farrant selber nichts veröffentlicht; Hinweise finden wir in Johanna Wilheim 1995 S. 70–74 und bei Elizabeth Noble 1996, welche bei Farrant in Therapie war. Ebenfalls gewürdigt werden muß der holländische Psychoanalytiker Lietaert Peerbolte, der schon 1975 den Ursprung der Konflikte und Ängste seiner Patienten auf die Zeugung zurückgeführt hat.

[74] Ich bin auf dieses Thema vor allem durch meine beiden Lehrer William Emerson und Ray Castellino gestoßen. Literatur zum Thema siehe vor allem Urs Honauer 1999. Siehe auch Elizabeth Noble 1991. Norbert Meier 1998 richtet übrigens sein Augenmerk vor allem auf die Schuldgefühle der Menschen, welche einen Zwilling verloren, welche somit überlebt haben.
Das Phänomen des verlorenen Zwillings ist übrigens auch der klassischen Schulmedizin schon seit längerer Zeit bekannt. In der Realität kommen nur ein bis zwei Prozent der Menschen als Zwillinge auf die Welt. Bei der ersten Ultraschalluntersuchen die Ärzte etwa zehnmal häufiger einen Zwilling. Meist sagen sie der

werdenden Mutter noch nichts, weil sie wissen, daß beim nächsten Ultraschall der eine Zwilling meist verschwunden ist. Eine Mutter merkt in der Regel nichts davon. Vielleicht eine kleine Zwischenblutung, das ist alles. Heute nehmen wir an, daß mehr als die Hälfte der Menschen, vielleicht bis zu 70 Prozent in Begleitung eines solchen Zwillings herüberkommen.
Und im Zusammenhang mit der Zwillingsforschung möchte ich auf ein Phänomen aufmerksam machen: Immer wieder tauchen Berichte auf, daß Menschen, die nach der Geburt voneinander getrennt worden sind, später beispielsweise sehr ähnliche Frauen heiraten, die gleichen Krankheiten zur gleichen Zeit entwickeln, die gleichen Hobbys oder Leidenschaften pflegen usw. Es sind dies die Beweise für die genetische Determiniertheit eines Menschen: Sein Erleben und Verhalten wird durch sein Erbgut bestimmt. Durch die Erfahrung in der pränatalen Psychologie und Psychotherapie jedoch verändert sich dieses Bild schlagartig um 180 Grad: Es gibt nie mehr eine so enge Beziehung wie zwischen zwei Menschen im gleichen Mutterleib, Zwillinge, welche »ein Leben lang« die gleiche Gebärmutter teilen.

[75] Wiederum auf der Ebene der Geburt kann Enkidu auch als ein Symbol für die Plazenta angesehen werden: nach dem Geburtskampf hat sie ihre Funktion erfüllt und »stirbt«. Sigmund Freud hat diesen Gedanken zum ersten Mal 1911 formuliert und zwar in seinem Brief vom 13. 10. an seinen Freund C. G. Jung, siehe Sigmund Freud-C. G. Jung 1974: *Briefwechsel,* Zürich S. 495 ff. In neuerer Zeit hat vor allem Sloterdijk 1998 auf diese Problematik hingewiesen: Je mehr das Bewußtsein um die Plazenta, um unseren Begleiter während der gesamten Schwangerschaft, verdrängt wird, desto mehr neigen wir dazu, ein Leben lang unseren »geliebten Anderen« zu suchen. Nandor Fodor hat diesem Suchen den Titel seines Buches gewidmet: The search for the beloved.

[76] Und Mütter oder vielmehr Eltern mit entsprechend starken ambivalenten Gefühlen können ein Baby in den ersten Wochen und Monaten real durch einen Spontan-Abort verlieren.

[77] Siehe Joanna Wilheim 1995 S. 70–74, siehe auch William Emerson in Sheila Linn 2000. Zudem möchte ich in diesem Zusammenhang auf das Faktum hinweisen, daß die Eizelle sich schon im Körper der Großmutter befunden hat: als die Mutter als Fötus in deren Bauch sich entwickelte, da wurden im Laufe der Schwangerschaft auch ihr Ovar mit allen späteren Eizellen herausdifferenziert: Eizellen, die erst Jahrzehnte später reif und befruchtungsfähig werden. Die Samenzellen dagegen sind nur wenige Tage bis Wochen alt.

[78] Enkidu pflegt die Liebe mit der Schamchat während sechs Tagen und sieben Nächten, und beim Kampf mit Gilgamesch will er diesen daran hindern von seinem Recht Gebrauch zu machen, die erste Nacht mit einer jungvermählten Braut zu verbringen.

[79] Stricker: De Geboorte van Horus IV, 1982, S. 392 ff.

[80] Literatur: Neueste Edition von Haul 2000, ältere Edition von Kinnier Wilson 1985. Siehe zudem Foster 1996 S. 437 ff., Dalley 1989 S. 190 ff. Alter des Epos: eine altbabylonische (18. Jh. v. Chr.) eine mittelassyrische und die längste, eine neuassyrische Version aus dem 7. Jh. v. Chr. Daß ein König von einem Adler in den Himmel getragen wird, taucht in bildnerischen Darstellungen, bei Rollsiegeln schon fünf Jahrhunderte früher auf als die ältesten schriftlichen Überlieferungen und datiert

zurück bis ins 24. Jh. v. Chr., siehe Steinkeller, siehe auch das Stichwort: »Mythologie« im Reallexikon der Assyriologie.

[81] Hier folgt eine große Lücke von ca. 120 Zeilen.

[82] Soweit der Text. Die einzelnen Autoren sind sehr unterschiedlicher Meinung, ob es zwei oder drei Himmelsflüge gibt, wann genau der Absturz erfolgt ist und vor allem sind noch vier Träume im Text erwähnt, deren Stellung völlig unklar ist und die ich deswegen hier weggelassen habe. Ich habe mich im wesentlichen auf die Edition von Haul gestützt.

[83] Siehe die Himmelfahrt eines Pharao nach seinem Tod, was seine »Wiedergeburt« zu neuem, zum eigentlichen Leben im Jenseits bedeutet: B. H. Stricker 1990: *De Hemelvaart des Konings*, Leiden. Vergleiche auch die Angst des Ninurta und des Marduk vor der Geburt: sie beide brauchen einen zweiten Anlauf.

[84] Siehe Anm. 60 im Gilgamesch-Kapitel. Dort habe ich gezeigt, wie nach seinem Kampf gegen Chuwawa, nach seiner Geburt der Weltenbaum, die große Zeder, gefällt wird: Die Nabelschnur wird durchschnitten. Siehe auch das Motiv des »heiligen Baumes« in Haul S. 50–53.

[85] Vgl. auch das Kapitel Adler und Schlange in Haul S. 53–63. Vgl. Francis Motts Aussage, daß die Sonne ein primäres Symbol für den Fötus darstellt, Mott 1960 und 1964; vergleiche auch das Buch von Rudolf Högger 1993: Wasserschlange und Sonnenadler, die andere Seite der Entwicklungshilfe, Frauenfeld, wobei die Bilder der beiden Tiere, der tibetanischen Mythologie entnommen sind.

[86] Siehe vor allem das 6. Kapitel; siehe auch die Hintergründe des fötalen Dramas im alten Nahen Osten im 3., 5. und 7. Kapitel. Francis Mott (1964) beschreibt dieses fötale Drama als einen tödlichen Kampf zwischen Fötus und Plazenta, siehe meine Ausführungen über Mott in »von Gilgamesch bis Troia – Gilgamesch und Akka von Kis« im 6. Kapitel.

[87] Vergleiche meine Ausführungen über den König als Vermittler zwischen der Erdbevölkerung und den Göttern, S. 81 f. Siehe auch der König als ein Bild für das Baby im Bauch seiner Mutter im Kapitel: »Naramsin im Fluch über Akkad« im 7. Kapitel. Der König ist somit entweder ein Symbol für das Baby nach der Geburt oder aber für den »ungekrönten« König im Bauch seiner Mutter.

[88] Siehe vor allem über die Zerstörung der Städte im 7. Kapitel. Zudem »von Gilgamesch bis Troia« im 8. Kapitel. Siehe auch den Begriff *enceinte:* die Stadtmauer umgibt wie eine Hülle die Stadt als Symbol für den Embryo; siehe auch die Einleitung zu »die Zerstörung als Vereinsamung des Babys im Schoß der Mutter«. Siehe schließlich auch meine Ausführung über das akitu-Fest: das Herausführen des Gottes Marduk aus der Stadt, durch das Ischtar-Tor als Symbol für die Vulva, siehe Kapitel 5 Anm. 77.

[89] Hier sei darauf hingewiesen, daß sich auch im altägyptischen »Buch von der Erde« ungefähr ein Drittel der Darstellungen mit der Entstehung eines Babys, mit seiner Zeugung, ein Drittel mit seinem Erleben in der Schwangerschaft und der letzte Drittel mit seiner Geburt beschäftigen. Siehe Stricker: *De Geboorte van Horus* und Renggli 2000b. Siehe ebenfalls die tiefste Ebene in der Deutung von »Inanna und die numun-Pflanze« in Kapitel 7, Anm. 51.

[90] Siehe auch die fast völlig verstümmelte I. Tafel des Baal-Zyklus, da Anat als Darstellung einer Gebärmutter vom obersten Göttervater El aufgefordert wird:

»Lege Liebesfrüchte in den Boden, gieße Frieden ins Erdinnere«, was ich ebenfalls als Bild einer Zeugung verstanden habe (siehe den Schuß zu: Yamm, das Urmeer als Symbol für das Fruchtwasser im 6. Kapitel S. 127).

[91] Siehe Stricker in Renggli 2000b. Auf die Erörterung der Schöpfungsmythen habe ich in meinem Buch verzichtet, weil es darüber bis heute kein einheitliches Bild gibt: siehe Kapitel 4, Anm. 28, S. 224. Von meinem Stufenmodell her gesehen, würde dies etwa bedeuten: auf der obersten Ebene verstehen wir beispielsweise eine Sintflut als Geburt, auf der nächsten tiefer liegenden Ebene ist das Meer ein Bild für das Amnion, für das ein Baby in der Schwangerschaft umgebende Fruchtwasser. Und auf der tiefsten Ebene wäre das Urgewässer oder Urmeer ein Bild für die Zeugung, für die Entstehung eines menschlichen Wesens. Oder bei Peerbolte, dem holländischen Psychoanalytiker, der den Ursprung aller Schwierigkeiten und Ängste in der Zeugung entdeckt hat, finden wir beispielsweise die Aussage: Lange Gänge und anschließend eine Austreibung bedeutet auf der einen Ebene die Geburt, auf der nächsttieferen Ebene der Abstieg der befruchteten Eizelle, beziehungsweise der Blastula in die Gebärmutter am 6./7. Tag nach der Zeugung; und schließlich auf der tiefsten Ebene die Austreibung des Eies aus dem Ovar (Peerbolte 1975 S. 56). Ich glaube, hier liegt ein weites Forschungsfeld offen für eine zukünftige Generation. Mein Buch ist nur ein erster Schritt in diese Richtung.

Ausblick und Epilog

[1] Siehe letzter Abschnitt im 6. Kapitel.

[2] Siehe die »Erinnerung an die Zeugung« und den Schluß des Etana Mythos, S. 193 f.

[3] Siehe am Schluß des 5. Kapitels.

[4] Die entsprechenden Kämpfer heißen in Sumer: Ninurta gegen Asag oder später gegen Anzu; Baal gegen Yamm und Mot in Ugarit; Gilgamesch/Enkidu gegen Chuwawa in Babylon und Assyrien; der Wettergott gegen Jlluyanka bei den Hethitern; später in Griechenland wird es der Wettergott Zeus sein, der Typhon bekämpft und besiegt. Der Kampf des Helden gegen die Drachen als Geburtskampf gilt bis hin zu unseren heutigen Computerspielen; diesen Hinweis verdanke ich Ludwig Janus.

[5] Siehe den Schluß von »Enuma Elisch«, den babylonische Schöpfungsmythos im 5. Kapitel.

[6] Siehe 3. Kapitel.

[7] Siehe Dumuzi und Gestinanna, Dumuzi's Traum im 3. Kapitel.

[8] Siehe Ninurtas Geburtskampf, S. 98.

[9] Siehe Einleitung zu »Inanna und Dumuzi« im 3. Kapitel. Und *kur* als Symbol für den schwangeren Bauch in »Erste Annäherung: der geheimnisvolle *kur*« im 5. Kapitel.

[10] Im Gilgamesch-Epos etwa wird beschrieben, daß die Götter im »Zedernberg« wohnen, siehe Einleitung zur 5. Tafel im 7. Kapitel, siehe auch Bottéro 1992 S. 284, Fußnote 2.
Die Zeder jedoch ist eine Form des heiligen, des kosmischen Baumes, oder des Weltenbaumes – Symbol der Nabelschnur, siehe Anmerkung 60, S. 180, über den kosmi-

schen Baum. Kapitel. In Erra und Ischum ist die Rede von einem solchen Weltenbaum, er wird dort mesu-Baum genannt und das Holz dieses Baumes wird als das »Fleisch der Götter« bezeichnet: die göttlichen Wesen sind somit aus »der Nabelschnur geschnitzt»die Götter hängen für immer an der Nabelschnur, siehe Tafel I, Zeile 148–152 in Forster 1996. Zu Erra und Ischum siehe meine Anmerkung 42, S. 241 f. Inanna findet im »Gilgamesch, Enkidu und die Unterwelt« einen solchen Weltenbaum – er wird Huluppu-Baum genannt im Euphrat, siehe Anm. 49, S. 247 f. Sie pflanzt ihn in ihren Garten und aus dem Holz dieses Baumes, dieser Nabelschnur, läßt sie sich später einen Thron und ein Bett schnitzen. Und vergessen wir nicht, der oberste Gott Enlil ist direkt ein Symbol für die Nabelschnur. Der Gott Enki umgekehrt wohnt im *apzu*, im Süßwasserozean unter der Erde und d. h. in der Gebärmutter, siehe: der Kampf des Enlil gegen Enki im 4. Kapitel, siehe dort über den Begriff duranki und apzu. S. 82 ff. Und als letztes sei schließlich auf die Ureltern aller Göttinnen und Götter in Ugarit hingewiesen, auf Aschirat und ihren Gatten El – sie haben entweder den Beinamen »vom Meer« oder ihre Wohnung wird ewig von Wasser: von der Amnionflüssigkeit umgeben. Auch Aschirat und El sind somit zwei Bilder von ewig lebenden Föten, siehe Yamm, das Urmeer als Symbol für das Fruchtwasser im 6. Kapitel.

[11] Der Gott Nergal beispielsweise kann im Mythos: »Nergal und Ereschkigal« – sie ist die ältere Schwester der Innana und Herrscherin in der Unterwelt – sich mehr oder weniger frei bewegen zwischen Himmel und Erde beziehungsweise der Unterwelt. Und er wird am Schluß zum Mann der Ereschkigal und gleichzeitig zum Gott der Unterwelt. Literatur: Bottéro/Kramer 437 ff., Dalley 1989, S. 163 ff., Foster 1986, S. 410 ff., Müller 1994, S. 766 ff. und Reiner 1985, S. 50–60. Siehe auch das 6. Kapitel in Sloterdijk 1999.

[12] Und wie schon mehrmals hingewiesen, ist der englische Psychoanalytiker Francis Mott schon in den 50er und 60er Jahren auf dieselben Ergebnisse gestoßen – so wie der holländische Religionshistoriker Bruno Hugo Stricker seit 1940 die ägyptische Mythologie pränatal aufgeschlüsselt hat (siehe Renggli 2000b). Bemerkenswert dabei ist, daß wir alle drei unabhängig voneinander zu dieser Schlußfolgerung gelangt sind – ich habe die beiden Autoren erst spät in meinem Studium über die Mythen kennengelernt und Stricker und Mott haben nie voneinander gehört, sie hatten beide keine Kenntnis von den Forschungsergebnissen des anderen.

In neuester Zeit haben sich der Philosoph Peter Sloterdijk mit einem ähnlichen Thema beschäftigt: In *Sphären I* und *II* geht es ihm darum die prä- und perinatalen Aspekte in unserem gesamten kulturellen Leben und Schaffen aufzudecken. Faszinierend dabei ist, wie beispielsweise im theologischen Trinitäts-Diskurs vom Beginn des Christentums bis ins Mittelalter über die Einheit und Verschränkung von Gottvater, Gottsohn und dem Heiligen Geist – wie in dieser »Dreifaltigkeit« – so Sloterdijk – sich die ursprüngliche Einheit von Mutter-Plazenta-Fötus widerspiegelt, siehe sein 8. Kapitel in Sphären I. Oder aber er versteht die gesamte Theologiegeschichte – das Nachdenken und Nachempfinden über die Existenz Gottes, der uns allgütig umhüllt und uns »ernährt« – überspitzt formuliert als ein Wiedererinnern an die Erfahrungen im Mutterleib. Dazu muß beigefügt werden, der Diskurs über Gott ist dabei der idealisierte Aspekt der Mutterschoßerfahrung, siehe das 5. Kapitel in Sphären II. Umgekehrt sind die gesamten Höllenvorstellungen des Mittelalters als die davon abgespaltenen, negativen Erfahrungen eines Babys im Schoß seiner Mutter und während seiner Schwangerschaft zu betrachten (sein 6. Kapitel): Ein absolut faszinierendes Buch, eine revolutionär neue Sicht der Dinge dieser Welt.

[13] Literatur: Diese Diskussion wurde 1861 durch Johann Jakob Bachofen: *Das Mutterrecht* eröffnet – die Schriften zu diesem Thema sind seither flutartig angewachsen. Meilensteine auf dem Weg sind James George Frazer 1922: *The Golden Bough* und Robert von Ranke-Graves 1960 mit seiner Aufschlüsselung der griechischen Mythologie. Erwähnt aus der heutigen Zeit seien etwa die amerikanische Archäologin Marija Gimbutas mit ihrem Buch: *The Language of the Goddess*, London, 1989. In Deutschland wird die feministische Matriarchatsforschung angeführt durch Heide Göttner-Abendroth: *Das Matriarchat* (1988, bzw. 1991). Erwähnt sei auch die Schweizer Psychotherapeutin Carola Meier-Seetaler 1988: *Ursprünge und Befreiungen. Eine dissidente Kulturtheorie*, Zürich, die nicht mehr vom Matriarchat als Herrschaft der Frauen über die Männer, sondern von matrizentrischen Kulturen spricht, da die Frauen und Mütter im Zentrum einer Kultur stehen.

[14] Dargestellt sei dies am Kloketen-Mythos, der Selknam-Indianer in Feuerland Südamerikas. Literatur: Johannes Wilbert 1975: *Folkliterature of the Selknam-Indians*, Martin Gusinde's: *Collection of the Selknam-Naratives*, Los Angeles S. 147 ff. Noch etwas weiter südlich wohnen die mit den Selknan verwandten Yamana-Indianer, ihr entsprechender Mythos heißt: Kina, siehe Johannes Wilbert, 1977: *Folk Literature of the Yamana-Indians*, Los Angeles S. 186 ff.

[15] Literatur: Brigitte Hauser Schäublin 1977: Frauen in Kararau, zur Rolle der Frau bei den Iatmul am Mittelsepik, Papua Neuguinea, *Basler Beiträge zur Ethnologie*, Bd. 18 (S. 161 ff.). Ein dritter ganz ähnlicher Mythos findet sich bei den Munduruku-Indianern in Zentralbrasilien, siehe: Yolanda und Robert F. Murphy 1985: *Woman of the Forest* (2nd. ed., New York S. 113–115). Daß dieser Mythos in der einen oder anderen Form weit verbreitet ist, siehe Joan Bamberger, 1974: The Myth of Matriarchy: Why Man Rule in Primitiv Society. In: Michelle Zimbalist Rosaldo and Louise Lamphere (eds.): *Women, Culture and Society*, Stanford, California (S. 263–280). Erwähnt sei auch, daß es in Neu Guinea einen weit verbreiteten Mythos gibt, da die Frauen am Beginn aller Zeiten die Erfinderinnen der Kulturgüter gewesen sind, welche den Kontakt zur jenseitigen Welt der Geister und Götter ermöglichen in den Ritualen und Zeremonien. Diese Macht wurde ihnen dann von den Männern durch die Tötung der Frauen entrissen, siehe Felix Speiser 1944: Die Frau als Erfinderin von Kulturgeräten in Melanesien. In: *Schweizerische Zeitschrift für Psychologie* 3, S. 46–54. Und Justin Stagl 1971 (Der Geschlechtsantagonismus in Melanesien. In: *Acta Ethnologica et Linguistica* Nr. 22, Wien), erwähnt in seiner Arbeit das »Mythologem der verkehrten Welt« S. 17. In der Urzeit ist die Erde, das Weibliche oben und der Himmel, das Männliche unten gewesen. Durch die Katastrophe mit der die Urzeit endete und die Jetztzeit begann, sind die Verhältnisse genau umgekehrt worden. Diese Umkehrung ist als Kampf zwischen den beiden Geschlechtern zu verstehen. Ganz deutlich sind hier Anspielungen auf die Geburt zu entdecken. Nur am Rande sei angemerkt: Überall wo es auf der Welt Mythen gibt, über das Ungleichgewicht der Geschlechter, oder über die Geheimnisse der

Männer gegenüber der Frauen, da kennen die Frauen diese Geschichten sehr wohl, sie kennen das Geheimnis ihrer Männer, sind aber höflich genug darüber zu schweigen.
Über die Unausgewogenheit zwischen den Geschlechtern und diesen Geschlechterkampf, der über die ganze Welt verbreitet ist, siehe beispielsweise: Peggy Reeves Sandy 1981: *Female Power and Male Dominance, on the Origin of Sexual Inequality*, New York siehe auch Klaus E. Müller 1984: *Die bessere und die schlechtere Hälfte, Ethnologie des Geschlechterkonfliktes*, Frankfurt. Und schließlich: Walter Hollstein 1995: *Kampf der Geschlechter, Frauen und Männer im Streit um Liebe und Macht und wie sie sich verständigen könnten*, München.

[16] In Renggli 1992 habe ich mich intensiv damit auseinandergesetzt: Je mehr die Frauen sich von ihren Männern verlassen fühlen, desto intensiver wenden sie sich emotional an ihre Babys, und ein Baby wird so zur »Mutter« seiner Mutter oder seiner Eltern. Verlassenheit auf der einen Seite ist fast immer verbunden mit Grenzverletzung auf der anderen Seite. Siehe Maria und ihr Jesuskind S. 163–78 vor allem 176 und 177 in *Selbstzerstörung aus Verlassenheit*, 1992.

[17] Siehe der »männliche Protest« von Alfred Adler.

[18] Vgl. auch Horst-Eberhard Richter 1979: *Der Gotteskomplex, die Geburt und die Krise des Glaubens an die Allmacht des Menschen*, Hamburg.

[19] Vgl. Carola Meier-Seetaler 1988: *Ursprünge und Befreiungen*, Zürich.

[20] Vgl. Shari Thurer 1995: *Mythos Mutterschaft, wie der Zeitgeist das Bild der guten Mutter immer neu erfindet*, München S. 65.

[21] Siehe Margaret Ehrenberg 1992: *Die Frau in der Vorgeschichte*, München.

[22] Siehe mein 6. Kapitel in Renggli 1992.

[23] Renggli 1992, 167–177.

[24] Siehe Aletha Solter 2000.

Liste der Mythen

Glossar

Bei den Göttinnen und Göttern des alten Mesopotamien ist der erste Name immer der sumerische, der akkadische Name der betreffenden Gottheit wird in Klammer gesetzt. Bei ugaritischen oder hurritischen Gottheiten ist dies jeweils ebenfalls in einer Klammer vermerkt.

Adad → siehe Ischkur

akitu → Neujahrsfest in Babylon

amaru (sumerisch) → die Flut

abbubu (akkadisch) → die Flut

An (Anu) → wörtlich oben, Himmel. Oberster Gott und Schöpfer, der sich jedoch in den Himmel zurückgezogen hat – er ist ein abwesender, verborgener Gott. Ursprünglich der Vater aller Götter. Verheiratet mit Ki, was wörtlich übersetzt: unten, die Erde bedeutet.

Anat (Ugarit) → Schwester und Geliebte des Baal. Göttin der Liebe und des Krieges. Ist Baal ein Stier, dann ist Anat eine Kuh. Ihr Beiname »rhm« bedeutet Mutterschoß, Uterus.

Anunna → die obersten Götter

Anzu (akkadisch) → löwenköpfiger Adler von gigantischer Größe. Wahrscheinlich ist er ursprünglich die Verkörperung der Gewitterwolken und des Sturmregens. Sein Schrei ist der Donner. Im Mythos stiehlt Anzu die Schicksalstafeln von Enlil und setzt die Welt damit in ein Chaos.

apzu → Süßwasserozean/-meer unter der Erde. Wohnort und Palast des Gottes Enki in Eridu, woraus alle Quellen gespeist werden. Apzu ist auch das Grundwasser im Boden.

Asag → Monstrum, gezeugt in den Bergen durch den Himmel und die Erde. Er wird zum Anführer der Rebellen, der Steine und möchte Ninurta die Herrschaft entreißen.

Aschirat (Athirat, Atirat – Ugarit) → Mutter aller Götter und Gattin des El. Häufiger Titel: »Aschirat vom Meer«. Ihr Name bedeutet Glanz, Glänzende.

Aschtar (Attar – Ugarit) → das männliche Pendant zur Aschtart. Gott der Bewässerung und des fruchtbaren Landes.

Aschtart (Attart – Ugarit) → eine Ischtar-Gestalt. Die zweite Frau des Baal.

Atramchasis → wörtlich: Der »überaus Weise«. Der Sintflutheld im altbabylonischen Sintflutepos. Sumerisch heißt er Ziusudra, im 12-Tafel-Epos von Gilgamesch trägt er den Namen Utnapischtim.

Baal (Ugarit) → wörtlich übersetzt: »Herr, Meister«. Wettergott und Fruchtbarkeitsgott. Sohn des Getreidegottes Dagan. Epithet/Beinamen: Der Mächtige, der Starke, Sieghafte, der »Wolkenfahrer«, »Herr der Erde«. Er gebietet über den Regen, Wind, Donner und Blitz; Baal ist somit ein Sturmgott (Baal-Hadad). Sein Symbol ist der Stier, und er wohnt auf dem Berg Zaphon. Seine Geliebten sind Anat und Aschtart. In Griechenland wird dieser Gott Zeus heißen.

Chuwawa (altbabylonisch) → er ist von Enlil als Hüter des Zedernwaldes eingesetzt worden: dem Wohnsitz der Götter. Er ist bekleidet mit einem Schreckensglanz: *melam,* bzw. mit sieben solcher Strahlen, welche Menschen in Panik versetzen. Gilgamesch verfällt beim Anblick des Chuwawa in einen Todesschlaf.

Dumuzi (Tammuz) → wörtlich übersetzt: »Das wahre Kind«. Hirte. Der Geliebte und Gatte der Inanna. Dumuzi ist auch eine Verkörperung der Vegetation ganz allgemein.

duranki → das Band zwischen Himmel und Erde, der Stufenturm (Zikkurat) des Enlil in Nippur.

Ea → siehe Enki

ekur → wörtlich: »Haus Berg«, siehe kur. Ekur ist der Wohnort des obersten Gottes Enlil in Nippur, dem religiösen Zentrum in Sumer.

El (Ilu – Ugarit) → Schöpfergott. Vater aller Götter (mit Ausnahme von Baal). Er ist der oberste Gott und präsidiert der Götterversammlung. El ist ein Stier. Er wohnt an der Quelle der beiden Flüsse, im Urmeer.

Enki (Ea) → neben Enlil *der* Gott im mesopotamischen Pantheon. Wörtlich übersetzt: »Herr Erde«. Er wohnt im *apzu:* im Süßwasserozean unter der Erde. Enki ist der Gott des Süßwassers, Gott der Weisheit, der Magie, der Kunst und des Handwerks. Er ist auch der Gott der List. Enki ist der große Beschützer der Menschheit.

Enkidu → Freund von Gilgamesch, ein Naturmensch, Verbündeter der Tiere. Geschaffen gegen die Arroganz und Überheblichkeit von Gilgamesch. Nach dem Kampf gegen Chuwawa und seiner Beleidigung der Ischtar beschließt die Götterversammlung, daß er sterben muß.

Enlil → oberster Gott im mesopotamischen Pantheon. Wörtlich übersetzt: »Herr Luft«, somit ist Enlil ein Gott des Sturmes. Schöpfer von Himmel und Erde, indem er die beiden am Uranfang aller Zeiten voneinander getrennt hat. Hauptbeinamen: Kur-gal, was bedeutet: »großer Berg«. Sein Hauptheiligtum ist der ekur (Haus-Berg) in Nippur. Sein Stufenturm dort ist duranki (das Band zwischen Himmel und Erde). Enlil ist der Herr der Schicksalsbestimmung: er ist Inhaber der Schicksalstafeln. Enlil ist der Gott des Lebens, der Fruchtbarkeit, der Fülle und des Reichtums – andererseits ist seine Wut, sein Sturm Ursache allen Elends und aller Katastrophen auf dieser Welt.

Ereschkigal → die ältere Schwester der Inanna, Königin der Unterwelt. Ihr Gatte ist Nergal.

galla → Dämonen. In Inanna's Abstieg sind es die sieben Dämonen, welche Inanna begleiten, damit diese für sich einen Ersatz für die Unterwelt findet. Sie werden als sehr lebensfeindlich, ja grausam bezeichnet und entführen schließlich Dumuzi in die Unterwelt.

Gestinanna → die treue Schwester des Dumuzi, die ihn mehr liebt, als ihr eigenes Leben.

Gilgamesch → der erste berühmte Held der Weltgeschichte. Erzählt wird seine Freundschaft mit Enkidu, den er nach dem Kampf mit Chuwawa verliert und seither von Todesangst erfaßt ist und deswegen das ewige Leben sucht. Das 12-Tafel-Epos stammt aus dem 7. Jh. v. Chr. Vorläufer des Epos gehen zurück bis in die sumerische Zeit (21. Jh. v. Chr.).

Götter → im alten Sumer und Babylon werden sie meist mit einem furchteinflößenden Licht-Glanz rund um ihren Kopf geschildert: *melam* und viele andere ähnliche Begriffe. Zudem tragen sie eine Hörnerkrone, mit einem Paar oder einer ganzen Reihe von wahrscheinlich Stierhörnern – je nach Höhe und Ansehen der Gottheit.

Heilige Hochzeit → Ritus; der König von Sumer hat ab ca. Mitte des 3. Jt. als Verkörperung des Gottes Dumuzi mit einer Tempeldienerin als Verkörperung der Inanna die Heilige Hochzeit vollzogen – zur Erhaltung der Fruchtbarkeit des Landes und zur Stärkung der Macht des Königs.

Humbaba (assyrisch) → siehe Chuwawa

Huwawa (sumerisch) → siehe Chuwawa

Igigi → die Arbeitergötter am Anfang der Zeiten.

Imdugud → siehe Anzu

Inanna (Ischtar) → Königin des Himmels, meist verehrte Gottheit im alten Mesopotamien. Göttin der Liebe und des Krieges. Tochter des Mondgottes Nanna, Schwester des Sonnengottes Utu. Ihr Geliebter und Gatte heißt Dumuzi. Sie wird auch als Venus (Morgen- und Abendstern) verehrt.

Ischkur (Adat) → Sturmgott, in Verbindung mit Hagel, Blitz und Überschwemmung. Sein Symboltier ist der Löwendrache oder ein Stier. Er ist der Sohn des An. Siehe auch Wettergott.

Ischtar → siehe Inanna

Kingu → Sohn und Gatte der Urmutter Tiamat. Sie macht ihn zum Heerführer im Krieg gegen die Götter im akkadischen Schöpfungsmythos Eluma Elisch.

Koschar und Chasis (Kothar/Kotar und Hasis – Ugarit) → Architekt und Schmied der Götter.

Koscharat → Geburtsgöttin

Kumarbi (hurritisch) → Getreidegott. Nach neun Jahren Herrschaft des Himmelsgottes Anu löst er diesen ab, wird selber König der Götter und verliert schließlich seine Herrschaft an den Wettergott Tesub. Er will dessen Herrschaft nicht anerkennen und zeugt deswegen mit einem Felsen den Steinriesen Ullikummi, der den Wettergott bekämpfen soll.

kur → wichtiger Begriff im alten mesopotamischen Raum mit drei Bedeutungen: 1. Gebirge, der Berg 2. Die Unterwelt 3. Das Feindesland.

Land ohne Wiederkehr → Name für die Unterwelt, Aufenthaltsort der Toten.

Marduk → oberster Gott in der Vorstellung der Babylonier mit Sitz und Heiligtum in Babylon. Er besiegt die Urmutter Tiamat im Schöpfungsmythos Enuma Elisch. Mächtigster aller Götter, Nachfolger des Ninurta.

me → die hochgeschätzten göttlichen Kräfte, welche das ganze Universum ordnen und in Gang halten. Je mehr me ein Gott besitzt, desto mächtiger ist er.

melam → Schreckensglanz, lichtvolle Erscheinung, die von einem göttlichen Wesen ausgeht, Ehrfurcht einflößend einerseits, aber auch so furchteinflößend und schreckerregend, daß ein Mensch sie nicht aushalten kann.

Melam tragen auch die großen Helden wie Ninurta und Gilgamesch, bzw. auch ihre Gegenspieler wie Asag oder Chuwawa. Solche und ähnliche Lichterscheinungen, die von den Gottheiten ausgehen, gibt es in großer Zahl, vgl. Elena Cassin 1968.

Mot (Ugarit) → der Tod. Er wohnt in einer schmutzig, morastig, wäßrigen Tiefe der Unterwelt, in seiner Stadt Humuraya. Sein Schlund reicht vom Himmel bis zur Erde. Sein Hunger nach Menschenfleisch ist unersättlich.

Muttergöttin → Gebärerin der Götter und Menschenschöpferin. Sie hat eine Vielzahl von Namen, alle mit einer leicht verschiedenen Nuance. Ninhursag (Herrin des Gebirges), Nintu (Mutterschoß), Mami (Lallname für Mutter), Aruru, Belet-ili (Herrin der Götter).

Nammu → eine der vielen Muttergottheiten. Urmutter, Schöpferin von Himmel und Erde, Verkörperung des unterirdischen Süßwasserozeans apzu. Sie ist vor allem auch die Mutter des Enki.

Nanna (Sin) → Mondgott, Vater der Inanna. Seine Frau ist die Ningal.

Nergal → Gott der Unterwelt, Gatte der Erischkigal

Ningal → Gattin des Mondgottes Nanna.

Ningirsu → Gottheit, die gegen Ende des 3. Jt. mit Ninurta zu einer Einheit verschmilzt. Sein Tempel wird von Gudea von Lagasch ca. 2200 v. Chr. wieder aufgebaut (siehe Wilson: *Die Zylinder des Gudea von Lagasch*).

Nintu (oder Nintur) → Geburtsgöttin/Muttergöttin (englisch: womb-goddess) wörtlich übersetzt: Frau Geburtshütte, was Gebärmutter/Mutterschoß bedeutet. Sie ist auch Hebamme.

Ninschubur → Dienerin der Inanna.

Ninurta → wörtlich übersetzt: »Herr der Erde«. Vegetations- und Fruchtbarkeitsgott einerseits und Sturm- bzw. Kriegsgott andererseits. Er ist der Beschützer des Landes Sumer. Seine Waffe heißt Scharur. Er bekämpft die beiden Monster Asag und Anzu. Er ist der älteste Sohn des Enlil und seiner Frau Ninlil.

Schamasch → siehe der Sonnengott Utu

Schamchat → Dirne im Gilgamesch-Epos, welche über die Sexualität aus dem wilden Enkidu einen zivilisierten Menschen macht.

Schapasch (Ugarit) → Sonnengott

Schicksalstafeln → Zusammen mit den göttlichen Kräften, den *me*, mit der Krone und dem Thron, sind die Schicksalstafeln für Enlil die Garantie seiner überragenden Macht als Herrscher im Universum, als Kontrollinstanz der Menschen und der Götter. Mit den Schicksalstafeln kann Enlil das Schicksal der Welt bestimmen.

Siduri → die Schenkin im Gilgamesch-Epos, welche den Helden ermahnt, die Suche nach dem ewigen Leben aufzugeben und das Leben hier und jetzt zu genießen.

Tiamat: → Die Urmutter, das Salzwasser, das Meer, Mutter aller Götter. Um ihren ermordeten Mann, den Urvater Apzu, das Süßwasser, zu rächen, beschließt sie den Krieg gegen die Götter. Ihr Kriegsführer ist ihr Sohn Kingu.

Tesub (Tessop – hurritisch) → Wettergott. Er ist der oberste Gott im hurritischen Pantheon. Dargestellt wird er als Stier. Er trägt fast immer eine Keule als Darstellung des Donners und den Blitz. Er verkörpert den Regen, das Gewitter und den Sturm. Er stellt die befruchtende, wie die zerstörenden Aspekte der Naturgewalten dar. Er wohnt in der Stadt Kummiya im Himmel. (Der Wettergott heißt hurritisch Tesub, hethitisch heißt er Taru).

Ullikummi (hurritisch) → ein Steinriese, gezeugt von Kumarbi mit einem Felsen, um seinem Vater zu helfen, die Herrschaft vom Wettergott Tesub wieder zurückzuerobern. Ullikummi wächst im Meer auf und ist gefühllos, taub und blind.

umul → der erste Mensch, das menschliche Baby, das dadurch charakterisiert wird, daß es noch zu nichts fähig ist.

Upelluri (hurritisch) → Weltriese im Meer. Auf ihm sind Himmel und Erde erbaut (eine Art Atlas-Figur). Auf seiner rechten Schulter wächst Ullikummi, bis dieser so groß ist, daß er den Himmel berührt.

Urschanabi → der Fährmann, welcher Gilgamesch über die »Wasser des Todes« zu Utnapischtim bringt. Utnapischtim heißt der Flutheld im 12-Tafel-Gilgamesch-Epos, siehe Atramchasis.

Utu (Schamasch) → Sonnengott, Bruder der Inanna

Wettergott → siehe Tesub (hurritisch), Baal (Ugarit), Ischkur (Sumer), Enlil (Sumer), siehe auch Anzu. In Griechenland heißt der Wettergott Zeus.

Yamm (Ugarit) → das Meer. Er wird auch »Richter Fluß« genannt. Er ist der »Liebling des El«.

Zeus → oberster griechischer Gott, Wettergott mit Blitz und Donner als seinen Waffen. Er wohnt auf dem Olymp.

Bibliographie

Abusch, I. Tzvi (1986): Ischtar's Proposal and Gilgamesh's Refusal. An interpretation of the Gilgamesh Epic Tablet 6 Lines 1–79. *History of Religions* 26, S. 143–187.

Abusch, I. Tzvi (1987): *Babylonian Witchcraft Literature. Case Studies.* Atlanta, Ga.

Alster, Bendt (1972): *Dumuzi's Dream. Aspects of Oral Poetry in a Sumerian Myth.* Copenhagen.

Alster, Bendt (1983): The Mythology of Mourning. *Acta Sumerologica* 5, S. 1–16.

Alster, Bendt (1986): Edin-na u-sag-ga: Reconstruction, History and Interpretation of a Sumerian Cultic Lament. In: Karl Hecker u. a. (Hg.): *Keilschriftliche Literaturen.* Berlin, S. 19–31.

Alster, Bendt (1992): The Manchester Tammuz. *Acta Sumerologica* 14, S. 1–46.

Alster, Bendt (1993): Marriage and Love in the Sumerian Love Songs. In: Mark E. Cohen u. a. (Hg.): *The Tablet and the Skroll. Near Eastern Studies in Honor of William Hallo.* Bethesda, S. 15–27.

Alster, Bendt und Aage Westenholz (1994): The Barton Cylinder. *Acta Sumerologica* 16, S. 15–39.

Alster, Bendt (1996): Inanna Repenting: The Conclusion of Inanna's Descent. *Acta Sumerologica* 18, S. 1–18.

Assmann, Jan (1984): *Ägypten. Theologie und Frömmigkeit einer frühen Hochkultur.* Stuttgart.

Attinger, Pascal und Markus Wäfler (1998): *Mesopotamien. Späturuk und Frühdynastische Zeit, Annäherungen* 1. Freiburg i.Ue. (Orbis Biblicus et Orientalis 160/1).

Attinger, Pascal (1984): Ramarque à propos de la Malédiction d'Accad. *Revue Asyriologique* 78, S. 99–121.

Attinger, Pascal (1998): Inana et Ebih. *Zeitschrift für Assyriologie* 88, S. 164–195.

Baldacci, Massimo (1996): *La Scoperto di Ugarit, La città-stato ai primordi delle Bibbia.* Casale Monferrato.

Beckmann, Gary M.(1983): Hittite Birth Rituals. *Studien zu den Bogazköy-Texten.* Heft 24, Wiesbaden.

Benito, Carlos Alfredo (1969): *»Enki und Ninmah« and »Enki and the World Order«.* Dissertation, Ann Arbor, MI.

Bettelheim, Bruno (1975): *Die symbolischen Wunden: Pubertätsriten und der Neid des Mannes.* München (Original: *Symbolic Wounds*, 1954).

Bierhorst, Horst (1985): *The Mythology of North America.* New York.

Black, Jeremy (1988): The Slain Heroes – Some Monsters of Ancient Mesopotamia. *Bulletin of the Canadian Society for Mesopotamian Studies* 15, S. 19–26.

Black, Jeremy (1998): *Reading Sumerian Poetry.* Ithaca, NY.

Black, Jeremy und Anthony Green (1992): *Gods, Demons and Symbols of Ancient Mesopotamia. An illustrated Dictionary.* London.

Bonnefoy, Yves und Wendy Doniger (Hg.) (1991): *Asian Mythologies.* 2 Bde. Chicago, IL (Original: *Dictionnaire des mythologies et des religions des sociétés traditionelles et du monde antique.* Paris 1981).

Bosinski, Gerhard (1990): *Homo sapiens. L'histoire des chasseurs du Paléolithique Superieure en Europe (*40 000–10 000 a. J. C.). Paris.

Borger, Rykle: Einige Texte religiösen Inhalts. *Orientalia* 54 (1985), S. 14–26.

Bottéro, Jean: La femme, l'amour et la guerre en Mesopotamie Ancienne. In: Ecole des Hautes Etudes en Sciences Sociales (Hg.): *Poikilia. Etudes offertes à Jean Pierre Vernant.* Pairs 1987. (Recherches d'histoire et de sciences sociales 26)

Bottéro, Jean (1992): *L'épopée de Gilgames, le grand homme, qui ne voulait pas mourir.* Paris.

Bottéro, Jean und S. N. Kramer (1989): *Lorsque les dieux faisaient l'homme. Mythologie mésopatamienne.* Paris.

Bruschweiler, Françoise (1987): *Inanna, la déesse triomphante et vaincue dans la Cosmologie Sumerienne.* Leuven.

Bruschweiler, Françoise (1990): La plainte du Roseau. Ersemma de Dumuzi. *Revue d'Assyriologie et d'Archéologie Orientale* 84, S. 119–124.

Bril, Jacques (1984): *Lilith ou La mère obscure*, Paris.

Burenhult, Göran (Hg.) (1994): *Die ersten Menschen. Ursprünge und Geschichten des Menschen bis 10 000 vor Christus.* Hamburg.

Caquot, André, Maurice Sznycer und Andrée Herdner (1974): *Textes Ougaritiques*, Tome I, Mythes et Légendes, Paris.

Campbell, Bernhard G. (1992): *Humankind emerging.* 6 Ed. New York.

Campbell, Joseph (1953): *Der Heros in tausend Gestalten.* Frankfurt (Original: *The Hero with the Thousend Faces.* New York 1949).

Campbell, Joseph (1988–1989): *Historical Atlas of World Mythology.* Vol. I: The Way of the Animal Powers, Vol. II: The Way of the Seeded Earth. London und New York.

Campbell, Joseph (1989): *Die Kraft der Mythen. Bilder der Seele im Leben des Menschen.* Zürich.

Campbell, Joseph (1991): *Die Masken Gottes.* 4 Bde., Basel (Original: *The Masks of God.* New York 1962).

Cassin, Elena (1968): *La splendeur divine. Introduction à l'étude de la mentalité mésopotamienne.* Paris

Cassin, Elena (1991a): Mesopotamien Cosmogony. In: Yves Bonnefoy und Wendy Doniger (Hg.) (1991), Bd.1, S.155–162.

Cassin, Elena (1991b): Divine Sovereignty and the Division of Powers in Mesopotamian Myths and Poems. In: Yves Bonnefoy und Wendy Doniger (Hg.) (1991), Bd.1, S.172–181.

Castellino, Raymond (1995–1998): *Resolving Prenatal and Birth Trauma.* Manuskript.

Castellino, Raymond (2000): *Traumaheilung bei Babys* (Arbeitstitel). Leutner, Berlin.

Cavigneaux, Antoine und Farouk N. H. Al-Rawi (1993): Gilgames et le Taureau du Ciel. *Revue d'Assyriologie et d'Archéologie Orientale* 57, S. 97–127.

Cavigneaux, Antoine und Farouk N. H. Al-Rawi (2000): Textes de Tell Haddad VI. Avec un appendice sur les textes funéraires sumériens, Groningen (Cuneiform Monographs 19).

Chamberlain, David (1990): *Woran Babys sich erinnern. Die Anfänge unseres Bewußtseins im Mutterleib,* München.

Chamberlain, David (1997): Neuere Forschungsergebnisse aus der Beobachtung vorgeburtlichen Verhaltens. In: Ludwig Janus und Sigrun Haibach (Hrsg.): *Seelisches Erleben vor und während der Geburt.* Neu Isenburg, S. 23–36.

Chauvet, Jean Marie, E. P. Dechamps und C. Hillaire (1995): *Grotte Chauvet. Altsteinzeitliche Höhlenkunst im Tal der Ardèche,* Sigmaringen.

Civil, Miguel (1969): The Sumerian Flood Story. In: Lambert und Millard (1969): *Atram-Hasis* (siehe dort).

Civil, Miguel (1993): On Mesopatamian Jails and their Lady Warden. In: Mark E. Cohen et als. (Hg.): *The Tablet and the Scroll, Near Eastern Studies in Honour of William W. Hallo.* Bethesda, MD, S. 72–79.

Cohen, Mark E. (1974): *Balag-Compositions: Sumerian Lamentation Liturgies of the Second and First Millenium b.c. Sources and Monographs from the Ancient Near East,* Malibu.

Cohen, Mark E. (1976): Literary Texts from the Andrews University Archeological Museum. *Revue d'Assyriologie et d'Archéologie Orientale* 70, S. 129ff.

Cohen, Mark E. (1981): *Sumerian Hymnology: The Ersemma.* Cincinnati. (Hebrew Union College Annual, Supplements 2)

Cohen, Mark E. (1988): *The Canonical Lamentations of Ancient Mesopotamia.* 2 Bände, Potomac, MD.

Cohen, Mark E. (1993): *The Cultic Calendars of the Ancient Near East.* Bethesda, MD.

Cohen, Sol (1973): *Enmerkar and the Lord of Aratta.* Dissertation (University of Michigan), Ann Arbor, MI.

Cooper, Jerrold S. (1978): *The Return of Ninurta to Nippur. An-gim dim-ma.* Rom. (Analecta Orientalia 52)

Cooper, Jerrold S. (1983): *The Curse of Agade.* Baltimore, MD.

Dalley, Stephanie (1989): *Myths from Mesopotamia. Creation, the Flood, Gilgamesh and Others.* Oxford.

Delougaz, P. P. (1968): Animals Emerging from a Hut. *Journal of Near Estern Studies* 27, S. 184–97.

DeMause, Lloyd (1974): *Hört ihr die Kinder weinen. Eine psychogenetische Geschichte der Kindheit.* Frankfurt.

DeMause, Lloyd (1996): Restaging Early Traumas in War and Social Violence. *International Journal of Prenatal and Perinatal Psychology and Medicine,* 8, S. 171–211.

DeMause, Lloyd (2000): *Was ist Psychohistorie? Eine Grundlegung.* Gießen. (Reihe »Psyche und Gesellschaft«).

Dietrich, Manfried und Oswald Loretz (1997): Mythen und Epen in ugaritischer Sprache. In: *Texte aus der Umwelt des Alten Testamentes* III, Mythen und Epen IV, S. 1091–1369. Gütersloh.

Dietrich, Manfried und Oswald Loretz (2000): Studien zu den ugaritischen Texten I, Mythen und Ritual in KTU 1. 12, 1. 24, 1. 96, 1. 10, 1. 114. In: *Alter Orient und Altes Testament* 196/1, Münster.

Dijk, Jan van (1964): Le motif cosmique dans la pensée Sumerienne. *Acta Orientalia* 28, S. 1–59.

Dijk, Jan van (1971): Sumerische Religion. In: Jens Peter Asmussen et al. (Hg.): *Handbuch der Religionsgeschichte* Band 1, Göttingen, S. 431–496.

Dijk, Jan van (1972): Une variante du thème de »l'Esclave de la lune«. *Orientalia* 41, S. 339–348.

Dijk, Jan van (1973): Une incantation accompagnant la naissance de l'homme. *Orientalia* 42, S. 502–507.

Dijk, Jan van (1975): Incantations accompagnant la naissance de l'homme. *Orientalia* 44, S. 52–79.

Dijk, Jan van (1983): *Lugal ud me-lam-bi nir-gal. Le récit épique et didactique des Travaux de Ninurta, du Déluge et de la Nouvelle Création.* Leiden.

Dowling, Terence (1993): The Roots of the Collective Unconscious. The Problem of the Universal Symbolism. In: Ludwig Janus (Hg.): *Das Seelenleben des Ungeborenen – eine Wurzel unseres Unbewußten.* Pfaffenweiler.

Drewermann, Eugen (1998): *Der sechste Tag. Die Herkunft des Menschen und die Frage nach Gott.* Zürich/Düsseldorf. (Glauben in Freiheit, Bd. 3/1).

Dreyer, Günther (1999): *Das prädynastische Grab U-j und seine frühen Schriftzeugnisse.* Mainz.

Duerr, Hans Peter (1984): *Sedna oder die Liebe zum Leben.* Frankfurt.

Dundes, Alan (1986): The Flood as a Male Myth of Creation. *Journal of Psychoanalytic Anthropology* 9, S. 359–372 (siehe auch Dundes 1988).

Dundes, Alan (Hg.) (1988): *The Flood Myth.* Berkeley, CA.

Edzard, Dietz Otto (1989): Das »Wort im Ekur« oder die Peripetie im »Fluch über Akkade«. In: H. Behrens et al. (Hg.): *Dumu-e-dub-ba-a. Studies in Honour of Ake W. Sjöberg.* Philadelphia, S. 99–105.

Edzard, Dietz Otto (1993): Gilgames und Huwawa. Zwei Versionen der sumerischen Zedernwaldepisode nebst einer Edition von Version »B«. *Bayerische Akademie der Wissenschaften, Philosophisch-Historische Klasse* Heft 4, München.

Eliacheff, Caroline (1994): *Das Kind, das eine Katze sein wollte. Psychoanalytische Arbeit mit Säuglingen und Kleinkindern.* München.

Eliade, Mircea (1953): *Kosmos und Geschichte. Der Mythos der ewigen Wiederkehr.* Reprint 1986. Frankfurt.

Eliade, Mircea (1954): *Die Religionen und das Heilige. Elemente der Religionsgeschichte.* Reprint 1986. Frankfurt.

Eliade, Mircea (1958): *Das Mysterium der Wiedergeburt, Versuch über einige Initiationstypen.* Reprint 1988. Frankfurt.

Englund, Robert K. (1998): Texts from the Late Uruk-Period. In: Attinger und Wäfler (1998): *Mesopotamien,* Bd. 1., S. 15–233.

Evers, John D. (1995): *Myth and Narrative: Structure and Meaning in some Ancient Near Eastern Texts.* Neukirchen-Vluyn. (Alter Orient und Altes Testament, Bd. 241).

Falkenstein, Adam (1959): Sumerische Götterlieder. In: *Abhandlungen der Heidelberger Akademie der Wissenschaften, Philosophisch-historische Klasse.* Heidelberg.
Falkenstein, Adam und Wolfram von Soden (1953): *Sumerische und Akkadische Hymnen und Gebete.* Zürich.
Farber-Flügge, Gertrud (1973): *Der Mythos »Inanna und Enki« unter besonderer Berücksichtigung der Liste der me.* Rom.
Farber, Gertrud (1984): Another Old Babylonian Childbirth Incantation. *Journal of Near Eastern Studies* 43, S. 311–16.
Farber, Walter (1989): *Schlaf Kindchen, schlaf! Mesopotamische Baby-Beschwörungen und -Rituale.* Winona Lake.
Fauth, Wolfgang (1981): Istar als Löwengöttin und die löwenköpfige Lamastu. *Die Welt des Orients* 12, S. 21–36.
Ferry, David (1992): *Gilgamesh.* New York.
Fodor, Nandor (1949): *The Search of the Beloved. A Clinical Investigation of the Trauma of Birth and Prenatal Conditioning.* New York.
Fodor, Nandor (1955): *New Approaches to Dream Interpretation.* New York.
Fontenrose, Joseph (1959): *Python, a Study of Delphic Myths and its Origins.* (Reprint 1980) Berkeley.
Foster, Benjamin R. (1996): *Before the Muses. An Anthology of Akkadian Literature,* 2 Volmes. Bethesda, MD.
Frankfort, Henry (1948): *Kingship and the Gods.* Reprint 1978, Chicago, IL.
Frazer, James George (1989): *Der Goldene Zweig. Das Geheimnis von Glauben und Sitten der Völker* (Original: *The Golden Bough,* 1922), Hamburg.
Frobenius, Leo (1904): *Das Zeitalter des Sonnengottes.* Berlin.
Frymer-Kensky, Tikva (1977a): The Nungal-Hymn and the Ekur-Prison. *Journal of Economic and Social History of the Orient* 20, S. 78–89.
Frymer-Kensky, Tikva (1977b): *The Judical Ordeal in the Ancient Near East.* Dissertation (Universität Michigan), Ann Arbor, MI.
Frymer-Kensky, Tikva (1992): *In the Wake of the Goddesses. Women, Culture and the Biblical Transformation of Pagan Myth.* New York.
Garelli, Paul (1960): *Gilgames et sa légende.* VII. Rencontre Assyriologique Internationale. Paris.
Gaster, Theodor H. (1975): *Thespis; Ritual, Myths and Drama in the Ancient Near East.* 2. erweiterte Auflage, New York (1. Auflage 1950).
Geo-Wissen (September 1998): *Die Evolution des Menschen. Wie wir wurden, was wir sind.* Hamburg. Redaktion: Martin Meister.
Geerdts, Hans Werner (1992): *Inanna.* Illustrationen von H. W. Geerdts. Kiel.
Gese, Hartmut (1970): Die Religionen Altsyriens. In: H. Gese, M. Höfner und K. Rudolph: *Die Religionen Altsyriens, Arabiens und der Mandäer.* Stuttgart (Religionen der Menschheit 10/2).
Gibson, J. C. L. (1978): *Canaanite Myths and Legends.* Edinburgh.
Gimbutas, Marija (1989): *The Language of the Goddess.* London.
Glassner, Jean-Jacques (1988): Inanna et les me. *Compte rendu de la Rencontre Assyriologieque International* 35, S. 55–86.
Glassner, Jean-Jacques (1993): *Chroniques Mésopotamiennes.* Paris.

Goodall, Jane (1991): *Ein Herz für Schimpansen. Meine dreißig Jahre am Gombe-Stream.* Hamburg.
Grant, Michael und John Hazel (1980): *Lexikon der antiken Mythen und Gestalten.* München.
Green, Margaret (1975): *Eridu in Sumerian Literature.* Dissertation (Universität Michigan), Ann Arbor, MI.
Green, Margaret (1984): The Uruk Lament. In: *Journal of Oriental Society.* 104 S. 253–279.
Grof, Stanislav (1985): *Geburt, Tod und Transzendenz, neue Dimensionen in der Psychologie.* München.
Grof, Stanislav (1987): *Das Abenteuer der Selbstentdeckung. Heilung durch veränderte Bewußtseinszustände. Ein Leitfaden.* München.
Groneberg, Brigitte R. M. (1997): *Lob der Istar. Gebete und Rituale an die altbabylonische Venusgöttin.* Groningen.
Gurney, O. R. (1962): Tammuz Reconsidered: Some Recent Developments. *Journal of Semitic Studies* 7, S. 147–160.
Haas, Volkert (1986): *Magie und Mythen in Babylonien. Von Dämonen, Hexen und Beschwörungspriestern.* Vastorf.
Haas, Volker (1994): *Geschichte der Hethitischen Religion.* Leiden.
Hallo, William W. und J. J. A. van Dijk (1968): *The Exaltation of Inanna.* New Haven.
Haul, Michael (2000): *Das Etana-Epos. Ein Mythos von der Himmelfahrt des Königs von Kis.* Göttingen.
Haussig, Hans Wilhelm (1965): *Wörterbuch der Mythologie.* Band I: Götter und Mythen im vorderen Orient. Stuttgart
Hecker, Karl (1994a): Das Akkadische Gilgamesch-Epos. In: *Texte aus der Umwelt des Alten Testamentes* III, Mythen und Epen II, S. 646–744. Gütersloh.
Hecker, Karl (1994b): Das Anzu Epos. In: *Texte aus der Umwelt des Alten Testamentes* III, Mythen und Epen II, S. 745–760, Gütersloh.
Heimpel, Wolfgang (1986): The Sun at Night and the Doors of Heaven in Babylonian Texts. *Journal of Cuneiform Studies* 38, S. 127–151.
Hermsen, Edmund (1981): *Lebensbaumsymbolik im alten Ägypten.* Köln.
Hermsen, Edmund (1993): Regressus ad Uterum: Die embryonale Jenseitssymbolik Altägyptens und die prä- und perinatale Psychologie. *Internationl Journal for Prenatal und Perinatal Psychology and Medicine* 5, S. 361–382.
Hess, Eckhard H. (1975): *Prägung. Die frühkindliche Entwicklung von Verhaltensmustern bei Tier und Mensch.* München.
Hess, Jörg (1996): *Menschenaffen, Mutter und Kind.* Basel.
Hoffner, Harry A. (1990): *Hittite Myths.* Atlanta, GA.
Honauer, Urs (1999): *Eigentlich zwei. Spuren,* Frühlingsheft, S. 38ff.
Hrouda, Barthel (1991): *Der alte Orient. Geschichte und Kultur des alten Vorderasiens.* München.
Hruska, Blahoslav (1975): *Der Mythenadler Anzu in Literatur und Vorstellung des alten Mesopotamien.* Budapest.
Hruska, Blahoslav (1996): Zum »Heiligen Hügel« in der altmesopotamischen Religion. Festschrift für Hans Hirsch, Wien, S. 161–175 (Wiener Zeitschrift für die Kunde des Morgenlandes 86).

Hunger, Heinz (1984): *Die Heilige Hochzeit, vorgeschichtliche Sexualkulte und -mythen.* Wiesbaden.

Hurwitz, Siegmund (1980): *Lilith, die erste Eva. Eine Studie über die dunklen Aspekte des Weiblichen.* Zürich.

Jacobsen, Thorkild (1946): Sumerian Mythology: A Review Article. *Journal of Near Eastern Studies* 5, S. 128–152.

Jacobsen, Thorkild (1970): *Toward the Image of Tammuz and Other Essays on Mesopotamian History and Culture.* Cambridge, MA, S. 73–103 (Harvard Semitic Series 21).

Jacobsen, Thorkild (1973): Notes on Nintur. *Orientalia* 42, S. 274–298.

Jacobsen, Thorkild (1975): Religious Drama in Ancient Mesopotamia. In: Hans Goedicke et al. (Hg.): *Unity and Diversity, Essays in the History, Literature and Religion of the Ancient Near East.* Baltimore, MD, S. 65–97.

Jacobsen, Thorkild (1976): *The Treasure of Darkness, a History of Mesopotamian Religion.* New Haven.

Jacobsen, Thorkild (1985): The Name Dumuzi. *The Jewish Quarterly Review* 76, S. 41–45.

Jacobsen, Thorkild (1989): *The Harps that once… Sumerian Poetry in Translation.* New Haven.

Jacobsen, Thorkild und Samuel Noah Kramer (1953): The Myth of Inanna and Bilulu. *Journal of Near Eastern Studies* 12, S. 160–189.

James, Edwin Oliver (1959): *The Cult of the Mother Goddess.* London.

Janus, Ludwig (1991): *Wie die Seele entsteht. Unser psychisches Leben vor und nach der Geburt.* München.

Janus, Ludwig (Hg.) (1991): *Die kulturelle Verarbeitung pränatalen und perinatalen Erlebens.* Heidelberg (Textstudio Gross).

Janus, Ludwig (1993): *Die Psychoanalyse der vorgeburtlichen Lebenszeit und der Geburt.* 3. Auflage, Pfaffenweiler.

Janus, Ludwig (2000): *Der Seelenraum des Ungeborenen. Pränatale Psychologie und Therapie.* Düsseldorf/Zürich.

Johanson, Donald und Maitland Edey: *Lucy, die Anfänge der Menschheit.* München 1982.

Jung, Carl Gustav (1968): *Der Mensch und seine Symbole.* Olten.

Jung, Carl Gustav und Karl Kerenyi (1999): *Einführung in das Wesen der Mythologie. Der Mythos vom göttlichen Kind und Eleusinische Mysterien.* Erweiterte Neuauflage, Zürich/Düsseldorf (Original 1941).

Katz, Dina (1993): Gilgamesh and Akka. *Library of Oriental Texts.* Vol. 1, Groningen.

Katz, Dina (1996): How Dumuzi Became Inanna's Victim: on the Formation of »Inanna's Descent«. *Acta Sumerologica* 18, S. 93–102.

Kilmer, Anne Draffkorn (1976): Speculation on Umul, the First Baby. In: Barry L. Eichler (Hg.): *Kramer Anniversary Volume*, S. 265–270.

Kinet, Dirk (1981): *Ugarit – Geschichte und Kultur einer Stadt in der Umwelt des Alten Testamentes.* Stuttgart.

Kinnier, Wilson, J. V. (1965): An Introduction in Babylonian Psychiatry. In: *Studies in Honor of Beno Landsberger.* Chicago, IL, S. 289–298 (Assyriological Studies 16).

Kinnier, Wilson, J. V. (1967): Mental Diseases in Ancient Mesopotamia. In: D. Brothwell und A. T. Sandison (eds.): Diseases in Antiquity, S. 723 und 733.
Kinnier Wilson, J. V. (1985): *The Legend of Etana. A New Edition*. Warminster (GB).
Kirk, G. S. (1970): *Myth, its meaning and functions in the ancient and other cultures.* Berkeley, CA.
Kolk, Bessel van der, Alexander McFarlane und Lars Weisaeth (Hrsg.) (2000): *Traumatic Streß, Grundlagen und Behandlungsansätze; Theorie, Praxis und Forschung zu posttraumatischen Streß sowie Traumatherapie.* Paderborn.
Kovacs, Maureen Gallery (1989): *The Epic of Gilgamesh.* Stanford, CA.
Kramer, Samuel Noah 1961: *Sumerian Mythology. A Study of Spiritual and Literary Archievement in the Third Millenium B. C.* (2. Auflage, Reprint 1988). Westport, CT.
Kramer, Samuel Noah (1963a): *The Sumerians, their History Culture and Character.* Chicago, IL.
Kramer, Samuel Noah (1963b): Cuneiform Studies and the History of Literature: The Sumerian Sacred Mariage Texts. *Proceedings of the American Philosophical Society* 107, S. 485–517.
Kramer, Samuel Noah (1969a): *The Sacred Mariage Rite. Aspects of Faith, Myth and Ritual in Ancient Sumer.* Bloomington.
Kramer, Samuel Noah (1969b): Die Wiege der Kultur. Time Life.
Kramer, Samuel Noah (1977): The Gir and the Ki-sikil: A New Sumerian Elegy. In: Maria de Jong Ellis (Hg.): *Essays on the Ancient Near East in Memory of Jacob Joel Finkelstein.* Hamden, CT.
Kramer, Samuel Noah (1979): *From the Poetry of Sumer, Creation, Glorification, Adoration.* Berkeley, CA.
Kramer, Samuel Noah (1980a): Sumerian Literature and the British Museum: The Promise of the Future. *Proceedings of the American Philosophical Society* 124, S. 295–312.
Kramer, Samuel Noah (1980b): The Death of Dumuzi: A New Sumerian Version. *Anatolia Studies* 30, S. 5ff.
Kramer, Samuel Noah (1980): Inanna and the Numun-Plant: A New Sumerian Myth. In: Gary Rendsburg et al. (Hg.): *The Bible World. Essay in Honor of Cyrus H. Gordon.* New York, S. 87–97.
Kramer, Samuel Noah (1982a): Lisin, the Weeping Mother-Goddess. A New Sumerian Lament. In: G. van Driel u. a. (Hg.): *Zikir Sumim, Assyriological Studies presented to F. R. Kraus,* Leiden, S. 133–144.
Kramer, Samuel Noah (1982b): BM 98396: A Sumerian Prototype of the Mater Dolorosa. *Eretz Israel* 16, S. 141–146.
Kramer, Samuel Noah (1983a): The Weeping Goddess: Sumerian Prototype of the Mater Dolorosa. *Biblical Archaeologist* 46, S. 69–80.
Kramer, Samuel Noah (1983b): *Le mariage sacré à Sumer et à Babylone.* Paris.
Kramer, Samuel Noah (1985): BM 23631: Bread for Enlil, Sex for Inanna. *Orientalia* 54, S. 117–132.
Kramer, Samuel Noah (1987): By the Rivers of Babylon: A Balag-Liturgy of Inanna. *Aula Orientalis* 5, S. 71–90.

Kramer Samuel Noah (1991): Lamentation over the Destruction of Nippur. *Acta Sumerologica* 13, S. 1–26.
Kramer, Samuel Noah und John Maier (1989): *Myths of Enki, the Crafty God.* New York.
Krecher, Joachim (1966): *Sumerische Kultlyrik.* Wiesbaden.
Krickeberg, Walter (1924): *Indianermärchen Nordamerikas.* Jena.
Kuckenburg, Martin (1996): *... und sprachen das erste Wort, die Entstehung von Sprache und Schrift. Eine Kulturgeschichte der menschlichen Verständigung.* Düsseldorf.
Kuckenburg, Martin (1997): *Lag Eden im Neandertal? Auf der Suche nach dem frühen Menschen.* Düsseldorf.
Kuhrt, Amélie (1995): *The Ancient Near East* 3000-330 BC. London.
Kuiper, Franziskus Bernardus Jakobus (1970): Cosmogony and Conception: A Query. *History of Religion* 10, S. 91–138.
Labat, René (1951): *Traité akkadien de Diagnostics et Prognostics Medicaux.* Paris.
Labat, René (1970): *Les religions du Proche-Orient asiatique. Textes babyloniens, ougaritiques, hittites.* Paris.
Laing, Ronald D. (1978): *Die Tatsachen des Lebens.* Köln.
Lake, Frank (1980): *Studies in Constricted Confusion.* Handmanuskript. Heidelberg (Textstudio Gross).
Lake, Frank: siehe Stephen M. Maret.
Lambert, Wilfred G. (1960): *Babylonian Wisdom Literature.* Oxford.
Lambert, Wilfred G. (1968): Myth and Ritual as Conceived by the Babylonians. *Journal of Semitic Studies* 13, S. 104–112.
Lambert, Wilfred G. (1969): A Middle Assyrian Medical Text. *Iraq* 31, S. 28–39.
Lambert, Wilfred G. (1977): Sumer und Babylon. In: Carmen Blacker et al. (Hg.): *Weltformeln der Frühzeit, die Kosmologien der alten Kulturvölker.* Düsseldorf.
Lambert, Wilfred G. (1986): Ninurta Mythology in the Babylonian Epic of Creation. In: Karl Hecker und Walter Sommerfeld (Hg.): *Keilschriftliche Literaturen.* Berlin, S. 55–60 (Berliner Beiträge zum Vorderen Orient 6).
Lambert, Wilfred G. (1994): Enuma Elisch. In: *Texte aus der Umwelt des Alten Testamentes* III, Mythen und Epen II, S. 565–602.
Lambert, Wilfred G. und A. R. Millard (1969): Atram-Hasis. *The Babylonian Story of the Flood.* Oxford.
Leboyer, Frédérick (1976): *Der sanfte Weg ins Leben. Geburt ohne Gewalt.* München.
Leboyer, Frédérick (1982): *Das Fest der Geburt.* München.
Leboyer, Fréderick (1997): *Das Geheimnis der Geburt.* München.
Leichty, Erle (1970): *The Omen Series Summa Izbu.* Locust Valley, NY.
Leick, Gwendolyn (1994): *Sex and Eroticism in Mesopotamian Literature.* London.
Lévi-Strauss, Claude (1971): *Mythologica* I-IV. Frankfurt.
Levine, Peter A. (1998): *Trauma-Heilung. Das Erwachen des Tigers; unsere Fähigkeit, traumatische Erfahrungen zu transformieren.* Essen.
Limet, H. (1971): Le poème épique »Inanna et Ebih«, une version des lignes 123–182. *Orientalia* 40, S. 11–28.
Lorblanchet, Michel (1997): *Höhlenmalerei. Ein Handbuch.* Sigmaringen.

Maret, Stephen M. (1997): *The Prenatal Person, Frank Lake's Maternal-Fetal Distress Syndrom.* New York.

Masson, Emilia (1991): *Le combat pour l'immortalité. Héritage Indo-Européen dans la Mythologie Anatolienne.* Paris. (Collection »Éthnologies«).

Maul, Stefan M. (1991): »Wenn der Held (zum Kampf) auszieht…« Ein Ninurta-Ersemma. *Orientalia* 60, S. 312–331.

Mayer, Norbert J. (1998): *Der Kain-Komplex. Neue Wege systemischer Familientherapie.* Bonn.

Meier, Gerhard (1937): *Die assyrische Beschwörungssammlung Maqlu.* Berlin (Archiv für Orientforschung).

Mellaart, James (1962): *Catal Hüyük, Stadt aus der Steinzeit.* Bergisch Gladbach.

Michalowski, Piotr (1989): *The Lamentation over the Destruction of Sumer and Ur.* Winona Lake.

Moor, Johannes C. de (1971): *The Seasonal Pattern in the Ugaritic Myth of Baalu.* Neukirchen-Vluyn.

Moor, Johannes C. de (1987): *An Anthology of Religious Texts from Ugarit.* Leiden.

Morris, Desmond (1968): *Der nackte Affe.* München.

Morris, Desmond (1972): *Liebe geht durch die Haut. Zur Naturgeschichte des Intimverhaltens.* München.

Mott, Francis John (1948): *Biosynthesis. First Statement of a Configurational Psychology.* Philadelphia, PA.

Mott, Francis John (1950): *The Universal Design of Oedipus Complex.* Washington.

Mott, Francis John (1959): *The Nature of the Self.* London.

Mott, Francis John (1960): *Mythology of the Prenatal Life. The Integration Publishing Company.* London.

Mott, Francis John (1964): *The Universal Design of Creation.* Edenbridge.

Müller, Gerfried G. W. (1994): Ischtar's Höllenfahrt. In: *Texte aus der Umwelt des Alten Testamentes* III, Mythen und Epen II, S. 760-766, Gütersloh.

Müller, Gerfried G. W. (1994): Nergal und Ereschkigal. In: *Texte aus der Umwelt des Alten Testamentes* III, Mythen und Epen II, S. 766–780 Gütersloh.

Müller-Karpe, Hermann (1966 und 1968): *Handbuch der Vorgeschichte.* Bd. I: Altsteinzeit und Bd. II: Jungsteinzeit. München.

Neumann, Erich (1974): *Die große Mutter. Eine Phänomenologie der weiblichen Gestaltungen des Unbewußten.* Olten.

Noble, Elizabeth, (1991): *Having Twins. A Parent's Guide to Pregnancy, Birth and Early Childhood.* Boston.

Noble, Elizabeth (1996): *Primäre Bindungen. Über den Einfluß pränataler Erfahrungen.* Frankfurt.

Nortwick, Thomas van (1992): *Somewhere I Have Never Travelled. The Second Self and Hero's Journey in Ancient Epic.* New York.

Oberhuber, Karl (Hg.) (1977): *Das Gilgamesch-Epos.* Darmstadt.

Pecchioli Daddi, Franca und Anna Maria Polvani (1990): *La mitologia ittita.* Brescia.

Peerbolte, M. Lietaert (1975): *Psychic Energy in Prenatal Dynamics, Parapsychology, Peak-Experiences.* Wassenaar (Niederlande).

Penglase, Charles (1994): *Greek Myths and Mesopotamia, Parallels and Influence in the Homeric Hymns and Hesiod.* London.

Perera, Sylvia Brinton (1985): *Der Weg zur Göttin der Tiefe, die Erlösung der dunklen Schwester. Eine Initiation für Frauen.* Interlaken.

Pettinato, Giovanni (1971): *Das altorientalische Menschenbild und die sumerischen und akkadischen Schöpfungsmythen.* Heidelberg (Abhandlungen der Heidelberger Akademie der Wissenschaft, Philosophisch-historische Klasse).

Pettinato, Giovanni (1992a): *La Saga di Gilgamesh.* Milano.

Pettinato, Giovanni (1992b): *I Sumeri.* Milano.

Piontelli, Alessandra (1996): *Vom Fetus zum Kind. Über die Ursprünge des psychischen Lebens. Eine psychoanalytische Beobachtungsstudie.* Stuttgart.

Pitman, Walter und William Ryan (1999): *Sintflut. Ein Rätsel wird entschlüsselt.* Bergisch Gladbach.

Pongratz-Leisten, Beate (1994): *Ina Sulmi Irab. Die kulttopographische und ideologische Programmatik der akitu-Prozession in Babylonien und Assyrien im* 1. Jahrtausend v. Chr. Mainz.

Postgate, J. N. (1992): *Early Mesopotamia. Society and Economy at the Dawn of History.* London.

Pritchard, James B. (Hg.) (1969): *Ancient Near Eastern Texts Relating to the Old Testament.* 3. erweiterte Auflage. Reprint 1991 (Universität Michigan), Ann Arbor, MI.

Raffai, Jenö (1996): Der intrauterine Mutter-Repräsentant. *International Journal of Prenatal and Perinatal Psychology and Medicine* 8, S. 357–365.

Raffai, Jenö (1997): Mutter-Kind-Bindungsanalyse im pränatalen Bereich. *International Journal of Prenatal and Perinatal Psychology and Medicine* 9, S. 457–466.

Raffai, Jenö (1998): Mutter-Kind-Bindungsanalyse im pränatalen Bereich, die sonderbaren Ereignisse einer seltsamen Welt. *International Journal of Prenatal and Perinatal Psychology and Medicine* 10, S. 209–222.

Raffai, Jenö (1999): Die größeren Entwicklungschancen des Kindes im Mutterleib durch eine Bindungsanalyse. *Journal of Prenatal and Perinatal Psychology and Medicine* 11, S. 353–364.

Rank, Otto (1924): *Das Trauma der Geburt.* Frankfurt (Reprint 1988).

Ranke-Graves, Robert (1960): *Griechische Mythologie. Quellen und Deutungen.* Reinbek.

Reallexikon der Assyriologie und vorderasiatischen Archäologie, hg. von Dietz Otto Edzard, Bd. 1 (1928) – Bd. 8 (1997), Berlin.

Reiner, Erica (1985): *Your Thwarts in Pieces, your Mooring Rope Cut, Poetry from Babylonia and Assyria.* (Universität Michigan), Ann Arbor, MI.

Renger, Johannes 1987: Zur fünften Tafel des Gilgamesch-Epos. In: Francesca Rochberg-Halton (Hg.): *Language, Literature and History: Philological and Historical Studies presented to Erica Reiner.* New Haven, S. 317–326 (American Oriental Society).

Renggli, Franz (1974): *Angst und Geborgenheit. Soziokulturelle Folgen der Mutter-Kind-Beziehung im ersten Lebensjahr. Ergebnisse aus Verhaltensforschung, Psychoanalyse und Ethnologie.* Hamburg.

Renggli, Franz (1992): *Selbstzerstörung aus Verlassenheit. Die Pest als Ausbruch einer*

Massenpsychose im Mittelalter. Zur Geschichte der frühen Mutter-Kind-Beziehung. Hamburg.
Renggli, Franz (2000a): Ursprünge des Seelenlebens, Prägungen während der Schwangerschaft und Geburt, eine Einführung in die pränatale Psychologie und Psychotherapie. In: Thomas Harms (Hg.): *Auf die Welt gekommen. Die neuen Babytherapien.* Berlin.
Renggli, Franz (2000b): Der Sonnenaufgang als Geburt eines Babys. Der pränatale Schlüssel zur ägyptischen Mythologie. Eine Hommage an den holländischen Religionshistoriker Bruno Hugo Stricker. *The International Journal of Prenatal and Perinatal Psychology and Medicine* 12.
Roaf, Michael (1991): *Weltatlas der alten Kulturen: Mesopotamien, Geschichte, Kunst, Lebensformen.* München.
Röhrich, Lutz (1981): Drache, Drachenkampf, Drachentöter. In: Kurt Ranke (Hg.): *Enzyklopädie des Märchens*, Bd. 3, Berlin, S. 787–820.
Röllig, Wolfgang (1985): Der Mondgott und die Kuh, ein Lehrstück zur Problematik der Textüberlieferung im Alten Orient. *Orientalia* 54, S. 260-73.
Römer, Willem H. Ph. (1983): Sumerische Emesallieder. 1. Ein Lied mit Klage Inanna's von Unug. *Bibliotheca Orientalis* 40, S. 566–574.
Römer, Willem H. Ph. (1986): Zukunftsdeutungen in sumerischen Texten. In: *Texte aus der Umwelt des Alten Testamentes* II, Gütersloh, S. 17–55.
Römer, Willem H. Ph. (1991): Hymnen, Klagelieder und Gebete in sumerischer Sprache. In: *Texte aus der Umwelt des Alten Testamentes* II, Gütersloh, S. 645–717.
Römer, Willem H. Ph. (1992): Sumerische Emesallieder. 2. Ein Kultlied über Damu. *Bibliotheca Orientalis* 49, S. 636–680.
Römer, Willem H. Ph. (1993): Mythen und Epen I. In: *Texte aus der Umwelt des Alten Testamentes* III, Gütersloh, S. 349–559.
Saggs, H. W. F. (1986): Additions to Anzu. *Archiv für Orientforschung* 33, S. 1–29.
Saggs, H. W. F. (1988): *The Greatness that was Babylon. A Survey of the Ancient Civilization of the Tigris-Euphrates Valley.* London.
Sasson, Jack M. (1995): *Civilizations of the Ancient Near East.* 4 Bände. London.
Schaffer, Aaron (1963): *Sumerian Sources of Tablet XII of the Epic of Gilgames.* Dissertation (Universität Michigan), Ann Arbor MI.
Schweizer-Vüllers, Andreas (1991): *Gilgamesch. Von der Bewußtwerdung des Mannes, eine religionspsychologische Deutung.* Zürich.
Scurlock, J. A. (1991): Baby Snatching Demons, Restless Souls and the Danger of Childbirth: Medico-Magical Means of Dealing with Some of the Perils of Motherhood in Ancient Mesopotamia. In: *Incognito* 2, S. 137–185.
Scurlock, J. A. (1992): K 164: New Light on the Mourning Rites for Dumuzi? *Revue d'Assyriologie* 86, S. 53–67.
Sefati, Yitschak (1998): *Love Songs in Sumerian Literature.* Jerusalem.
Sjöberg, Ake W. (1973): Nungal in the Ekur. *Archiv für Orientforschung* 24, S. 19–37.
Sjöberg, Ake W. (1976): In-nin sa-gur-ra. A Hymn to the Goddess Inanna by the en-Priestess Enheduanna. *Zeitschrift für Assyriologie und vorderasiatische Archäologie* 65, S. 161–253.

Sladek, William R. (1974): *Inanna's Descent to the Netherworld.* Dissertation, Ann Arbor, MI.
Sloterdijk, Peter (1998): *Sphären I: Blasen.* Frankfurt.
Sloterdijk, Peter (1999): *Sphären II: Globen.* Frankfurt.
Smith, Mark S. (1994): *The Ugaritic Baal Cycle*, Vol. I. Introduction with Text, Translation and Commentary of KTU 1.1–1.2. Leiden.
Soden, Wolfram von (1988): *Das Gilgamesch-Epos.* (Neuausgabe der Übersetzung von Albert Schott, 1958). Stuttgart.
Soden, Wolfram von (1990): Der leidende Gerechte. In: *Texte aus der Umwelt des Alten Testamentes* III, Mythen und Epen I, S. 110–135. Gütersloh.
Soden, Wolfram von (1994): Der Altbabylonische Atramchasis-Mythos. In: *Texte aus der Umwelt des Alten Testamentes* III, Mythen und Epen Bd. II, S. 612–645, Gütersloh.
DER SPIEGEL (1995): *Siegeszug aus der Sackgasse. Neue Knochenfunde vom Urmenschen und die Entstehung des Homo Sapiens.* Heft 42–44. Hamburg.
Solter, Aletha (1987): *Warum Babys weinen. Die Gefühle von Kleinkindern.* München.
Solter, Aletha (2000): *Auch kleine Kinder haben großen Kummer.* München.
Steinkeller, Piotr (1992): Early Semitic Literature and Third Millenium Seals with Mythological Motifs. In: *Quaderni di Semitistica* 18, S. 243–75.
Steiner, Gerd (1996): Huwawa und sein »Bergland« in der sumerischen Tradition. *Acta Sumerologica* 18, S. 187–215.
Stol, Martin (1983): *Zwangerschap en Gebourte bij de Babyloniers en i de Bibel.* Leiden.
Stricker, Bruno Hugo (1963–1989): *De Geboorte van Horus*, Bd. 1–5. De Oriente Lux, Leiden.
Stricker, Bruno Hugo (1989): *Het Sonne Offer.* Amsterdam.
Stricker, Bruno Hugo (1953–1997): Seine verschiedenen kleineren Schriften siehe Renggli 2000b.
Tattersall, Ian (1997): *Puzzle Menschwerdung, auf der Spur der menschlichen Evolution.* Heidelberg.
Texte aus der Umwelt des Alten Testaments (1994–97), Bd I-III. Gütersloh.
Thomsen, Marie-Louise (1987): *Zauberdiagnose und schwarze Magie in Mesopotamien.* Kopenhagen.
Tigay, Jeffrey H. (1982): *The Evolution of the Gilgamesh Epic.* Philadelphia.
Tinney, Steve (1996): *The Nippur Lament.* Philadelphia.
Toorn, Karel van der u. a. (Hg.) (1995): *Dictionary of Deities and Demons in the Bibel.* Leiden.
Tournay, Raymond Jacques et Aaron Schaffer (1994): *L'épopée de Gilgamesh.* Paris.
Ünal Ahmet (1994): Hethitische Mythen und Epen. In: *Texte aus der Umwelt des Alten Testamentes* III, Mythen und Epen II, S. 802–865, Gütersloh.
Vanstiphout, H. L. J. (1984): Inanna/Ishtar a figure of Controversy. In: H. G. Kippenberg u. a. (Hg.): *Struggles of Gods.* Berlin und Amsterdam.
Veldhuis, Niek (1991): *A Cow of Sin.* Groningen (Library of Oriental Texts Vol. 2).
Vogelzang, Marianne E. (1988): *Bin Sar Dadme. Edition and Analysis of the Akkadian Anzu Poem.* Groningen.

Volk, Konrad (1989): *Die Balag-Komposition Uru am-ma-ir-ra-bi. Rekonstruktion und Bearbeitung der Tafeln* 18–21. Stuttgart.

Volk, Konrad (1995): *Inanna und Sukaletuda. Zur historischen-politischen Deutung eines sumerischen Literaturwerkes.* Wiesbaden.

Watkins, Calvert (1995): *How to Kill a Dragon. Aspects of Indo-European Poetics.* Oxford.

Weiher, Egbert von (1980): Ein Fragment der 5. Tafel des Gilgames-Epos aus Uruk. *Baghdader Mitteilungen* 11, S. 90–105.

Wilhelm, Gernot (1982): *Grundzüge der Geschichte und Kultur der Hurriter.* Darmstadt.

Wiggerman, Frans (1992): Mythological Foundation of Nature. In: Diederik J. W. Meijer (Hg.): *Natural Phenomena, their Meaning, Depiction and Description in the Ancient Near East*, S. 279–306 Amsterdam.

Wilcke, Claus (1969): *Das Lugalbanda-Epos.* Wiesbaden.

Wilheim, Joana (1995): *Unterwegs zur Geburt. Eine Brücke zwischen dem Biologischen und dem Psychischen.* Heidelberg.

Wilson, E. Jan (1996): *The Cylinders of Gudea. Transliteration, Translation and Index.* Neukirchen-Vluyn.

Witzel, P. Maurus (1935): *Tammuz-Liturgien und Verwandtes.* Rom (Analecta Orientalia 10).

Wolkstein, Diane und S. N. Kramer (1983): *Inanna, Queen of Heaven and Earth. Her Stories and Hymnes from Sumer.* New York.

Zgoll, Anette (1997): *Der Rechtsfall der En-hedu-Ana im Lied nin-me-sara.* Münster.

Register